全科医学基础
与临床实践

郝 杰　刘 畅　马丽园　主编

化学工业出版社

·北京·

内容简介

本书从全科医学角度出发，介绍了全科医学基础知识，阐述了预防保健和自我保健的基本要求，在此基础上，对老年保健、妇女保健和儿童保健进行了分析，探讨了临床影像、病理诊断和其他相关科学。通过对全科医学常见疾病的诊断与治疗的深入系统探究，本书重点介绍了一些常见疾病的诊断与治疗，例如消化系统疾病、呼吸系统疾病、心血管系统疾病、神经系统疾病等；最后对抑郁、焦虑和睡眠障碍的诊断与治疗进行分析阐述。本书内容全面，条理清晰，可供全科医学医生、学者以及临床各科医学工作者参考使用。

图书在版编目（CIP）数据

全科医学基础与临床实践/郝杰，刘畅，马丽园主编. —北京：化学工业出版社，2022.7
ISBN 978-7-122-41144-0

Ⅰ. ①全… Ⅱ. ①郝…②刘…③马… Ⅲ. ①家庭医学 Ⅳ. ①R499

中国版本图书馆 CIP 数据核字（2022）第 057985 号

责任编辑：王　芳　邢启壮
责任校对：李雨晴　　　　　　　　　　装帧设计：关　飞

出版发行：化学工业出版社
　　　　　（北京市东城区青年湖南街 13 号　邮政编码 100011）
印　装：三河市延风印装有限公司
787mm×1092mm　1/16　印张 16¼　字数 403 千字
2022 年 9 月北京第 1 版第 1 次印刷

购书咨询：010-64518888
售后服务：010-64518899
网　址：http://www.cip.com.cn
凡购买本书，如有缺损质量问题，本社销售中心负责调换。

定　价：68.00 元

编写人员名单

主　编　郝　杰　刘　畅　马丽园

编　者（按姓氏笔画排序）

于长颖　哈尔滨医科大学附属第二医院

马丽园　哈尔滨医科大学附属第一医院

王　晶　哈尔滨医科大学附属第一医院

王四清　哈尔滨医科大学附属第四医院

尹　峰　哈尔滨医科大学附属第一医院

田　勇　哈尔滨医科大学附属第四医院

史　航　哈尔滨医科大学附属第一医院

朱　静　哈尔滨医科大学附属第一医院

刘　畅　哈尔滨医科大学附属第一医院

苏晶晶　哈尔滨医科大学附属第一医院

何志娟　哈尔滨医科大学附属第一医院

张国富　哈尔滨医科大学附属第一医院

周　敏　哈尔滨医科大学附属第一医院

周文艳　哈尔滨医科大学附属第一医院

郝　杰　哈尔滨医科大学附属第一医院

聂　焱　哈尔滨医科大学附属第一医院

梁丽新　哈尔滨医科大学附属第一医院

阚菲菲　哈尔滨医科大学附属第一医院

樊昌东　哈尔滨医科大学附属第一医院

前言

　　全科医学是 20 世纪 60 年代末在北美兴起的一门综合性的临床医学学科。经过多年的发展与完善，全科医学已逐渐形成了自己独特的医学观和方法论以及系统的学科理论，填补了高度专科化的生物医学的不足，真正实现了医学模式的转变。全科医学符合时代发展的需要，有利于提高医务人员的基本素质、改善医德医风进而提高医疗服务的水平和质量，有利于合理利用卫生资源、降低医疗费用，有利于实现"人人享有卫生保健"的宏伟目标，因而引起各国医学界和政府的高度重视。

　　全科医学是在整合生物医学、行为科学和社会科学的研究成果以及通科医疗的成功经验的基础上产生的一门具有独特的价值观和方法论的、综合性的临床医学学科。简单地说，全科医学就是全科医生在社区中为个人及其家庭提供连续性、综合性、协调性、个性化和人性化的医疗保健服务时所运用的知识、技能和方法，它主要研究社区中各种类型的常见健康问题以及综合性地解决这些健康问题所需要的观念、方法和技术，一般包括三个方面的内容：一是通过长期的通科医疗实践而积累起来的经验；二是从其他医学学科中借鉴来的知识、方法和技术；三是通过全科医学的专业研究而发展起来的独特的新观念、新方法、新知识和新技术，以满足现在和未来的需要。

　　本书对全科医学基础知识以及全科医学常见病的诊断与治疗进行详细阐释，可供全科医生临床工作中参考。限于笔者水平，书中疏漏及不当之处在所难免，敬请广大读者批评指正。

编者

2022 年 1 月

目录

第一部分

全科医学基础知识

第一章 >>>

全科医学概论

一、全科医学的发展

（一）全科医学的发展历史

1. 通科医生时代

19 世纪以前，西方国家的医生并不分科，称为通科医生，他们所提供的医疗服务称为通科医疗，通科医疗是医疗界的主体，通科医学可以称之为全科医学的前身。

18 世纪初期欧洲开始出现少数经过正规训练且以行医为终生职业的医生，这些医生中的一部分仅为少数贵族阶层服务，被称为"贵族医生"；另有一部分将行医作为副业，凭自己的经验和手艺为公众提供疾病治疗服务，被称为"治疗者"（healers、therapists）。18 世纪中期，一些"贵族医生"随移民潮进入北美，并以个人开业的方式面向公众提供医疗服务。由于开业医生数量有限，无法满足不断增长的医疗服务需求，除提供疾病诊疗服务外不得不向患者提供诸如验尿、配药、放血、灌肠、缝合等多项服务，这就是全科医生最早的雏形。19 世纪初，英国《The Lancet》杂志首次将这种具有多种技能的医生命名为通科医生（general practitioner，GP），从此通科医疗得到快速发展。到 19 世纪末，通科医疗一直占据着西方医学的主导地位。当时 80％以上的开业医生都是通科医生。这些医生在社区开展诊疗活动，为患者提供从生到死的照顾，并经常到患者家里出诊或提供咨询，成为社区居民的亲密朋友和照顾者，在居民中赢得很高的威望，且在社会上备受尊敬。

2. 专科化发展阶段

19 世纪末，得益于基础学科（如物理学、化学、生物学等）的迅速发展，医学教育开始以科学为基础的形式转移。医疗技术飞速发展，医疗重点逐渐从社区转向医院。1910 年，美国著名教育学家 Abraham Flexner 发表了一篇具有历史意义的考察报告《加强生物医学教育》，极力主张加强生物医学的研究和教学，他的报告开启了医学专科化的发展趋势。该报告改变了医学教育的方向，从此各医学院校根据不同专科要求重新组织教学，1910～1940 年间医学经历了第一次专科化发展的高潮。1917 年眼科学会首先成立，此后各种专科医学会相继成立，医学从此走上了专科化发展的道路，同时建立了相应的住院医师训练项目。第二次世界大战以后，科技的快速发展促进了生物医学研究的进一步深入，医学向着技术化、专科化的方向突飞猛进地发展，专科医疗以及综合性医院如雨后春笋般出现，专科医疗成为医学的主导。

专科医疗服务模式的成功，使得以医院为中心、以专科医生为主导、以消灭生物学疾病为目标的生物医学模式取得了统治性的地位，而掌握先进医学知识和技能的医生成为人们心中备受尊重的形象。病人因不再了解自己体内导致疾病发生和发展的细微变化而处于弱势的地位。医院由于拥有各种先进的设备和诊疗技术，并集中了一大批掌握现代医学知识和技能的专家，因此吸引了大量的病人，通科医疗受到社会的冷落。

3. 专科与全科协调发展阶段

随着专科化的过度发展，这种医疗服务模式所存在的不足之处日渐暴露。对预防保健的忽视、治疗的过度细化而缺乏整体性、过度依赖先进设备造成医疗花费的高涨等问题的出现，使得通科医疗的重要性重新受到民众的重视。医学界的反应十分迅速，20 世纪 40～50 年代，美国、英国、加拿大、澳大利亚等国相继成立了全科医生学会。20 世纪 60～70 年代，美国和加拿大将该学会改名为家庭医师学会，并且将通科医师改称为"家庭医师"，将他们提供的服务成为"家庭医疗"，将其赖以实践的知识基础称为"家庭医学"。1969 年，美国家庭医疗委员会创立，家庭医学正式成为美国第 20 个医学专科，从此全科医学迈入专业化的行列。1972 年，世界家庭医生组织（World Organization of National Colleges and Academies of General Practioners/Family Physicians，WONCA）在澳大利亚墨尔本正式成立，积极为世界各国全科医生提供学术和信息交流的平台，努力促进世界范围内全科医学的发展。世界卫生组织（WHO）与世界全科医师协会在 1995 年 6 月批准的一份合作文件中明确要求：所有国家的医疗保健体制都应转向以全科医疗为主。这份报告被分发到 187 个国家的卫生部和专科学会以及全球 1500 所为 WHO 所知的医学院校，在国际上产生了广泛的影响。

（二）全科医疗出现的必然性

医学的发展经历了经验医学、实验医学和现代医学三个阶段。经验医学阶段医生主要在临床实践中积累经验，将人作为整体来进行诊疗和防止疾病，没有专业划分，进行通科医疗服务，这可以说是全科医学的早期发展模式。随着科学技术的进步，医学技术也取得了长足的发展，进入了实验医学阶段，实验研究的广泛开展提高了疾病的预防和诊疗水平，人类对病因病理的认识逐渐清晰明确，此时医学开始划分专科，而通科医疗逐渐被替代。此后医学技术进一步突飞猛进，进入了现代医学阶段，现代医学借助于分子生物学使人们对生命本质和病因的认识从细胞水平进入到分子水平。医学的发展极大地提高了人类的健康水平，改善了人类的生活质量，同时也出现了新的问题。

1. 人口老龄化的出现

随着现代社会的城市化进程，大量人口集中于少数大城市中，新的公共卫生问题随之产生。许多国家的人口结构都发生了改变。65 岁以上人口比例增大，在发达国家和部分发展中国家老龄人口比例超过了 7％。老龄人口的增多给社会造成了巨大的压力，劳动人口比例下降，老年人对医疗、健康管理的需求要求社会给予重视。老年人生理、心理的种种变化使得生活质量全面下降，现代医学的专科化并不能改善这种局面。如何开展综合性、连续性的医疗照顾，使老年人生活质量得以改善，成为医学界的热点问题。

2. 疾病谱和死因谱的改变

20世纪中期，人类面临的主要医学问题是传染病和营养不良症。随着医学技术的飞速发展，营养状态的普遍改善，传染病及营养不良症在疾病谱及死因谱上的顺位逐渐被生活方式及行为疾病、慢性退行性病变等所取代。慢性病与急性传染病在病因、病理方面的区别，导致患者对医疗需求的改变。患者需要针对慢性疾病长期而连续的服务，服务内容涉及生物、心理、社会等全方面，强调医患共同参与。

3. 医学模式的转变

医学模式即"医学观"，16世纪以来，医学界遵循的生物医学模式致力于寻找疾病病因和生理变化，使用还原方法在疾病的各个阶段寻求特定的解释和处理方法，其思维方法属于单因果直线式思维。这种医学模式无法解释行为科学与生物学的相关性，随着疾病谱变化等因素，生物医学模式的局限性日渐突出。在此背景下"生物—心理—社会"医学模式应运而生，它认为生命是一个开放的系统，通过与周围环境的相互作用以及系统内部的调控能力决定健康状况。"生物—心理—社会"医学模式更适应新的医疗形式，其优势也渐渐凸显。

4. 医疗费用高昂、医疗资源分布不均

随着现代医学的发展，医疗费用高涨的问题越来越严重，同时，医疗资源面临着分布不均的问题，85%的卫生资源消耗在仅占15%的危重病人身上，仅15%的卫生资源用于公众的卫生服务，这种分配的不合理导致了"过度医疗"。面对上述医疗环境新形势，重视预防为主、实行连续性照顾、强调人的整体性、主要服务于社区的全科医学登上了历史舞台。全科医学的重要性日益凸显，全科医学的实践则显示为一项经济、有效的举措。

二、全科医学的概念和性质

（一）全科医学的概念

全科医学（general medicine）是21世纪60年代末在北美兴起的一门综合性的临床医学学科。经过多年的发展与完善，全科医学已逐渐形成了自己独特的医学观和方法论以及系统的学科理论，填补了高度专科化的生物医学的不足，真正实现了医学模式的转变。全科医学符合时代发展的需要，有利于提高医务人员的基本素质、改善医德医风以及提高医疗服务的水平和质量，有利于合理利用卫生资源、降低医疗费用、充分满足社区全体居民的卫生服务需求，有利于实现"人人享有卫生保健"的宏伟目标，因而引起各国医学界和政府的高度重视。

全科医学的有关概念是20世纪80年代后期由世界全科医师学会的一些领导人传入我国的。当然，中国的全科医学并不完全等同于国外的家庭医学，全科医学是中国的医学工作者在吸取国外家庭医学精华的基础上，根据中国的国情重新组织、创造而产生的一门医学学科，具有鲜明的中国特色，适合中国的国情。

全科医学是在整合生物医学、行为科学和社会科学的最新研究成果以及通科医疗的成功经验的基础上产生的一门具有独特的价值观和方法论的、综合性的临床医学学科。简单地说，全科医学就是全科医生在社区中为个人及其家庭提供连续性、综合性、协调性、个体化

和人性化的医疗保健服务时所运用的知识、技能和态度，它主要研究各种类型社区中的常见健康问题以及综合性地解决这些健康问题所需要的观念、方法和技术，一般包括三个方面的内容：一是通过长期的通科医疗实践而积累起来的经验；二是从其他医学学科中移植来的知识、方法和技术；三是通过全科医学的专业研究而发展起来的新观念、新方法、新知识和新技术。

（二）全科医学的性质

从其功能来说，全科医学是一门临床医学学科，包括总论部分与各论部分，总论主要介绍全科医学独特的临床医学观念、方法论、基本原则、提供整体性服务的方法等；各论主要介绍社区中常见的健康问题、综合性地解决这些问题的方法、整体性服务等内容，一般包括25～30种在社区中常见的健康问题。全科医学作为一门临床医学学科，具备以下五个要素。①基本观念：整体医学观，即把医学看成一个整体，把病人及其健康看成一个整体，为病人提供整体性的服务。②独特的方法论：系统整体性的方法，即用一般系统理论和整体论的方法来理解和解决人类的健康问题，注重病人及其健康问题的"背景"和"关系"，交替使用"集中思维"和"辐射思维"，采用整合的"生物-心理-社会"医学模式。③十大基本原则。④具体的服务方法或手段：如以病人为中心的临床方法、以家庭为单位的服务方法、以社区为范围的服务方法、以预防为导向的服务方法、团队合作和自我发展的技巧、评价与处理社区常见健康问题的策略和方法等。⑤独特的服务内容：主动为社区全体居民提供的连续性、综合性、协调性、个体化、人性化和整体性的医疗保健服务。

1. 全科医学是一门综合性的临床医学学科

全科医学是一门综合性的临床医学学科，不仅涉及内科、外科、妇科、儿科等临床医学学科，也涉及社会医学、社区医学、行为医学、预防医学、流行病学、医学伦理学等医学学科。由于全科医学涉及如此众多的医学学科甚至非医学学科，很容易使人产生一种误解，即全科医学是以上学科片断知识和技术的集合。如果只是把许多学科的片断知识和技术根据实际需要和个人兴趣机械地堆积在一起，那是无法形成一个富有生命力的学科的。整体不等于部分之和，整体的特性表现在部分之间的相互作用、相互联系和整体的目的上。用一种比喻的方法来说，木材、砖块、水泥、石灰等建筑材料的简单堆积根本不可能造出一座房子，只有等泥工、木匠运用建筑学原理和技艺对建筑材料进行加工、对接之后，才能建成房子。来自其他学科的知识和技术就像是木材、水泥等建筑材料，全科医学的研究者就像是泥工、木匠，全科医学的价值观、方法论和由此产生的基本原则就像是建筑学原理和技艺，全科医学这门学科就相当于一座完整的房子。实际上，任何学科都以具有鲜明特征的价值观和方法论作为基础，并以此产生出指导实践的基本原则，这些原则将贯穿整个学科的内容，是这个学科的灵魂，这也相当于建筑学原理和技艺。全科医学的"建筑学原理"就是整体医学观、系统整体性的方法和由此产生的基本原则。

2. 全科医学是一个广度上的医学专科

其他临床医学学科都是在一定的领域或范围内不断朝纵深方向发展的，是一种深度上的医学专科。而全科医学的知识和技术则在一定的深度上朝横向发展，是一个独特的广度上的医学专科。一定的深度是指处理社区常见的健康问题而不是指疑难的专科化问题所需要的知识和技能，横向发展的结果是能解决的问题的范围越来越广，服务的内容越来越丰富、全面，病人的需要能得到越来越充分的满足。全科医学是关于综合性地处理社区常见健康问题的医学专科，或者是一个关于基层医疗、初级卫生保健、社区卫生服务的医学专科。全科医学是基层医疗、初级卫生保健、社区卫生服务所依据的主要的理论和方法学基础。

3. 全科医学是一门以家庭为保健单位的医学学科

重视"家庭"这一要素的作用是全科医学最鲜明的专业性特征，也是许多国家和地区将其称为"家庭医学"的主要原因。将家庭这一要素引入到医学和医疗之中，同时兼顾个人和社区，这是全科医学与其他医学学科相区别的重要基础。全科医学的核心内容是"以家庭为单位的初级保健服务"，包括考虑到家庭与个人健康之间的互动关系，考虑到家庭对维护个人健康的作用，通过维护家庭的健康，进而更深入地维护个人的健康。

4. 全科医学是一门注重艺术胜于技术的医学学科

其他临床医学学科均十分注重技术的先进性和高水平，因为它们往往着重于解决疑难问题。而全科医生虽然也强调技术水平的重要性，但更注重艺术水平的重要性，因为全科医生只解决常见的、一般的问题，有一定的技术水平就可以了，而且，他们可以将一些疑难的问题转诊给其他专科医生处理。全科医学研究的对象是作为活生生的、完整的人的病人及其所需要的整体性的医疗保健服务，是一门专门研究病人、理解病人、服务于病人、着重于满足病人需要的学科，因而被认为是最具人性化的医学学科。因此，全科医生注重人胜于病，注重伦理胜于病理，注重满足病人的需要胜于疾病的诊疗。

三、全科医学的基本原则

（一）基础医疗保健

基层医疗是指第一线的，以门诊为主体的医疗保健服务，是医疗保健系统的最基本层次和基础，也是患者进入医疗保健系统的门户。供职于基层医疗的医师包括全科家庭医师、康复治疗师、心理医师、社区护士等，他们组成基层医疗服务的团队向居民提供全方位的服务，但不同的专业医师在基层承担的工作任务和服务范围不同，全科医生以其能为个人和家庭提供连续性、综合性、协调性的照顾而与公众关系最密切，使公众感到最亲切，因而成为基层医疗团队中的核心。全科医生一个重要的服务是首诊服务（first contact），也就是公众为其健康寻求卫生服务时最先接触、最经常利用的医疗保健服务，因而全科医生也可视为基层医疗的"守门人"。总的来说，全科医疗是一种高素质的基层医疗。

（二）人格化的照顾

全科医疗关注人的整体，而不仅仅是疾病，重视医学艺术胜于医学技术。全科医疗不仅要解决患者的疾病问题，更要照顾到患者的社会心理状态，维护患者的整体健康。因此，全科医生必须与服务对象建立亲密的医患关系。患者有感情方面的需求，他们希望得到医师的关心与同情，要求医师有感情上的共鸣，接纳自己的感受和要求，这就要求全科医生掌握娴熟的情感交流技术，以其丰富的情感体验深入到患者的世界之中。在实际医疗服务中，全科医生应从每个患者的角度来考虑他们的问题，了解每个患者的社会和家庭背景，从而提供适当的服务，切忌千篇一律的处理问题方式。专科医师在临床上多考虑高新技术与药物治疗，忽视患者的个体情况，常常导致医患关系紧张，失去患者信任。而全科医生通过对患者个性化、人格化的照顾（personalized care），能为患者所接受和喜爱，自然也就能取得良好的医疗服务效果。

（三）综合性照顾

综合性照顾（comprehensive care）的特征是全科医学的"全方位"或"立体性"的体现，是全科医疗的一条重要原则：就服务对象而言，不分年龄、性别和疾病类型；就服务内容而言，包括医疗、预防、康复和健康促进等；就服务范围而言，涵盖个人、家庭及社会；就服务手段而言，可利用一切对服务对象有利的方式与工具，包括现代医学、传统医学或替代医学，因此又被称为一体化服务。

（四）连续性照顾

全科医疗是从生到死的全过程服务，它提供连续性照顾（continous care）。这种照顾不因某种疾病的治愈和好转而终止，不受时间、空间的限制，也不与是否患病有关。其连续性可包括以下几个方面：①人生的各个阶段都可覆盖在全科医疗服务之中；②健康-疾病-康复的各个阶段，包括从健康促进、危险因素的监控，到疾病的早、中、晚各期的长期管理；③任何时间、任何地点，包括服务对象出差或旅游期间，甚至住院和会诊期间，全科医生对其都负有连续性责任，要根据患者需要事先或随时提供服务。连续性服务是全科医疗区别于专科医疗的一个十分重要的特征。连续性照顾包含四种不同的概念：①时间的连续性存在于患者与医师的长期接触中，有时指的是对患者的长期照顾；②地域的连续性指的是医师对患者提供照顾而不论患者身在何处；③综合性服务的连续性指的是医师对患者提供全面照顾而不论患者患过何种疾病；④面向家庭的连续性指的是医师为整个家庭提供照顾，而不仅仅是单个患者。

（五）以家庭为单位的照顾

以家庭为单位的照顾（family-united care）是全科医疗区别于专科医疗的一种重要特征。个人及其家庭成员之间有相互作用，全科医生把家庭作为自己的服务对象，又把它作为其诊疗工作的重要场所和可利用的资源。全科医生提供以家庭为单位的照顾通常有两种类型：顺延性的家庭服务和规划性的家庭服务。家庭生活周期理论（family life cycle）是家庭医学观念最基本的构架。家庭生活周期是指家庭也有其发生、发展的过程，每一个发展阶段都有其特定的可能发生的健康问题。全科医生应能引导人们辨认自己的家庭周期和问题，适当对家庭成员提供咨询和健康教育，进行家庭评估，不断解决家庭所遭遇到的问题，改善家庭功能。

（六）协调性照顾

协调性照顾（coordinated care）指的是针对每一个患者的需求而进行调整，组合保健服务的过程。在实现对服务对象的全方位、全过程的服务中，全科医生应该成为协调者，即动员各级各类资源服务于患者及其家庭枢纽。家庭医师的协调性照顾需要关注患者健康照顾需求的所有方面，包括协调并提供各种预防性服务和健康监护，及时地为患者提供健康促进的宣传教育等。

（七）可及性照顾

卫生服务的可及性是指获得所需服务的能力。全科医疗是可及的、方便的基层医疗照顾，它对其服务对象体现出地理上的接近、使用上的方便、关系上的亲切、结果上的有效以及价格上的合理等一系列使人易于利用的特点。任何地区建立全科医疗试点时，应在地点、服务内容、服务时间、服务质量、人员结构和素质以及服务价格与收费方式等方面充分考虑当地居民的可及性，使绝大部分民众，特别是基层百姓感受到这种服务是属于自身可以承担的，并值得充分购买利用的服务。事实上，由于医患双方的亲近与熟悉，全科医生在诊疗中可以大大减少不必要的问讯与辅助检查，从而获得比一般专科医疗更好的成本效益。

（八）以社区为范畴的照顾

以社区为范畴的照顾要求全科医生同时关心求医者、未求医者和健康者，只有这样，才能更有效地维护社区全体居民的健康。只有提供以特定人群为范围的服务，才能合理利用有限的卫生资源，并在动员社区内外医疗和非医疗资源的基础上，最大限度地满足社区全体居民追求健康的要求，才能有效地控制各种疾病在社区中的流行。而以社区为导向的基层医疗（community—rented primary care，COPE）则为全科医疗以人群为目标的服务提供了理想的参考模式。COPC是指基层医疗不应局限于个人疾病的诊疗上，而应该注意到社区、环境、行为等与个人健康的关系，应由狭隘的个人健康扩大到社区健康，这要求全科医生在诊疗服务中用一种综合的方式解决社区和个人的问题。全科医生既要利用对社区背景的熟悉去把握个别患者的相关问题，又要对从个体患者身上反映出来的群体问题有足够的敏感性。

（九）以预防为导向的照顾

全科医疗是集医疗、保健、预防、康复、教育、计划生育六位于一体的服务，必然要贯彻预防为主的思想。事实上，全科医生是第一线的医师，与社区居民接触最频繁，且全科医生在社区中同时接触到健康者、未就诊患者和来就诊的患者，能接触到疾病发生、发展的各个时期以及个人、家庭发展的各个阶段，因此有条件提供一级、二级、三级预防服务。一级预防是对健康者的计划免疫和健康促进手段；二级预防是通过疾病筛查，做到疾病的早期诊断与治疗；三级预防是防止并发症或进行康复训练。

预防性服务在全科医疗中占有较大比重，全科医生每一次接触个人与家庭时，除了要处理现患外，还应为患者做一次全面的健康状况与危险因素评估，并据此制订一个规划性的预防医学计划。例如：一位来看感冒的患者，医师同时给他测了血压发现其血压升高，全科医生应针对患者高血压为其制定预防计划。

（十）团队合作的工作方式

全科医疗服务的综合性、持续性和协调性等特征，仅靠全科医生孤军奋战不可能实现。在各国的全科医疗服务中都存在着团队工作模式，即以全科医生为核心，大批辅助人员配合，一起为服务对象提供立体网络式健康照顾。在基层医疗与各级各类医疗保健网络之间，存在着双向转诊和继续医学教育的合作关系；在基层医疗本身，则存在着以全科医生为核心的社区卫生服务工作网络，由社区护士、公卫护士、康复医师、营养医师、心理医师、口腔医师、其他专科医师、中医师、理疗师、接诊员、社会工作者、护工人员等与全科医生配合，围绕全面改善个体与群体健康状况和生命质量的目标共同合作。

第二章 >>>
全科医生

全科医生又称家庭医生，是经过全科医学专业培训，临床技能全面、医德高尚的高素质基层医疗保健人才，其富有独立工作能力，为个人、家庭及社区提供便捷、廉价的防、治、保、康全方位的优质服务。如果没有具有活力的全科医生做坚实的基础，开展全科医疗服务将缺乏生气和动力。那种单纯的专科医疗服务体系，势必造成医疗秩序的混乱，也没有任何国家的经济能够负担得起。

一、全科医生的概念

全科医生是接受过全科医学专门训练的新型医生，是执行全科医疗卫生服务的提供者，是对个人、家庭和社区提供优质、方便、经济有效的、一体化的医疗保健服务，进行生命、健康与疾病全方位负责式的管理医生。各国对全科医生的定义不完全相同。

英国皇家全科医学院对全科医生的定义是："在家庭、诊所或医院里向个人和家庭提供人性化、初级、连续性医疗服务的医生。他承担对自己的患者所陈述的任何问题做出初步决定的责任，在适当的时候请专科医生会诊。为了共同的目的，他通常与其他全科医生以团队的形式一起工作，并得到医疗辅助人员、适宜的行政人员和必要的设备支持。其诊断由生物、心理、社会几个方面组成，并为促进病人的健康而对患者进行教育性、预防性和治疗性的干预。"

美国家庭医师学会对全科医生的定义为："家庭医生是经过家庭医疗这种范围宽广的医学专业教育训练的医师。家庭医师具有独特的态度、技能和知识，使其具有资格向家庭的每一个成员提供持续性与综合性的医疗照顾、健康维持和预防服务，无论其年龄、性别或健康问题类型是生物医学的、行为的或社会的。家庭医生所接受的训练和经验，使他们最具资格服务于每一个患者，并作为所有健康相关事务的组织者，包括适当利用顾问医师、卫生服务以及社区资源。"

在中国，可以给全科医生下一个通俗的定义：全科医生是对个人、家庭和社区提供优质、方便、经济有效的、一体化的基层医疗保健服务，进行生命、健康与疾病的全过程、全方位负责式管理的医生。其服务涵盖不同性别、年龄的对象及其所涉及的生理、心理、社会各层面的健康问题；他应能在所有与健康相关的事务上，为每个服务对象当好健康代理人。"我国目前主要通过全科医师岗位培训和全科医师规范化培训两个途径来培训全科医生。"

全科医生由于长期在基层工作，积累了丰富的实践经验，了解人们的心态、人际交往、疾病的来龙去脉，是初级医疗保健的专家。全科医生面对的不仅仅是有疾患的人，还包括广大的健康人群，他们可利用社区的一切资源，如政府、民政、慈善以及企业团体、居委会等，解决患者的具体困难。根据疾病的需要可将其妥善的转入专科或大医院诊治，全面协调医患之间的关系，为患者负起全程的责任。

二、全科医生的角色

（一）首诊医生角色

由于距离接近，关系密切，全科医生往往是病人第一次接触的医生。如果在健康保险系统中建立了首诊制度，则病人首先到全科医生这里就诊，全科医生是法定的首诊医生，是病人进入医疗保险的"门户"和"引路人"。作为首诊医生的全科医生必须有获取有效资料的能力，同时，他们还必须清楚有哪些资料可以使用，解决问题的途径有哪些，怎样才能有效地帮助病人和利用卫生资源。

（二）朋友角色

全科医生不成为个人及家庭的朋友，就无法得到他们的信任和支持，也就无法了解个人和家庭的健康问题，最终无法有效的帮助个人和家庭解决与健康有关的相关问题。如果全科医生成为个人和家庭的朋友，就自然成为个人和家庭的"健康守护神"和利益的维护者。

（三）卫生服务协调者角色

其他专科医生只是对病人的部分问题和问题的某一部分负责，而不顾作为一个完整的人的需要。只有全科医生才是病人需要的所有医疗保健服务的协调者。通常，病人需要的服务包括医疗服务、公共卫生服务、家庭服务、社区服务等许多方面，全科医生需要协调好医技、医护、医患关系，以及与社区、社会多方面的关系；与专科医生形成有效的双向转诊关系；动员各种资源，为病人提供整体性的服务。

（四）守门人角色

全科医生是健康保险系统的最佳"守门人"，作为"守门人"的全科医生首先要用最少的资源尽量解决最多的健康问题，即要把大多数的社区健康问题解决在社区，只把少量的疑难问题转诊给其他的专科医生，以便合理的使用卫生资源，降低医疗费用。其次，加强预防保健服务，防患于未然，防患于早期，尽量减少疾病的发生，控制疾病的发展，改善疾病的进程和预后，改善治疗效果，最终提高卫生资源的使用效率。另外，控制疾病的就医行为，准确地鉴别病人的健康问题，避免不适当的、重复的就医、检查、治疗和用药，促进各类各级医疗单位的合作。全科医生的服务理念之一就是把有问题的人转变成为解决问题的人，充分发挥个人和家庭的主观能动性，提高他们的自我保健能力，从而达到节省资源的目的。

（五）病例管理者

全科医生生活在社区中，是个人和家庭的朋友，并且拥有广泛的社会资源，因此，最有条件在社区中针对慢性病患者实施系统化、规范化、连续综合性的管理计划，在有效的维护个人和人群健康的同时，节省了大量的卫生资源。

三、全科医生的业务范围

（一）对病人与家庭

（1）负责常见健康问题的诊治和全方位、全过程的管理，包括疾病的早期发现、干预、康复与终末期服务，以及急、危、重病人的院前急救与会诊、转诊。

（2）负责健康的全面维护，促进健康生活方式的形成：定期进行适宜的健康检查，早期发现并干预危险因素；作为病人与家庭的医疗代言人对外交往，维护当事人的利益，成为健康监护人。

（3）提供健康与疾病的咨询服务，聆听与体会病人的感受，通过有技巧的沟通与病人建立信任，对各种有关问题提供详细的解释和资料，指导服务对象进行有效的自我保健。

（4）利用各种机会和形式，促进健康生活方式的形成，对社区人群（包括健康人、高危人群和病人）随时进行深入细致的健康教育，保证健康教育的全面性、科学性和针对性，并进行健康效果评估。

（5）当病人需要时，负责为病人提供协调性服务，包括运用家庭、社区、社会资源和各级各类医疗保健资源；与有关医院形成有效的双向转诊关系。

（二）对医疗保健与保险体系

（1）为病人提供所需的基本医疗保健，将大多数病人的问题解决在社区，对少数需要专科医疗者联系有选择的会诊与转诊；向保险系统登记注册，取得"守门人"的资格，并严格依据有关规章制度和公正原则、成本、效果的原则从事医疗保健活动，与保险系统共同办好管理化医疗保障。

（2）在日常医疗保健工作中管理人、财、物，协调好医技、医护、医患关系，以及与社会各方面的关系；组织团队成员的业务发展、审计和继续教育活动，保证服务质量水平。

（三）对社会

（1）参与社区和家庭中各项活动，与社区和家庭建立亲密无间的人际关系，推动健康的社区环境与家庭环境的建立和维护。

（2）组织动员社区各方面的积极因素，协助建立与管理社区健康网络，利用各种场合做好健康促进、疾病预防和全面健康管理工作；建立与管理健康信息网络，运用各类形式的健康档案资料做好疾病监测和统计工作。

由此可见，相较于专科医生而言，全科医生是受过全科训练的具有初级保健特长的医生（见表2-1）。一位全科医生可管理1000～3000人，他与专科医生协作完成医疗保健的一级、二级、三级预防。根据世界卫生组织研究认为，医疗系统全科与专科医生的比率为1∶1较为合适，而某些国家则认为全科医生应更多一些。

表 2-1　全科医生与专科医生的区别

区别项目	全科医生	专科医生
医疗范围	一级、二级预防为主	二级、三级预防为主
疾病分类	常见多发病、早期未分化疾病	疑难重症
医疗模式	生物—心理—社会医学模式	生物医学模式
人群对象	普通人群	按性别、年龄、病种区分
接诊地点	诊所或其他地方	医院
医学观点	注重人	注重疾病
提供服务	所有疾病及健康问题	专科疾病
所需设置	简单医疗仪器	全套医疗仪器
诊断手段	临床技能为主	仪器依赖性诊断手段为主
责任	全程负责	仅对就医时局限性疾病负责
医患地位	平等合作式	权威指导式
医患关系	密切、朋友关系、协约式	松散、无协约

四、全科医生应有的态度、知识和技能

（一）全科医生应有的态度

全科医生的态度应该包括两方面：一是对医学、健康、生命、疾病等的态度和认识；二是医生本身的职业态度和道德素养。医生所接受的医学观和医学模式在很大程度上决定了他的态度。专科医疗建立在生物医学模式基础上，注重的是人体各个器官系统，它认为疾病可以用分析、归纳的方法去研究，疾病是一种孤立存在可以脱离人的社会背景的自然实体，是由偏离正常的生物学变化形成的；精神和躯体的问题可以分开来考虑，并且建立了各自的概念；每种疾病都有特异的致病因素，疾病的发生都是宿主暴露于这种致病因素的结果，医学的任务之一就是发现这些致病因素；医生的作用是诊断病人的疾病，并解除和治疗病因或减轻病人症状，为了达到这一点，必须有临床医生提供一种特异性诊断的临床方法，这种医学模式决定了专科医生的职业态度。在诊治过程中，医生是主动者，而病人则是一个被动的接受者。医生极少将重心放在病人对疾患体验的主观反映上，而将大部分重心放在客观程序和实验室检查上；专科医生注重于病，而忽视人的家庭和社会关系，因此提供给病人的服务是机械的、不完整的、片断的；医患关系不密切、淡漠、缺乏连续性，随着一次就诊过程的结束而结束。现代科学技术的高速发展使得医疗技术手段不断提高，但近年来人们对这种失人性的专科化服务的满意度却在下降，抱怨医生的职业道德滑坡，医疗市场难以满足人们不断增长的健康需求。

在长期的全科医疗实践中逐步形成的全科医学秉承了系统论、整体论的哲学观点，它认为：疾病不是单因单果，是许多因素共同作用的结果，是人与环境相互作用的产物，它涉及环境、精神和躯体等多方面；疾病不能与患病的人相脱离，病人不能和其居住的环境相脱离，躯体和精神是互相联系的，是整体的两个方面，它们相互影响、相互制约、不可分割；

医疗服务是医患互动的过程，医患关系影响着这一过程的结果和质量，医生和病人都是这一过程的主动参与者。全科医学的医学观决定了全科医生的态度，具体表现在：

1．注重人而不是病

必须明确医生的服务对象是病人，医生的目的是使病人得到满意的服务。人是有丰富情感和自我意识的，是需要思想交流的，通过交流，全科医生可以进入病人的情感世界，去感知病人的内心体验，同时以自身的丰富情感和人格体验去打动病人，使病人产生一种认同感、安全感和信任感。交流的本身就是一种治疗，甚至起到药物治疗达不到的效果。

2．充分发挥病人的主观能动性，并注意病人的个体化的倾向

除了药物和其他医学手段外，病人本身就是治疗疾病的资源，全科医生应充分利用病人本身的潜能和主观能动性，对病人进行教育，使其成为健康的促进者和治疗的积极配合者。此外，病人具有个性化的倾向。对于专科医生来说，疾病是千篇一律的，一组相同的症状、阳性体征和化验结果也许就等于同一种病，其治疗方案也大同小异。但对全科医师来说，由于每个病人所处的环境都不一样，每个病人的性格特征不一样，同种疾病在不同的病人身上反应也会不一样。同样是冠心病，A 型性格者和 B 型性格者对疾病的担忧程度可能有很大不同，不同的职业、不同的年龄、不同的性别、不同的文化背景的人对医生的服务需求也可能不一样。因此，对不同的病人要了解其不同的就医动机和期望，医生应最大限度地满足病人的期望。

3．尊重病人权利

病人就医，在情感上更需得到尊重和认同，病人和医生应该是一种平等的关系，病人有权了解自身问题的原因、严重性以及医生的处理方案，全科医生应尊重病人的权利，向病人作耐心细致的解释，以取得病人在治疗上最充分地合作。

（二）全科医生应具备的知识与技能

1．全科医生的知识结构

全科医生对个人及其家庭提供第一线、持续性、综合性和整体性的医疗服务，对知识的掌握要做到必需和够用。即全科医生所学的知识应该是社区中必需的，不可缺少的，同时足够满足解决社区中各种健康问题的需要。全科医生强调知识的广度，即知识的全面性；而专科医生则注重知识的专一性，即在某一领域的高深发展。如果说专科医生是一座高耸入云的山峰，全科医生则是有着无数小峰的山脉，一样的气势博大恢宏。因此，就知识结构来讲，全科医生和专科医生相比并没有水平的高低，而只是分工的不同、学科领域的不同、工作任务的不同。一个心血管专家也许不会处理普通的感冒和腹泻，全科医生却能应付自如，他能利用自己丰富的、多方面的知识为病人提供满意的服务。当然，全科医生也并不是万能的，在涉及专业领域方面也有其知识的局限性，还需要专科医生的协作和帮助。

2．全科医生应具备的技能

（1）疾病和疾患的诊断处理能力　能快速诊断和处理社区各科急症。如正确判断病人的病情，稳定病人病情，以便作进一步处理。能诊断和治疗社区常见病、多发病。对于慢性疾病，全科医生能根据生理、心理和社会因素以及病人家庭和社区环境，制订全面的连续性治疗方案，并对方案定期评估，必要时进行修订。掌握临床常规辅助诊断方法。如三大常规、

X线、心电图等。掌握临床常用诊疗操作技术，如洗胃、胸穿、腹穿等。正确把握会诊、转诊时机的能力。这一点非常重要，全科医生是第一线的社区医生，对病人的急症初步处理后，就要考虑是否请专科医生会诊或转送医院住院治疗。对慢性病人，在治疗中遇到专科性问题，也需要专科医生帮助。转诊时机的掌握一定要准确、及时，没有必要的转诊只会加重病人的负担和压力，延误转诊又会耽误病人的病情。

（2）处理心理和行为问题的能力　能了解从儿童到老年各年龄段的心理特点，正确评价和处理各种心理和行为问题，帮助服务对象度过心理难关，保持健康的心理状态，养成良好的行为习惯，摒弃不健康的行为，如吸烟、酗酒、药物成瘾等。

（3）处理家庭问题的能力　能熟练的评价家庭的结构、功能、家庭生活周期和家庭资源状况，善于处理家庭生活周期各阶段常见心理、社会和家庭生活问题；充分利用家庭内和家庭外资源处理家庭问题；对有临终病人的家庭要在医疗、情感、家庭生活等方面予以特别关心和照顾；夫妻关系问题、子女教育问题和老人赡养问题是自始至终贯穿于家庭的核心问题，全科医生要具有处理这些问题的能力，帮助家庭处理不可预见的突发事件和家庭成员意外死亡、离婚、失业、患严重疾病等等。

（4）社区工作能力　能全面评价社区卫生状况，制订和实施社区卫生规划；能对流行病、传染病、地方病和慢性病进行有效的监测和控制；能进行初级卫生保健的组织和实施工作，如营养与安全饮用水、计划生育、预防接种、环境卫生等。

（5）合作精神和领导管理能力　全科医生能与社区其他卫生和政府部门保持良好的合作关系，并充分利用这些资源为病人服务；具有很好的合作精神，和同事保持融洽的工作关系；了解本地区卫生资源状况并参与管理工作；能组织和开展社区调查，协调政府部门落实各项卫生改革措施；能清晰全面的做好病历记录，有效地使用和管理健康档案。

（6）社区健康教育能力　全科医生能充分利用其工作在社区、贴近社区居民的独特优势，开展个人、家庭和社区人群三个层面上的健康教育工作，将良好的健康观念结合在具体医疗实践中，加强人们的健康意识，使他们认识到什么是有益于健康的行为，什么是不利于健康的行为，以逐渐建立良好的生活方式和行为习惯。

（7）自我发展和继续医学教育能力　全科医生要有现代意识和观念，懂得在社会主义市场经济的竞争中求发展。要了解卫生经济学、市场经济学的有关知识，熟悉政府的有关卫生的法律、法规。具有较强的自学能力，能利用多种渠道不断提高自己的业务水平，更新自己的观念，学习新的医学知识和诊疗手段，使自己永远与时代合拍。全科医生至少要精通一门外语，能熟练地查阅文献资料，开展相关的科研工作，特别是利用流行病学方法开展社区相关问题的科研工作，也要有能力从事教学工作。全科医生要热爱自己所从事的事业，并保持持久的兴趣和热情，不断完善自己的人格，增强迎接各种挑战和战胜各种困难的能力。

第三章 >>>
预防保健

一、预防保健的概念及特点

预防保健即预防医学是以人群为主要研究对象，按环境-人群-健康模式，运用生物医学、环境医学和社会医学的理论和方法，探讨疾病在人群中的发生发展以及自然和社会环境因素对人群健康和疾病作用的规律，以制订防治对策，并通过卫生干预等措施，以达到预防疾病、促进健康和提高生命质量的目的。世界卫生组织在 1948 年的组织宪章中提出了关于健康的定义，即"健康是人在生理、心理和社会适应的完美状态，而不仅仅是没有疾病和免于虚弱"。这个定义包含了三个方面的内容：一是身体生理没有疾病，免于虚弱，体格健全；二是心理和精神方面的平衡状态；三是人与社会相适应，达到与社会和谐相处的完美状态。如何实现健康正是预防保健的核心目的。

预防医学特点：第一，研究和工作对象主要为群体，也包括个体；群体预防须通过个体预防措施的落实加以推动，而群体预防水平的提高又可保护个体健康；第二，工作对象重点是健康人和亚临床患者；第三，研究重点是健康与自然及社会环境因素的关系，也包括健康促进措施；第四，工作目标是采用宏观和微观相结合，制订疾病防治和健康促进对策，预防疾病、促进健康、提高生命质量。

我国医疗卫生服务体制改革也越来越多要求临床医学工作者必须将医疗工作和预防保健工作结合起来，充分利用社区卫生服务和临床诊疗工作的优势，开展以个体为主要对象，集病因危险因素评价、健康教育、预防干预和保健指导等于一体的卫生服务，通过实施针对个体的临床预防工作和配合卫生防疫机构的群防工作，提高服务区域人群群体预防保健水平。

二、三级预防保健措施

按照我国传统医学的"未病先防、已病防变、病后防复"的预防思想，从健康到疾病自然史的每个阶段，我们都可以采取措施防止疾病的发生或恶化。因而预防工作根据其针对的相应阶段也就可以分为三级，这就是三级预防保健措施：第一级为病因预防；第二级为"三早"预防，即早发现、早诊断、早治疗；第三级为对症治疗、防止伤残和加强康复工作。

（一）第一级预防

第一级预防（primary prevention）又称病因预防、初级预防，主要是针对致病因子（或危险因子）采取的措施，也是预防疾病的发生和消灭疾病的根本措施。通常采用的措施有卫生立法、改善环境卫生、免疫接种、健康教育、改变不良行为方式和生活习惯、控制健康危险因素等。

1. 自我保健和健康教育

1986年11月初在北京举行的"中国二十一世纪医学教育研讨会"上提出，"随着医学模式的转变，我国卫生工作体制应转向以预防为主、防治结合的自我保健型卫生体制"，从宏观上强调了自我保健的重要性。自我保健贯穿在三级预防中，它应是第一级预防的核心。一些工业化国家的经验已经表明，提倡自我保健，建立文明、健康、科学的生活方式能增进健康，降低恶性肿瘤、心血管疾病等的发病率。

健康教育是以教育手段促使人们主动采取有利于健康的行为，从而消除危险因素、预防疾病、促进健康。大量资料证明，当今严重威胁人民健康和生命的主要疾病，如心脏病、肿瘤、脑卒中、糖尿病、病毒性肝炎、呼吸道感染等，都与人们行为和生活方式密切相关，因此可以通过改变行为而达到预防的目的。有些疾病，如艾滋病，在目前尚无有效疫苗预防情况下，健康教育是唯一行之有效的办法。

2. 环境保护和监测

保护和改善环境旨在保证人们生产和生活区的空气、水、土壤不受"工业三废"——废气、废水、废渣和"生活三废"——粪便、污水、垃圾以及农药、化肥、噪声等的污染。

保护环境应做好环境监测工作，采用物理、化学和生物等检测手段观察环境污染情况，贯彻国家的环境保护法。以国家颁发的排放标准和卫生标准为依据，监测有害因素的含量或强度是否超过国家规定的标准并据此制订预防措施，以保证人民不受致病因子的危害，在这方面，法治和社会参与极为重要。

3. 特殊保护

特殊的保护措施在预防及消除病因上起主要作用。对病因已明确的疾病如传染病，特别是一些已有特异性预防手段的传染病，可采用预防接种，通过计划免疫来实现。如麻疹可使用麻疹疫苗，结核可用卡介苗，脊髓灰质炎可使用脊髓灰质炎疫苗来预防；地方病中的地方性甲状腺肿可以长期供应碘盐来预防，龋齿高发区可通过提高饮水中的含氟量来预防儿童龋齿的发生；矽肺及某些职业肿瘤，如炼镍工人肺癌的发生率高，可通过改进工艺流程，保护环境不受有害粉尘的侵蚀，以减少肺癌和矽肺的发生。

4. 一级预防的双向策略

所谓双向策略（two—pronged strategy）是指一方面要加强对全体居民的预防，另一方面还要对危险性较高的人员、家庭和集体进行特殊重点的预防，即预防的重点指向高危险性。高危险性包括高危人群、高危环境和高危反应。

高危人群是脆弱人群，比一般人群更容易受到侵害，应作为预防和研究工作的重点。例如：儿童、老人、残疾人以及在重要生活事件中有挫折者，都易于患某些疾病。具有某些疾病的危险因素或病因者，如吸烟、血压高及有高脂血症者是患冠心病的高危人群，萎缩性胃炎患者常是胃癌的高危人群。有限的人力、物力、财力资源的重点应放在高危人群上。高危环境指对人体健康不利的环境因素，如有吸烟、酗酒、噪声、职业毒害、环境污染、人际关系紧张、突然发生灾祸、移居和其他特别刺激时，都可能更易于发生某些疾病。高危反应指机体对各种刺激的反应性不同，有的人对同样刺激可以有一定的耐受性，有的人便发生强烈的反应。如有的人精神格外紧张，遇事便有心动过速、血压升高和其他神经官能症表现。

（二）第二级预防

第二级预防（secondary prevention）又称临床前期预防或"三早"预防，即疾病处于临床前期时做好早发现、早诊断、早治疗的"三早"预防措施。它是在发病前期所进行的防止或减缓疾病发展的主要措施。

目前仍有很多慢性病的病因不明，因此要完全做到一级预防是不可能的。由于慢性病的发生和发展时间较长，做好早期发现、早期诊断并加以早期治疗是可行的。例如：宫颈癌从原位癌发展到浸润癌可长达十余年之久，一般经过 5～8 年，诊断的时间越早预后越好。又如冠心病，根据病理观察，动脉粥样硬化过程始于出生的早年，经过一个长的静止期，于中老年发病。由此推论，采取早期发现、早期诊断并加以早期治疗的"三早"预防完全可以收到成效。早期发现疾病的常用方法有普查、筛检、定期健康检查、高危人群重点项目检查以及设立专科门诊等。另外，一些肿瘤还可通过群众的自我检查早期发现，如通过乳房自检发现早期乳腺癌。实现"三早"的主要方法是卫生宣传、提高医务人员诊断水平和发展微量及灵敏的诊断方法和技术。

（三）第三级预防

第三级预防（tertiary prevention）又称临床预防，主要是通过采取积极有效的措施防止病情进一步恶化或发生严重的并发症或后遗症，尽可能保护或恢复机体的功能。对已丧失劳动力或残疾者通过康复医疗，促进其身心早日康复，使其恢复劳动力；病而不残或残而不废者，保存其创造经济价值和社会劳动价值的能力。康复工作主要包括社会康复和职业康复。社会康复是指从社会的角度，采取各种有效措施为残疾人创造一种适合其生存、创造、发展、实现自身价值的环境，并使残疾人享受与健全人同等的机会，达到全面参与社会生活的目的。职业康复是使残疾人可谋求并维持适当的职业，并设法给予职业咨询（指导）、职业训练，以及改善工作环境、帮助就业等。1989 年以后，我国广大医务人员积极承担了小儿麻痹后遗症手术矫治、白内障手术复明、聋儿语言康复等三项医疗康复工作，并取得了突出成绩。

不同疾病有不同的三级预防策略和措施。预防接种作为控制某些传染病的措施，已成为典型的一级预防。对其他疾病的三级预防应以哪一级为主，应视具体情况而定。如职业因素所致疾病、医源性疾病等，则只要措施落实，便易见成效。

　　以冠心病（CHD）为例，目前公认 CHD 的三大危险因素是高血压、吸烟和高脂血症。故第一级预防首先要预防和控制高血压，控制影响高血压的因素如盐摄入量和体重等；鼓励不吸烟，特别是宣传教育青少年不要吸烟，劝导已吸烟者戒烟；并且要监测和控制血胆固醇水平，注意改变不良的饮食习惯，调整膳食结构。此外，还应对其他的危险因素采取相应措施，如改变静坐的生活方式，提倡适当的体力活动和运动，避免过量饮酒，注意心理卫生等等。第二级预防为"三早"预防，即对患有胸部疼痛者要尽早做出诊断，积极治疗，防止病情发展，并预防复发。针对影响愈后的因素，除了要求病人彻底戒烟、适当活动、合理膳食之外，并应按临床指征处理糖尿病、高血压等其他疾患。第三级预防指对患者个人的治疗，包括重症抢救以预防并发症的发生，如对急性心肌梗死病人治疗时预防严重的心律失常、心力衰竭等并发症，同时也要做好社会康复和职业康复工作。

第四章 >>>
自我保健

一、自我保健的概念和意义

（一）自我保健的概念

自我保健又叫自我保养。它是依靠自己的努力，采取主动措施来保护自身的健康，预防疾病，增强体质，延长寿命。

世界卫生组织认为，自我保健是指由个人、家庭、邻里、亲友和同事自发的卫生活动，并作出与卫生有关的决定，其内容包括维护健康、预防疾病、自我诊断、自我治疗（包括自我用药），以及在医疗机构诊治后的继续自我保健等。因此，自我保健的一个显著特点是：多依靠自己，少依赖医生与药物，要求人人主动的改进个人卫生习惯、个人生活方式和个人生活环境，从身心等方面来维护健康、预防疾病。

（二）自我保健的意义

我国几千年前就开始应用保健操来强身祛病，进行自我保健。导引术就是至今发现的最古老的保健运动，后来又发展成多种健身方法，如五禽戏、太极拳、八段锦及气功等。在19世纪中期，自我保健在国外也受到重视。近百年来美国等国家的一些医疗单位，强调自我保健，改变了过去"只求医生，不问自己"的传统观念。

在我国，随着国民经济的发展，人们生活水平的逐渐提高，人们对于健康的要求愈来愈高，提高卫生服务水平的要求更加迫切，这就要求国家做好当前危害人们健康的慢性病（心脑血管疾病、肿瘤等）的防治和康复工作。同时，随着健康教育的普及与发展，人们的自我保健意识逐步提高，逐渐认识到自我保健是一项投资少、见效快的重要卫生保健措施。医学专家认为，普及健康教育，开展自我保健，至少可使医院就诊病人减少1/3。因此，开展自我保健，发挥人们在卫生保健中的主观能动性，不仅可以减轻医疗需求矛盾和医疗任务重的压力，更可以提高人们的健康意识水平，对预防疾病起到积极的作用。例如：从儿童少年时期开始，养成良好的个人卫生习惯，坚持合理的体育活动和锻炼，注意良好的生活方式和心理卫生，对于预防心脑血管疾病、肿瘤等都有重要的作用。

人们通过自我保健活动，能学习并掌握有关自我保健方面的知识，从过去被动地就医转变为主动地参与决策自己的保健行为，而医生是由过去单纯看病开处方逐步转变为医疗与健康教育、健康咨询和健康指导相结合的医疗行为，这样既可改善医患关系，建立一种新型的医患关系，又有利于提高医疗卫生质量。

坚持自我保健，能起到"无病早防，有病早治"的作用。

二、自我保健的方法和措施

（一）自我保健的方法

自我保健主要通过增强生理功能，保持健康的心理，及改变行为等方法，达到预防疾病，增进健康和延长寿命的目的。

1. 增强生理功能

通过合理的体格锻炼、合理的营养和合理的生活制度，以增强人体的生理功能，从而维持和促进身体健康。

（1）合理的体格锻炼 体格锻炼是自我保健的一种基本方法，通过体格锻炼，能更好地保持人体各器官的功能，并推迟其老化和衰退，保持身体健康。

多锻炼、多活动有助于提高人体免疫能力，经常进行室外体育运动的人不容易患感冒就是证明。经常锻炼能使肌肉保持弹性，血流畅通无阻，各种细胞通过微血管提供的营养，可延缓衰老。目前在我国广泛开展的跑步、体操、球类、太极拳、气功等健身活动均是自我保健的重要组成部分，可根据个人的年龄、性别、体质、健康状况等情况选择。

（2）合理的营养 合理的营养是自我保健的重要组成部分。人需要蛋白质、脂肪、糖、维生素、无机盐和微量元素等以满足机体生理和活动的需要。当长期营养不足或营养超量时，会给人体健康带来很多危害。长期热量不足和蛋白质缺乏，可影响发育和健康。长期营养不良，会影响大脑和智力的发育及骨骼的发育，影响免疫功能，使身体抵抗力降低，容易导致疾病发生。某些营养素过多则会引起肥胖，而肥胖是引起心脏疾病重要的潜在危险因素，因为肥胖增加了心脏的负担，冠心病及猝死的死亡率在肥胖人中占的比重较高，高血压、糖尿病、高脂蛋白血症等的发病率也都随着肥胖而升高。

在我国，城市与农村居民在膳食结构上有较大差别。一般是农村居民人均脂肪摄入量偏低，食用水果类很少；而城市中部分居民的脂肪摄入量偏高，所以重视合理营养是自我保健工作中的一个重要问题。

（3）合理的生活制度 学习、劳动（活动）、进餐、睡眠和休息是生活制度的重要组成部分，也是自我保健的重要内容。合理的生活制度对促进儿童、少年生长发育，提高学习和劳动效率，维护和增进健康起着重要的作用。

人们经过一定时间的学习、劳动之后，就会出现疲劳现象，依据大脑皮层活动的特征，学习、劳动必须与休息交替，使疲劳得到恢复，提高学习和劳动效果。睡眠是机体的重要保护功能。脑力和体力疲劳时大脑皮层产生保护性抑制过程，而广泛扩散的结果是使人发困入睡。睡眠的时间一般是随着年龄的增长而减少的，正常成人的睡眠时间平均为 8 小时左右，而儿童、少年需要睡眠的时间就更长些。

2. 保持健康的心理

目前国内外城市居民前三位的死因是脑血管疾病、恶性肿瘤和动脉硬化性心脏病，其致病原因多与社会、心理因素有关。因此，保持健康的心理也是自我保健的一种重要方法。

（1）情绪的自我控制与调节　情绪在疾病的发生、发展中占有重要地位。祖国医学认为，"喜、怒、忧、思、悲、恐、惊"七情中，任何情态失调都可伤心，伤心可引起其他脏腑功能的失调。美国一个较大的综合医院对门诊病人进行研究，发现65%的发病原因与个人逆境有关，如事业失败、受辱、被盗、婚姻挫折、职务下降、经济困难等。我国在食管癌调查中发现心理因素与食管癌发生有关。据山西统计，在食管癌患者中，56.5%的病人有忧虑、急躁、消极等情绪因素；河北报道，性情急躁者占69%；山东报道，个性急躁者占64.7%。另据对高血压病人的研究表明，病人病前不良的个人情绪，在高血压的病因中高达74%。因而努力克服不良情绪是自我保健的重要内容。

控制和消除不良情绪的方法：要树立正确的人生观，能面对现实，要有异常的忍耐性，遇到困难不逃避；情绪稳定，遇事能正确处理，无论干什么，都能发挥主动性；对自己的作用和价值要有正确的认识，既尊重自己，也尊重别人，对他人能宽容和谅解；发怒生气时能把握分寸，不至失去理智；能积极主动地搞好人际关系；心胸开阔，不计较细小事；生活愉快，善于休息，不为压抑和紧张情绪所干扰；在某些慢性疾病康复过程中，应尽可能控制和消除自己的紧张情绪等等。所有这些，对于保持健康的身体以至延年益寿将大有帮助。

（2）心理刺激的预防　外界环境因素（如自然灾害、交通事故、人际关系不和谐、遭受侮辱等）的刺激，对于高血压、神经精神等疾病患者所产生的心理刺激可能是复发的诱因，这种诱因可能在一定条件下，会给人的身心健康带来不良影响，是应该注意防止的。主要应学会自我心理保护，提高自制能力，消除和改变心理刺激而引起的不良反应。

（3）健康心理的培养　健康心理是指正常的心理活动。对于健康，主要应靠自己，而不要依靠医生，这是一种正常的心理活动，应当重视个人对疾病防御机能的作用，要调动机体内在的因素，以坚强的毅力来征服疾病。

健康心理的培养，也是自我保健的重要内容。培养健康心理的要求做到以下几点：①要适应客观现实环境，发挥人的主观能动作用；②情绪稳定、乐观；情绪稳定表示人的中枢神经系统处于平衡状态，乐观表示心理健康；③要自制，要善于控制自己的情绪，克制情绪的意外发作或冲动，遇到疾病和困难时，要自信能够征服疾病，克服困难；④要善于与不同性格的人相处，主动搞好人际关系；⑤学会自我放松，主要是避免和消除各种致紧张因素，并增强对紧张状态的抵抗能力；⑥积极合理的体育锻炼和体力劳动；⑦保持充足的睡眠，一切心理创伤、心理平衡失调，可以在睡眠中得到恢复。

3. 改变行为

通过自我保健可以改变不良的行为，而良好的行为又可促进自我保健。

改变不良行为的方法主要是通过健康教育，使人们认识到不良行为与某些疾病发病的关系及对健康的危害性。例如：抽烟与肺癌的关系，摄入过多的食物与肥胖及心脏病的关系。在提高认识的基础上，提出改变行为的策略，比较有效的方法：第一是限制，特别是限制抽烟、饮酒等，可收到较为满意的效果；第二是强化，控制不良行为的发展有时还要强化，并找出更有效的方法改变不良行为；第三是自我监测，将自己行为的全部过程进行记录和报告，可使医生知道他在做什么和怎样做。本法用于减轻体重与家庭中血压的监护有较好的效果。

医生给予的行为建议在自我保健中是很重要的。行为建议的指导原则是使人们进行自我保健。由于个体的差异，行为建议内容也不同，要考虑不良行为与疾病之间的关联，提出切实可行的预防方法。

（二）自我保健的措施

为了实施自我保健，必须要有具体的自我保健措施，对于不同层次的人群应有不同的自我保健措施。

1. 个人自我保健措施

个人在自我保健活动中应起主要作用。个人自我保健做好了，就能见到自我保健的效果。个人自我保健的措施主要是自我管理，它是在提高自我保健意识的前提下，采取自我监护或自我观察、自我评价、自我加强的具体措施。

自我监护是一项最基本的措施，对自己的行为加以系统观察，如体格锻炼对降低血压的观察，眼保健操对防止近视的观察等等。自我监护要持之以恒，并要与医生或帮助者保持密切联系，以反映自我保健的动态变化和效果。

自我评价是自己对个人自我保健措施作出初步分析评价。可按照专家或医生拟定的自我保健评价表计算，大略地了解自我保健情况，对尚存在的不良行为习惯和生活方式，下决心予以改正，促使身心健康，保持健康与长寿。

自我加强是使自我保健措施更有效，从而使自我保健达到预期的目的。

2. 家庭自我保健措施

家庭是开展自我保健的基础，家庭中每位成员的健康都互相依赖、互相促进，在家庭中可更好地发挥监督、评价和加强的职能作用。

家庭自我保健措施主要有：家庭卫生保健知识的传播，家庭健康观的形成和巩固，自我监督与相互监督，自我评价与相互评价等。

3. 社区自我保健措施

社区在开展自我保健中起到重要的组织保证作用。其具体措施一般包括：

（1）支持建立群众性自我保健小组　如戒烟者互诫协会、体重监督小组。这种自我保健小组能在针对性地解决某个问题当中发挥重要的作用。

（2）自我保健登记，建立保健档案　用来定期观察、分析、评价；对发现的问题，及早处理，促进自我保健。

（3）提供自我保健资料和简单的器械　如购买自我保健用的卫生知识丛书，提供家用体温计、血压计等，为开展自我保健创造物质条件。

文化、教育、卫生等部门以及有关群众团体应予以重视与支持，要通过各种传播媒介，宣传与提倡自我保健，提高自我保健意识，根据不同人群对象，开展自我保健教育，特别是学生，使他们从小养成良好的卫生习惯和生活方式。卫生部门应负责指导、咨询，组织卫生人员参与社会自我保健工作，开好自我保健处方，提高群众的自我保健能力。

第五章 >>>
老年患者医疗保健

一、老年患者生理特点

老年人的身体随着年龄增加改变，小至细胞，大至器官、组织都老化，只是每个人老化的速度不一样。人老主要表现在以下几个方面：对环境变化的适应能力减退；对致病因素的感受力升高；对损伤的修复能力降低；机体内环境的稳定性降低；细胞内物质代谢分解过程大于合成过程；机体的抵抗力下降；自理能力下降等。根据器官的不同，老人的生理状况会有下列变化：

（1）感官系统　视觉方面，近距离的视力变差，对黑暗的适应能力降低；听觉方面，两侧高频率听力丧失，且分辨声音的来源有困难；嗅觉方面，其功能约降低 50%；味觉方面，舌头上的味蕾只剩约 20%，所以老人常食之无味。

（2）免疫系统　免疫细胞媒介的免疫力降低，抗体产生减少，对疫苗的反应较差。

（3）消化系统　口腔黏膜萎缩、唾液分泌减少及牙齿缺损，容易造成老年人营养不良。药物在肝脏的清除能力较差，胃酸分泌轻度降低，大肠收缩变缓，钙质吸收降低。

（4）呼吸、循环系统　肺功能降低，以及咳痰能力降低，使得老人在呼吸时必须用更大的力气，也容易引发肺部感染。收缩血压上升，舒张血压不变，最大心脏排出量降低，周边血管阻力增加，休息时心律不变，但最大心率会降低。

（5）内分泌系统　血糖耐受力不足，饭前血糖每 10 年增加 0.0056mmol/L（1mg/dL），饭后血糖增加 0.0555mmol/L（10mg/dL），基础代谢率降低。

（6）肾脏系统　大多数的药物需经由肾脏排泄，由于老年人的肾功能下降，所以用药需由低剂量开始。

（7）运动系统　骨折复原缓慢，骨密度降低，关节基质异常，肌肉组织明显减少。

（8）神经系统　脑组织轻度减少，反应时间延长；睡眠时间减少，熟睡的时间随之减少。

二、老年患者医疗保健内容

（一）老年保健的概念

世界卫生组织老年卫生规划项目认为，老年人保健是指在平等享用卫生资源的基础上，充分利用现有的人力、物力，以维护和促进老年人健康为目的，发展老年保健事业，使老年人得到基本的医疗、护理、康复、保健等服务。

老年保健事业是以维持和促进老年人健康为目的，为老年人提供疾病的预防、治疗、功能锻炼等综合性服务，同时促进老年保健和老年福利发展的事业。例如：建立健康手册、健康教育、健康咨询、健康体检、功能训练等保健活动，都属于老年保健范畴。

老年保健组织对于保障老年人的健康和生活具有重要意义。随着社会的进步和医学的发展，我国老年人的保健组织和机构正在不断发展和健全。努力做好老年人的保健工作，真正把"老有所养，老有所医"的要求具体地落在实处。

（二）老年保健的重点人群

1. 高龄老年人

高龄老年人是体质脆弱的人群，老年群体中 60%～70% 的人有慢性疾病，常有多种疾病并发。随着年龄的增长，老年人的生理状况不断退化，同时心理健康状况也令人担忧，因此，高龄老年人对医疗、护理、健康保健等方面的需求加大。

2. 独居老年人

随着社会的发展和人口老龄化、高龄化及我国推行计划生育政策所带来的家庭结构变化和子女数的减少，家庭已趋于小型化，只有老年人组成的家庭比例在逐渐增高。特别是我国农村，青年人外出打工的人数越来越多，导致老年人单独生活的现象比城市更加严重。独居老年人很难外出看病，对医疗保健的社区服务需求增加。因此，帮助他们购置生活必需品，定期巡诊、送医送药上门，为老年人提供健康咨询或开展社区老年人保健具有重要意义。

3. 丧偶老年人

丧偶老年人随年龄增高而增加，丧偶对老年人的生活影响很大，所带来的心理问题也非常严重。丧偶使多年的夫妻生活所形成的互相关爱、互相支持的平衡状态突然被打破，使夫妻中的一方失去了关爱和照顾，常会使丧偶老年人感到生活无望、乏味，甚至积郁成疾。

4. 患病的老年人

老年人患病后，身体状况差，生活自理能力下降，需要经过全面系统的治疗，因而加重了老年人的经济负担。为缓解经济压力，部分老年人会自行购药、服药，从而造成病情的延误诊断和治疗。因此，应做好老年人健康检查、健康教育、保健咨询，使其配合医生治疗，促进老年人的康复。

5. 新近出院的老年人

近期出院的老年人因疾病未完全恢复，身体状况差，常需要继续治疗和及时调整治疗方案，如遇到经济困难等不利因素，疾病极易复发甚至导致死亡。因比，从事社区医疗保健的人员，应根据老年人的情况，定期随访。

6. 精神障碍的老年人

老年人中的精神障碍者主要是痴呆老年人，包括血管性痴呆和老年性痴呆。随着老年人人口增多和高龄老年人的比例增大，痴呆老年人也逐年增加。痴呆使老年人生活失去规律，不能自理，并常伴有营养障碍，从而加重原有的躯体疾病。因此，痴呆老年人需要的医疗和护理服务明显高于其他人群，应引起全社会的重视。

三、老年患者医疗保健服务体系

（一）医院内老年保健护理

（1）老年病医院　按病情分阶段进行护理管理：急性阶段，加强治疗和监护护理；恢复阶段，加强康复护理；慢性阶段，加强生活护理和健康教育；终末阶段，加强病人的临终关怀和对家属的心理支持。

（2）综合医院　设立老年病科，主要以专科系统划分病区，按专科疾病护理老年病人。

（二）中间服务设施中的老年保健护理

这是指介于医院与社区家庭的中间设施，如老人护理院、老人疗养院、日间老人护理站、敬（养）老院、老年公寓等，这些中间服务设施的老年保健护理，可以提高老年人对所面临的健康问题的了解和调节能力。大多数老年人必须终身与慢性病共存，必须每日按时服药，控制饮食，定期检查高血压等。护士是其主要支持力量，可以协助老年人成功地与疾病共存。

另外，对于愿意留在家中但又缺人照顾的老年人来说，最需要的就是能提供日间护理服务。这类服务包括：接送服务、餐饮服务、康复等医疗服务等。

（三）社区家庭中的老年医疗保健护理

社区家庭医疗服务是老年保健的重要工作之一，是方便老年人的医疗服务形式。随着家庭结构由大家庭向核心家庭的转变，传统的价值观也受到考验。长久以来家庭中的妻子、女儿对老年人负主要照顾责任，现在的女性几乎都投入工作行列，当家中老年人需要照顾时，家庭就面临缺乏人手的局面。家人此时辞职不是办法，老人放在家里更不行，于是经济条件允许的家庭就将老人送往医院、疗养院等；经济条件不允许的家庭就将老人留在家中，这样老人就得不到所需照顾。美国、日本等国家为解决这些问题很早就开展了社区家庭访视护理，现在已有比较成熟的社区护理体系。

研究和实践均证明社区家庭访视护理是经济而有效的办法，而且可以取代一部分的住院治疗，以缩短住院天数，增加床位利用率，使需要住院的急症病人尽快得到所需照顾。理想的社区家庭访视护理包括：护理服务、物理治疗、心理治疗、语言治疗、社会工作、营养咨询、医疗卫生器材租用、搬运病人的服务等，可见成功的社区家庭访视护理需要有多学科结合支持。此外，医疗保险制度等制度的配合也是一大关键所在。

由于老年人所特有的生理、心理和社会属性，他们不论是身体健康的还是患病的，对护理的需求和依赖都明显增强，选择合适的老年护理方式的意义显而易见。

（四）临终关怀

死亡是一种自然规律，大多数临终时的老年人经过死亡教育都能接受生命是有限的事实，安详而宁静地离开人世，这是临终关怀护理的最高目标。

目前，我国医院中的临终病人，仍然多被分散居住在各个病室，这样不利于临终病人的照顾。近几十年来，发达国家纷纷建立了集中照料临终病人的临终关怀机构（hospice），我国也已起步。

1. 临终关怀的组织形式

专门机构、综合医院中建立的临终关怀病房、家庭临终关怀病床，国外称"居家护理"，医护人员的职责是控制或减轻病人生理上的痛苦，对家属提供心理上的抚慰和感情上的支持，使临终老人能够坦然地面对死亡，家属做好物质和心理方面的准备，顺利度过居丧期。

2. 临终关怀机构的设置和要求

服务专业化，设施家庭化，被服色彩鲜艳，室内布置充分尊重个人兴趣的图片与装饰品等；有宽敞明亮的活动空间，有多种休闲娱乐设备，如电视机等；家庭式的厨房，可以随时烹调病人爱吃的食物；允许家属亲人陪伴在床边，共同进餐；满足其特殊要求，如允许儿童探望和宠物玩耍等。

3. 临终关怀机构工作人员分工和要求

工作人员包括医师、护士、营养师、康复治疗师、医技和后勤人员、志愿工作者。工作人员要求医德高尚，具有同情心、爱心、耐心；热爱本职工作，具有献身精神；具有丰富的医护知识和精湛的技术；具有心理学知识；取得病人和家属的信任。

（五）重视长期保健护理的需要

随着老龄化社会的到来，我国需要照顾援助的老人也不断增加。为此，应该采取的对策是将一部分急性医疗护理的经费逐渐转移到慢性照顾护理上。此外，老年人福利制度也是老年人政策中的重要一环。

（六）充分利用社会资源

首先要考虑到老年人自身资源的充分利用，因此，要对老年人进行健康教育，使老年人了解自己的健康状况，学会发现疾病的早期症状；给予生活指导（包括建立合理的生活作息与合理运动，老年人的衣食住行，防跌倒，防中毒，防交通事故等）；传授老年人及家属常见病的防治知识，如常见病的预防方法、用药的注意事项、老年急症的院前急救等。

社会福利机构若能有一份详细正确的资料供各种老年人查询，则可很好地连接提供服务者与需要服务者。在信息时代的今天，各种资料应被系统规范地实施信息化管理，从而迅速、充分地利用资源。

第六章 >>>

妇女保健

妇女保健以女性群体为对象，以保健为中心，以女性生殖生理及心理的变化规律为理论基础，综合运用预防医学、临床医学、心理学、管理学和社会学等学科的知识和技术，进行健康促进及预防和控制危害妇女健康的各种因素，以达到保护和促进妇女群体健康的目的。

妇女保健涉及妇女一生各个阶段的保健，即青春期保健、围婚期保健、围生保健、节育期保健、围绝经期保健、老年期保健。我国目前妇女保健工作以围生保健为重点，同时加强围婚期保健及节育期保健，逐步重视青春期及围绝经期和老年期保健，以满足妇女群体的保健需求。妇女保健已成为一门专门的学科，即妇女保健学（women's health care），这是"针对女性生殖生理的特征，以保健为中心，群体为对象，通过妇幼卫生的长期实践，在妇产科临床医学的基础及多学科的参与下发展形成的一门新学科"。

一、女性青春期保健

（一）青春期女性发育特点

青春期（adolescence）是儿童逐渐生长发育为成人的过渡时期，是个体从第二性征出现至性成熟的生理发育过程，是从儿童认知方式至成人认知方式的心理发育过程，同时又是从社会经济依赖状态向相对独立状态的过渡。青春期以生长突增、性发育与生殖功能成熟，同时伴有心理与社会功能成熟为特征。女性青春期从生长突增、第二性征发育开始，经月经初潮直至生殖功能发育成熟止。

根据发育特点，青春期大致可分为三个时期：前期、中期和后期。前期，相当于12岁前，以生长加速和第二性征出现为主要特征；中期，相当于12～16岁，以生长开始减速、第二性征全部出现和月经初潮为主要特征；晚期，16岁以后，生长停止，第二性征发育完成，月经基本规则。

青春期生理发育以生长突增、性发育及内分泌变化为主要特征，性发育包括性器官发育、第二性征发育及性功能发育。具体表现特征如下：

1. 生长突增

生长突增是女性青春期发育最突出的特征之一，不仅表现在身体形态方面，而且表现在生理功能、运动素质和身体成分等诸多方面，最后形成女性独特的体格和体型，例如身高增长，女性进入青春期生长突增前，身高以每年 4～5CITI 的速度增长；体重增长，体重的增长是身体在量方面增加的综合表现，与骨骼、脂肪、肌肉增长有关，易受环境因素的影响；其他体格发育指标的变化，青春期前男女肩宽与骨盆宽差异较小，青春期末，女性肩宽明显不及男性，但骨盆宽与男性接近。还有生理功能和运动能力的变化以及身体成分变化。

2. 性发育

性发育是青春期最重要的表现之一，包括生殖器官的发育、第二性征发育以及月经初潮等。在身体各个系统发育顺序上，生殖系统发育最晚，在青春期前生殖系统一直处于幼稚状态，功能也处于静止状态。女性在生长突增开始后第二性征出现（也有部分女性第二性征发育早于生长突增），生殖器官发育，逐渐获得生殖能力直至生殖功能发育成熟。

3. 青春期内分泌变化

青春期生长突增及生殖系统的发育成熟都是在神经、内分泌系统控制下进行的，特别是与内分泌腺的激素变化有密切的关系。一方面，许多内分泌腺如垂体、性腺、肾上腺、甲状腺的重量与容积在青春期都有明显增长；另一方面，体内各种激素水平如促卵泡激素（FSH）、促黄体生成素（LH）等较青春期前显著上升。生长激素（GH）、甲状腺激素、胰腺素与性激素联合作用，促进女性青春期发育。

（二）青春期女性保健指导

青春期女性经历的生长突增，特别是性器官发育和性功能的成熟，对她们的生理、心理和行为均产生不同程度的影响，甚至导致某些生理、心理与行为问题，而青少年期的健康状况是成年后良好健康状况的基础，因此妇幼卫生工作者需要及时发现和纠正她们存在的健康问题，以提高青少年人群的健康水平。

1. 青春期健康教育

青春期健康教育是通过教育的方式，使青少年获得卫生知识，转变不健康的行为，选择健康的生活方式，提高生活质量，促进身心健康，从而为成人期健康奠定良好基础。健康教育的内容要针对青春期少女的发育特点和常见的健康问题进行，具体内容包括人体一般生理知识和青春期发育知识、卫生行为知识、经期卫生和乳房保健知识、合理营养知识、心理卫生知识以及常见病防治知识。

2. 性保健

青春期女性的性保健主要包括四方面的内容：①要养成良好的卫生习惯；②注意经期卫生；③乳房保健，适时穿戴乳罩并定期进行乳房检查；④重视性心理卫生，正确认识性心理活动，出现问题积极寻求心理咨询服务。

二、围婚期保健

围婚期是指从确定婚配对象到婚后受孕为止的一段时期，包括婚前、新婚及孕前 3 个阶段，从恋爱过渡到结婚是一生中的重要转折。围婚期保健是围绕结婚前后，为保障婚配双方及其下一代的健康所进行的一系列保健服务，内容包括婚前保健、新婚保健和孕前保健。目的是保证健康的婚配，及时发现患有影响结婚或生育的疾病，以利婚配双方婚后性生活的和谐。

（一）婚前保健

婚前保健（premarital health care）技术服务是对准备结婚的男女双方在结婚前所进行的一系列保健服务措施，是保障家庭幸福、提高出生人口素质的基础保健工作，也是生殖保健的重要组成部分。婚前保健的主要内容具体如下：

（1）婚前医学检查　这是对准备结婚的男女双方可能患有影响结婚和生育的疾病所进行的医学检查，包括对以下重点疾病的检查：严重遗传性疾病、指定传染病、有关精神病以及影响结婚和生育的重要脏器疾病及生殖系统异常和疾病等。婚前医学检查的内容包括病史询问、体格检查、常规辅助检查和其他辅助检查。

（2）婚前卫生指导　婚前卫生指导是婚前保健技术服务的主要内容之一。婚前保健技术服务人员在为准备结婚的男女双方进行医学检查的同时，还应提供与结婚、生育以及预防病残儿出生等有关的生殖保健知识教育。婚前卫生指导内容包括：①有关性保健教育；②新婚避孕知识及计划生育指导；③受孕前的准备等孕前保健知识；④遗传病的基本知识；⑤影响婚育的有关疾病的基本知识；⑥其他生殖健康知识。

婚前卫生指导可采取"新婚学校"或"婚前卫生指导班"等形式进行系列讲座，也可组织集中观看音像专题片。除集体教育外，还应提供个别指导和供应宣教资料，做好解答具体问题、帮助加深理解的服务工作。

（3）婚前卫生咨询　婚前卫生咨询是婚检主检医师根据医学检查的结果、服务对象提出的具体问题进行解答和提供信息，帮助服务对象在知情的基础上作出相应的决定。

（二）新婚保健

新婚保健的目的是使新婚夫妇在结婚以后，两性生活美满，身体健康，家庭幸福和谐。其内容包括：新婚性保健指导、新婚期节育指导和蜜月保健。其中新婚性保健指导包括：如何顺利度过首次性生活，如何建立和谐的性生活，以及科学地认识处女膜问题。蜜月保健要注意养成良好的性卫生习惯，严格遵守女性各生理时期对性生活的禁忌，更要注意预防蜜月性膀胱炎。

（三）孕前保健

随着围产医学的发展，近年来围产保健的关注已提前到围受孕期，即受孕前、受孕时和受孕后的关键时期。美国目前已有60%的初级保健系统能提供孕前保健咨询。上海市近年来不少医院已开展了孕前保健门诊，提供教育、咨询、信息和技术服务。妇幼保健机构也开始广泛宣传孕前保健和预防出生缺陷的科普知识，以唤起全社会的关注。

孕前保健至少应在计划受孕前4～6个月进行，孕前保健的要点有：①维护母体健康；②建立健康的生活方式；③重视口腔卫生；④调整避孕方法；⑤指导风疹、乙型肝炎、流感等疫苗的接种工作。

三、围产期保健

围产期保健是指从怀孕开始至产后 42 天，以孕产妇及胎婴儿为对象，针对影响母子安全和出生质量的各种因素，而进行的一系列保健服务，以达到降低孕产妇和围生儿死亡率及病残儿发生率、提高出生质量的目的。围产期保健服务内容包括：孕产期咨询与指导，孕产期系统保健，胎婴儿保健及孕产期疾病防治。孕产期保健服务内容主要包括：

(1) 早孕期保健　这是指孕 12 周以前的保健。此期保健重点为孕妇内科并发症的识别与处理以及预防胎儿畸形。

(2) 中孕期保健　这是指孕 13 周至孕 27 周的保健。此期保健重点是孕妇营养指导和胎儿宫内生长发育监测。

(3) 晚孕期保健　这是指孕 28 周及其以后的保健。此期保健重点是按时进行产前检查、预防和识别与处理妊娠并发症（主要是妊娠高血压综合征、早产和胎位异常）。

(4) 产时保健　此时保健应重点做好"五防一加强"，即防滞产、防感染、防产伤、防出血、防窒息和加强对高危妊娠的产时监护和产程处理。

(5) 产褥期保健　包括对产妇的心理护理、产妇休养环境保持清洁干净、注意饮食、适当运动以及其他必要的清洁和护理。另外，产后 42～56 天（即产褥期末）母婴应到医疗保健单位进行全面健康检查。对于母亲的检查，应询问分娩情况及产褥期一般健康状况，监测血压是否恢复正常，复查妊娠期或分娩期的并发症是否纠正。了解母乳喂养情况，检查乳房及乳头有无炎症。妇科检查包括外阴有无伤口及愈合情况，盆底支持力（有无阴道壁膨出），阴道分泌物情况；子宫颈有无裂伤及愈合情况；子宫大小、位置，有无脱垂，检查附件情况等。实验室检查包括尿蛋白和血红蛋白等。关于婴儿检查，应观察婴儿一般情况，如营养、发育等，了解喂养及预防接种情况，测身长、头围、体重，检查心、肺、肝、脾等全身情况等。

四、围绝经期保健

围绝经期（perimenopause）是指妇女从出现接近绝经的内分泌学、生物学和临床特征时起和绝经后的第一年。一般分为绝经过渡期、绝经期和绝经后期三个阶段。绝经过渡期是指绝经前的月经周期开始改变，通常趋于延长。

围绝经期是一个生育能力逐步衰退的过程，其起止时间因人而异，个体差异大，且受社会经济、地域、时代、婚育情况等因素的影响。

（一）围绝经期妇女的生理特点

1. 生殖系统及第二性征的变化

卵巢首先表现卵泡数目明显减少及卵泡对垂体促性腺激素的感应性降低，卵巢功能进一步衰退，导致卵泡分泌的性激素的量进一步减少，以至于不能使子宫内膜增生、脱落、出血，从而绝经。绝经后卵巢进一步萎缩并纤维化，体积减小，质硬，内分泌功能进一步衰退直至消失。

围绝经期月经的变化表现为月经周期长短不一，经量或多或少，无规律性，直至月经完全停止。

围绝经期妇女外阴逐渐萎缩，表现为皮下脂肪减少，结缔组织中的胶原纤维与弹力纤维均减少，阴毛减少，阴唇变薄，大阴唇平坦，小阴唇缩小，阴道口弹性与扩张性差，并逐渐缩小，前庭黏膜变薄，前庭大腺分泌物减少。

绝经以后，阴道上皮细胞萎缩，渗出液减少，阴道液的酸碱度呈中性，阴道杆菌消失，故极易细菌感染，尤其利于厌氧菌生长。

乳房随着雌激素的逐渐减少渐进性萎缩，第二性征渐渐消失，喉音变哑。

2. 尿道变化

尿道、膀胱三角区与阴道远端为同一胚胎来源，具有较多的雌激素受体，亦为雌激素敏感组织，随着雌激素水平的降低，尿道黏膜萎缩，尿道口周围的上皮变薄，微血管呈一圈红色，尿道上皮也萎缩变薄，尿道周围的横纹肌张力消失，容易出现尿频、尿失禁等。

3. 植物神经功能紊乱

围绝经期由于血内雌激素水平下降影响了植物神经稳定性，表现为舒缩血管障碍，如潮热、夜间出汗及头、颈、上部躯干皮肤红斑。其他症状有头痛、眩晕、感觉缺失、寒颤、心悸、乏力等。

4. 代谢的变化

骨代谢表现为骨质重吸收增加，骨基质合成减少，血钙、尿钙水平增高，导致负钙平衡，而出现骨质疏松。

雌激素的减少削弱了葡萄糖刺激胰岛素分泌的反应，使胰岛素分泌减少，糖耐量降低，因此围绝经期妇女糖尿病的发生率增加，但常常不典型。

雌激素减少使胆固醇的降解和排泄降低，从而使血浆总胆固醇和β脂蛋白浓度增加，心血管疾病发生率上升。

（二）围绝经期妇女保健的内容

围绝经期保健是指为保护和促进围绝经期妇女的健康而进行的一系列保健服务，包括健康教育、保健指导及常见健康问题的预防与控制。

1. 围绝经期保健教育

（1）围绝经期生理知识　通过围绝经期生理知识教育，使广大围绝经期妇女了解自身生理变化的知识，认识正常的生理变化过程。

（2）围绝经期心理调适　通过心理健康教育，使围绝经期妇女认识此阶段的心理特点，主动进行心理上的调整，以减少心理压力，并运用良好的应付方式，降低负性生活事件的心理影响，维护心理健康状况。

（3）围绝经期保健知识　通过健康教育，传播营养知识、疾病和常见健康问题的预防与控制知识以及健康行为知识，提高自我保健意识，培养健康的生活习惯和有利于健康的行为。

2. 围绝经期保健指导

（1）营养指导　围绝经期妇女应选择奶、鱼、虾、豆制品等富含蛋白质和钙的食物，另外应注意多吃蔬菜和水果，少食动物脂肪。

（2）运动指导　围绝经期妇女不宜参加剧烈的运动，应进行一些有益于健康的锻炼，如散步、慢跑、太极拳等运动，有利于提高各系统功能，改善神经系统的灵活性与兴奋性，改善健康状况，提高生活质量。

（3）性生活指导　围绝经期妇女由于生殖系统发生萎缩性改变，给性生活带来困难，还可能引起性交绞痛、出血、损伤等问题，这种不适又在心理上引起妇女对性生活的厌恶和反感，从而拒绝和抵制性生活。因此，应首先指导围绝经期妇女正视所面临的性生活问题，消除心理上的压力，同时，可采取相应措施如雌激素霜外用或雌激素阴道栓剂，以改善性生活。

（4）心理调适指导　指导围绝经期妇女勇于面对复杂的围绝经期生理、心理和社会变化，主动调整自己的情绪，保持良好的精神状态，积极参与一些社会活动，充实和丰富生活，并培养兴趣与爱好，以转移对生理变化的注意，有利于调整情绪。

第七章 >>>
儿童保健

一、儿童年龄分期及各期特点

儿童处于不断生长发育的动态变化过程中，各系统组织器官逐渐长大和发育完善，功能亦越趋成熟。根据儿童生长发育不同阶段的特点，将儿童年龄划分为以下 6 个时期，各期之间既有区别又有联系。

（一）胎儿期

从卵子和精子结合、新生命开始到儿童出生统称为胎儿期。在母体子宫内约经过 294 天（从末次月经第 1 天算起为 42 周，其周龄称胎龄或妊娠龄，从受精开始约为 40 周）。临床上将妊娠全过程分为 3 个时期。第一时期即妊娠早期，从受精卵形成至满 12 周，胎儿在此期末基本形成，可分辨出外生殖器。第二时期即妊娠中期，自 13 周至未满 28 周，此期胎儿各器官迅速成长，功能也渐成熟，但在 20 周前体重＜500g，肺未发育好，如早产不能成活；胎龄 28 周时，体重约有 1000g，此时肺泡结构基本完善，已具有气体交换功能，早产者大多可存活。第三时期即妊娠晚期，自满 28 周至 42 周，此期胎儿以肌肉发育和脂肪积累为主，体重增加快。

（二）新生儿期

自出生后脐带结扎起至生后 28 天止称新生儿期。出生不满 7 天的阶段称新生儿早期。新生儿期是儿童生理功能进行调整以逐渐适应外界环境的阶段，此时胎儿脱离母体开始独立生活，体内外环境发生巨大变化。

胎龄 28 周（体重≥1000g）至出生后 7 足天，称围生期（perinatal period），又称围产期，此期包括了胎儿晚期、分娩过程和新生儿早期，是胎儿经历巨大变化和生命面临最大危险的时期，死亡率最高。

（三）婴儿期

出生后到满 1 周岁之前为婴儿期。此期儿童以乳汁为主要食品，又称乳儿期。这个时期为儿童出生后生长发育最迅速的时期，因此对热能和营养素尤其是蛋白质的需要量相对较大。

（四）幼儿期

1 周岁后到满 3 周岁之前为幼儿期。此期儿童生长发育速度较前减慢，但活动范围渐广，接触周围事物的机会增多，智能发育较前突出，语言、思维和社会适应能力增强，自主性和独立性不断发展，但对危险的识别能力不足，自身免疫力仍低，传染病发病率仍较高。

（五）学龄前期

3 周岁后（第 4 年）到入小学前（6～7 岁）为学龄前期。此期儿童体格发育速度进一步减慢，达到稳步增长，而智能发育更趋完善，好奇、多问、好模仿，语言和思维能力进一步发展，自理能力增强。

（六）学龄期

从入小学起（6～7 岁）到进入青春期（12～14 岁）为止称学龄期（相当于小学学龄期）。此期儿童体格生长仍稳步增长，除生殖系统外其他器官的发育到本期末已接近成人水平，脑的形态已基本与成人相同，智能发育较前更成熟，理解、分析、综合能力逐步增强。

二、儿童生长特点

（一）儿童生理特点

小儿生长发育快，代谢旺盛，对营养物质特别是蛋白质、水和能量的需要量相对比成人多，但胃肠消化功能未趋成熟，故极易发生营养缺乏和消化紊乱；婴儿代谢旺盛而肾功能较差，故比成人容易发生水电解质紊乱。此外，不同年龄的小儿，心率、血压、呼吸等生理生化正常值不同。熟悉这些生理生化特点才能作出正确的判断和处理。

小儿皮肤、黏膜娇嫩易破损，淋巴系统发育未成熟，体液免疫及细胞免疫功能均不健全，防御能力差。新生儿可从母体获得 IgG（被动免疫），故生后 6 个月内患某些传染病的机会较少，但 6 个月后，来自母体的 IgG 浓度下降，而自行合成 IgG 的能力一般要到 6～7 岁时才达到成人水平；母体 IgM 不能通过胎盘，故新生儿血清 IgM 浓度低，易患革兰阴性细菌感染；婴幼儿期分泌型 IgA 也缺乏，易患呼吸道及胃肠道感染；其他体液因子如补体、趋化因子、调理素等的活性及白细胞吞噬能力也较低。故护理中应特别注意消毒隔离。

（二）儿童心理特点

情感交流最纯真、直率、毫无保留，不会转弯抹角；人际关系最单纯、最融洽、最纯真；是智力开发的最佳时期，激发自我实现趋向的关键时期，是培养兴趣、发掘潜能、建立自信的最好时机，但也是很多心理、行为障碍的好发年龄。

三、儿童保健内容

儿童保健同属儿科学与预防医学的分支，其主要任务是研究儿童各年龄期生长发育的规律及其影响因素，以通过有效措施，促进有利因素，防止不利因素，保障儿童健康成长。内容包括儿童的体格生长和社会心理发育、儿童营养、儿童健康促进和儿科疾病的管理等。

（一）胎儿期保健

胎儿的发育与孕妇的健康、营养状况、生活环境和情绪等密切相关，故胎儿期保健应以孕妇的保健为重点，通过对孕妇的产前保健达到保护胎儿健康成长的目的。

（1）预防先天畸形　引起先天畸形的原因比较复杂，有遗传、化学物质、射线、药物、营养障碍以及感染等多方面的因素。在新生儿的主要死亡原因中，感染性疾病所致的死亡比例逐渐下降，而先天畸形所致的死亡比例逐渐上升。为了儿童的健康成长，应采取以下措施以预防和减少先天畸形的发生：预防遗传性疾病、预防孕期感染、避免接触射线、避免化学物质的污染、及时治疗慢性病、慎用药物等。

（2）保证充足营养　胎儿生长发育所需要的营养物质完全依赖孕妇供给。如果孕妇仅有轻度营养不良，则胎儿自母体组织摄取的原料仍能满足需要，但结果使母体逐渐虚弱；若孕妇长期营养缺乏，则胎儿的生长发育就会受到影响，并易导致营养不良。对先天性佝偻病、缺铁性贫血等疾病的预防，应着重在妊娠后期的三个月，因为此期既要保证孕妇与胎儿的营养，又要准备产后哺乳，充分地储备新生儿的营养需要，且胎儿最后三个月内生长发育速度加快，对营养物质的需求量也相应增加。因此，孕妇在妊娠后期更应加强营养，注意膳食搭配，保证各种营养物质的摄入，尤其是铁、锌、钙、维生素 D 等营养素的补充。

（3）给予孕妇良好的生活环境　保证孕妇生活规律、心情愉快、休息充足，注意劳逸结合，减少精神负担，以避免妊娠期发生并发症，预防流产、早产的发生。

（4）产时保健，预防产伤及产时感染　选择正确的分娩方式，权衡各种助产方式的利弊，合理使用器械助产。凡有胎膜早破、羊水污染、宫内窒息、胎粪吸入、脐带脱垂以及产程延长、滞产、难产等情况，胎儿感染机会增加，应及时预防性使用抗生素，以预防感染的发生。接生时严格执行无菌操作制度。

（5）产后保健　预防并及时处理新生儿缺氧、窒息、低体温、低血糖、低血钙和颅内出血等疾病。在每一个孕妇妊娠末期，社区保健工作者应至少做一次家庭访视，了解孕妇为即将出生的新生儿所作的心理准备和物品准备，向每个孕妇进行有关新生儿喂养、保暖和预防疾病等方面的健康教育，使每个新生儿在出生后就能得到恰当的护理。

（二）新生儿期保健

新生儿脱离母体后需经历解剖生理上的巨大变化，才能适应宫外的新环境，而新生儿身体各组织和器官的功能发育尚不成熟，对外界环境变化的适应性和调节性差，抵抗力弱，易患各种疾病，且病情变化快，此期特别是生后第 1 周内的新生儿发病率和死亡率极高，婴儿死亡总人数中约 2/3 是新生儿，其中第 1 周内的新生儿死亡人数占新生儿死亡总人数的 70％左右。故新生儿保健重点应在生后 1 周内，这需要重点注意。

（1）合理喂养　母乳是新生儿的最佳食品，应鼓励和支持母亲母乳喂养，宣传母乳喂养的优点，教授哺乳的方法和技巧，并指导母亲观察乳汁分泌是否充足，新生儿吸吮是否有力。若母乳充足，新生儿哺乳后安静入睡，大小便正常，体重正常增长。低出生体重儿吸吮力强者可按正常新生儿的喂养方法进行，按需授乳；吸吮力弱者可将母乳挤出，用滴管哺喂，一次量不宜过大，食后右侧卧位，床头略抬高，避免溢奶窒息。如确系无母乳或母乳不足者，则指导采取科学的人工喂养方法。

（2）保暖　新生儿房间应阳光充足，通风良好，温度、湿度适宜。有条件者室内温度保持在 22～24℃，湿度为 55%～65%。冬季环境温度过低可使新生儿（特别是低出生体重儿）体温偏低，影响代谢和血液循环，甚至发生新生儿寒冷损伤综合征，所以新生儿在寒冷季节要特别注意保暖。

（3）日常护理指导　家长观察新生儿的精神状态、面色、呼吸、体温和大小便等情况，了解新生儿的生活方式。新生儿皮肤娇嫩，且新陈代谢旺盛，应每日沐浴，水温以略高体温为宜，可用中性的婴儿沐浴露或肥皂。向家长介绍正确的眼睛、口腔黏膜、鼻腔、外耳道、臀部和脐部的护理方法。用柔软、浅色、吸水性棉布制作衣服、被褥和尿布，避免使用合成制品或羊毛织物，以防过敏。新生儿包裹不宜过紧，更不宜用带子捆绑。

（4）预防疾病和意外　定时开窗通风，保持室内空气清新。新生儿有专用用具，食具用后要消毒，保持衣服、被褥和尿布清洁干燥。母亲在哺乳和护理前应洗手，家人患感冒时必须戴口罩接触新生儿，尽量减少亲友探视和亲吻，避免交叉感染。凡患有皮肤病、呼吸道和消化道感染及其他传染病者，不能接触新生儿。按时接种卡介苗和乙肝疫苗。新生儿出生两周后应口服维生素 D，预防佝偻病的发生，注意防止因包被蒙头过严、哺乳姿势不当等造成新生儿窒息。

（5）早期教养　新生儿的视、听、触觉已初步发展，在此基础上，可通过反复的视觉和听觉训练，建立各种条件反射，培养新生儿对周围环境的定向力以及反应能力。家长在教养中起着重要作用，应鼓励家长拥抱和抚摸新生儿，对新生儿说话和唱歌等，促进父母与新生儿的情感连接，建立和培养亲子感情，促进新生儿智力发育。

（三）婴儿期保健

婴儿期的生长发育非常迅速，对能量和蛋白质的要求也较高，而消化和吸收功能发育尚不完善，故易出现消化功能紊乱和营养不良等疾病；同时婴儿从母体获得的免疫力逐渐消失，而自身后天的免疫力尚未产生，故易患肺炎等感染性疾病和传染病，所以此期儿童的发病率和死亡率仍高。婴儿期保健重点为合理喂养，加强日常护理和早期教养，定期进行健康检查和体格测量，完成基础计划免疫，预防疾病和意外。

（四）幼儿期保健

幼儿神经心理发育迅速，行走和语言能力增强，自主性和独立性不断发展，与外界环境接触机会增多，但免疫功能仍不健全，对危险事物的识别能力差，故感染性和传染性疾病发病率及意外伤害发生率仍较高。幼儿期保健重点是合理安排膳食，培养良好生活习惯；预防疾病和意外；进行生长发育系统监测；完成计划免疫。

（五）学龄前期保健

学龄前期儿童智力发展快，活动范围扩大，自理能力和机体抵抗力强，是性格形成的关键时期。此期保健重点是继续生长发育监测，加强早期教育，培养独立生活能力和良好的道德品质，预防疾病和意外。

（六）学龄期保健

学龄儿童的机体抵抗力和控制、理解、分析、综合能力增强，认知能力发展非常迅速，同伴、学校和社会环境对其影响较大。此期保健重点为加强体格锻炼，培养良好的品格，加强卫生指导，促进德、智、体全面发展。

（1）合理营养　学龄期膳食要求营养充分而均衡，以满足儿童体格生长、心理和智力发展、紧张学习和体力活动等需求。要重视早餐和课间加餐，小学生常因晨起食欲不佳及赶时间而进食不足，要注意保证早餐的质和量，最好于上午课间补充营养食品，以保证体格发育，精力充沛；同时要特别重视含铁食物的补充，以减少贫血发病率。

（2）体格锻炼　学龄儿童应每天进行户外活动和体格锻炼，如体操、赛跑等，这能够促进儿童体力、耐力的发展。课间参加户外活动还可清醒头脑，缓解躯体疲劳。

（3）预防疾病　保证充分的睡眠和休息，定期进行健康检查，继续按时进行预防接种，宣传常见传染病的知识，预防传染病，并对传染病做到早发现、早报告、早隔离、早治疗等。

（4）防止意外事故　学龄期常发生的意外伤害包括车祸、溺水，以及在活动时发生擦伤、割伤、挫伤、骨折等。对儿童进行法制教育，学习交通规则和意外事故的防范知识，减少伤残的发生。

（5）培养良好习惯　培养不吸烟、不饮酒、不随地吐痰等良好习惯，加强素质教育，通过体育锻炼培养儿童的毅力和奋斗精神，通过兴趣的培养，陶冶高尚情操。

（6）防治常见的心理行为问题　学龄儿童不适应上学是此期常见问题，表现为焦虑、恐惧或拒绝上学。其原因较多，例如：不愿意与父母分离，上学时产生分离性焦虑；不喜欢学校的环境，害怕某位老师；与同伴关系紧张或害怕考试等。家长一定要查明原因，采取相应措施。同时需要学校和家长的相互配合，帮助儿童适应学校生活。

第八章 >>>

实验室检查

实验诊断是利用现代科学技术所提供的物理学、化学和生物学等实验室检查手段，对病人的血液、体液、分泌物、排泄物以及组织细胞等标本进行检验，以获得反映机体功能状态、病理变化等的客观资料，用以协助临床明确疾病诊断的一门科学。实验室检查主要包括血液检查、尿液检查及粪便检查等。

一、血液检查

除血液系统本身疾病（如贫血、白血病）可引起相应变化外，机体局部或全身器质性或功能性疾病，也可影响血液各成分质与量的变化。因此，血液检查不仅是诊断血液病的主要依据，对其他系统疾病的诊断也有帮助。

（一）血常规检查

血常规检查包括红细胞计数、血红蛋白测定、白细胞计数及白细胞分类四项。

（二）出血时间测定

出血时间（BT）是指皮肤微血管经人工刺破后，血液自行流出到自行停止的时间，是用以观察血管壁、血小板相互关系的试验。出血时间长短主要取决于毛细血管壁的功能、血小板质与量及皮肤的弹性等。当上述异常时，出血时间延长。参考值1~3min，大于4min为异常（Duke法）。

（三）凝血时间测定

凝血时间（CT）是指血液离体后至完全凝固所需的时间，用以测定血液凝固能力。凝血时间长短与各凝血因子的含量和功能有关，故常以此检查凝血第一阶段内源性途径有无障碍。检测方法有试管法和硅管法，前者较常用。参考值4~12min（试管法）。

（四）凝血酶原时间测定

在血浆中加入组织凝血活酶（兔脑粉）和钙离子后，测定血浆凝固时间，即为凝血酶原时间（PT）。当血浆中纤维蛋白原，凝血酶原，凝血因子Ⅴ、Ⅶ、Ⅹ含量减少时，凝血酶原时间均可延长。本试验是检测外源性凝血系统有无障碍的筛选试验。参考值 11～13s，应有正常对照，超过正常对照 3s 有诊断价值。

（五）红细胞沉降率测定

红细胞沉降率简称血沉，是指在规定条件下测得的红细胞沉降速度。利用 Westergren 法（抗凝比 1∶4）参考值，成年男性≤10mm/h，成年女性≤15mm/h。

二、尿常规检查

（一）一般性状检查

1. 尿量

尿量主要与饮水量和排汗量有关。正常成人 24h 尿量为 1000～2000mL。如果成人 24h 尿量持续少于 200mL，或多于 2500mL，则视为异常。

2. 颜色

正常尿淡黄色，其颜色的改变易受尿量、食物的影响。血尿、血红蛋白尿、胆红素尿和乳糜尿等会导致尿液颜色异常。

3. 透明度

新鲜尿清澈透明，放置一段时间后呈微浊。如新鲜尿混浊，可见于下列情况。①尿酸盐：加热或加碱后混浊消失。②磷酸盐或碳酸盐：加酸后混浊消失。③脓尿或菌尿：因尿中含有大量脓细胞或细菌呈云雾状混浊，前者静置后有白色絮状沉淀，后者则不下沉，加热、加酸、加碱后其混浊加重，见于泌尿系感染。

4. 酸碱度

正常尿液呈弱酸性或中性（pH 6～7），久置后呈弱碱性。尿液酸碱度常受食物、药物的影响，食植物性食物呈中性或弱碱性，食混合性食物呈弱酸性。若是强酸性，见于酸中毒、糖尿病、肾炎、白血病、痛风及服大量酸性药物等；若是强碱性，见于碱中毒、膀胱炎、严重呕吐及服用大量碱性药物等。

5. 比重

尿比重是指在 4℃条件下尿液与同体积纯水的重量之比，取决于尿中溶解物质的浓度，与固体总量成正比。尿比重受饮水量、排汗量影响较大，连续测定可了解肾功能。尿比重一般与尿量成反比，但糖尿病例外。正常成人尿比重为 1.010～1.025 之间。比重增高，见于急性肾炎、高热、脱水、糖尿病等；比重降低，且比重常恒定在 1.010±0.003，见于慢性肾炎、尿崩症等。

（二）化学检查

包括蛋白定性、尿糖定性等。

（三）显微镜检查

尿液显微镜检查主要观察尿液中有形成分：细胞、管型和结晶，对肾和尿路疾病的诊断、鉴别诊断、病情监测和预后判断有重要意义。

三、粪便检查

（一）颜色与性状

正常粪便为黄褐色成形软便，其颜色变化可因服药、摄食不同而异。异常颜色与疾病的关系：便秘，球形硬便；腹泻，粥样或稀水样便；痢疾、溃疡性结肠炎、结肠或直肠癌，黏液或脓血便；霍乱，米泔水样便；阿米巴痢疾，果酱样便；上消化道出血，柏油样便；下消化道出血，血便；消化不良，绿色稀便或乳凝块状稀便；胆道梗阻，白陶土样便；直肠癌，细条状、扁平状便。

（二）量

正常大便一日一次，排泄量100～300g。胃肠、胰腺有炎症、功能紊乱及消化不良时粪便量常增多。

（三）味

正常粪便因含蛋白分解产物——吲哚及粪臭素而有臭味。食肉者味重，食素者味轻。直肠癌继发感染时常有恶臭或腥臭。

（四）显微镜检查

观察食物残渣和细胞。

（五）寄生虫和虫卵

致病性寄生虫如溶组织内阿米巴、蓝氏贾第鞭毛虫、钩虫、蛔虫、蛲虫、姜片虫、肺吸虫、肝吸虫、血吸虫、绦虫等。非致病性寄生虫如结肠阿米巴、微小内延阿米巴、卜氏嗜碘阿米巴、脆弱双核阿米巴等。

（六）便隐血检查

检查方法为邻甲苯胺法或试带法。这一检查的临床意义是正常粪便潜血试验阴性，消化道出血或呼吸道出血咽下后本试验阳性，消化道肿瘤患者可持续阳性。因此，此项检查常用作普查消化道肿瘤的筛选检查，胃和十二指肠溃疡患者可间断阳性，溃疡病灶活动期多阳性，静止期多阴性。

第九章 >>>
临床影像及病理诊断

一、X线成像

（一）定义

传统的 X 线透视（或影像增强器）与屏-片系统获得的是由 X 线透过人体内部器官和组织后形成的模拟影像（analog image）。数字 X 线成像检查技术是指应用计算机 X 线摄影（computed radiography，CR）、数字 X 线摄影（digital radiography，DR）和数字减影血管造影（digital subtraction angiography，DSA）等设备获得数字影像（digital image）的 X 线检查技术。从广义上讲，计算机体层摄影（computed tomography，CT）也属此技术。

（二）基本原理

X 线能使人体组织在荧光屏上或胶片上形成影像，一是基于 X 线的穿透性、荧光和感光效应，二是基于人体组织之间有密度和厚度的差别。人体组织结构和器官密度、厚度的差别是产生影像对比的基础，是 X 线成像的基本条件。不同的人体组织结构，根据其密度的高低及其对 X 线吸收的不同可分为三类：第一类，高密度影像，如骨骼和钙化，在 X 线片上显示为白色；第二类，中等密度影像，如皮肤、肌肉、实质器官、结缔组织等软组织结构及液体，X 线片上显示为灰白色；第三类，低密度影像，如脂肪及气体，在 X 线片上呈现深黑色。

（三）新进展

影像的数字化主要是指医学影像以数字方式输出，直接利用计算机对影像数据快捷地进行存储、处理、传输和显示；是将普通 X 线摄影装置同电子计算机相结合，使 X 线信息由模拟信息转换为数字信息，而得到数字图像的成像技术；是 X 线诊断最新和最快的发展。

1. CR 系统

CR 是把 X 线影像信息记录在成像板上，构成潜影。用激光束对成像板进行扫描读取，经计算机进行灰阶与窗位等图像的处理，通过改善影像的细节、图像降噪、灰阶对比度调整、影像放大以及数字减影等，将影像的特征信息以图像形式在荧屏上显示。荧屏上的图像既可供观察分析，还可摄于胶片上，并可将图像信息用磁带、磁盘和光盘长期保存。

CR与普通X线成像比较，主要的改进是实现了数字化X线成像。优点是提高了图像密度分析力；在图像处理时增加了信息的显示功能；可以数字化输出和存储；并具有强大的后处理功能，如测量、局部放大、对比度转换和影像增强等。缺点是成像速度较慢，无透视功能，图像质量仍不够满意。

2. DR系统

DR的工作原理是将影像增强管作为信息载体的X线转换成可见光，再由电荷耦合器或光电摄像管将可见光转换成视频信号，经图像卡进行模/数转换成数字化矩阵的图像。它是由电子暗盒、扫描控制器、系统控制器和影像监视器等组成。DR系统的采样矩阵可达4096×4096，灰度分辨率可达12比特，采样速度可达64帧/s。

DR的优点是曝光宽容度较宽，动态范围广，允许在摄影中出现技术误差；可根据临床需要进行各种图像后处理；并有密度、面积和距离测量等多种功能；为影像诊断中的细节观察、前后对比一级定量分析提供很好的技术支持；可减少曝光时间和摄片数量，大大降低曝光剂量；减少废片、重拍和显定影等，从而减少了技术人员的工作量，提高工作效率；可直接以数字化的方式存储、管理、传送、显示影像和相关信息。

二、计算机体层摄影

1971年英国EMI公司Hounsfield工程师研制成功第一台头部CT扫描机。这种诊断价值高、无痛苦、无创伤的诊断方法，是放射诊断领域中的重大突破。Hounsfield因此获得了1979年的诺贝尔医学生物学奖。CT作为首先开发的数字成像技术，不仅大大促进了医学影像学的发展，而且也改变了影像成像技术的发展方向。

(一) 基本原理

计算机体层摄影（computed tomography，CT）是用X线束从多个方向对人体检查部位一定厚度的层面进行扫描，由探测器采集该层面上各个不同方向的人体组织对X线的衰减值，经模拟/数字转换成为数字，输入计算机处理后得到扫描层面的组织衰减系数的数字矩阵。再将矩阵内的数值通过数字/模拟转换，用不同的黑白灰度等级在荧光屏上显示出来，即构成CT图像。CT图像是数字化图像，是重建的断层图像，具有图像清晰、密度分辨率高及无断层以外组织结构干扰等特点，并可摄成照片，或以数据的形式用打印机打印，也可录入磁带、光盘、软盘等永久保存。

(二) 临床应用

CT由于其特殊诊断价值，已广泛应用于临床。应在了解其优势的基础上，合理地选择应用。CT可应用于下述各系统疾病的诊断。

中枢神经系统疾病的诊断，CT价值较高，应用普遍。对颅内肿瘤、脓肿与肉芽肿、寄生虫病、外伤性血肿与脑损伤、缺血性脑梗死与脑出血及椎管内肿瘤与椎间盘突出等病诊断效果好，诊断较为可靠。因此，除DSA仍用以诊断颅内动脉瘤、脑血管发育异常和脑血管闭塞以及了解脑肿瘤的供血动脉以外，其他如气脑、脑室造影等均已弃用。多层螺旋CT血管成像可获得比较精细和清晰的血管重组图像，有效地应用于临床诊断，所以临床应用日趋广泛。

对头颈部疾病的诊断，CT 也很有价值。例如：眶内占位病变、早期鼻窦癌、中耳胆脂瘤、听小骨破坏与脱位、内耳骨迷路的轻微破坏、耳先天性发育异常，以及鼻咽癌的早期发现等。当病变明显，X 线平片虽可确诊，但不能观察到 CT 检查所显示的病变细节。听骨与内耳骨迷路则需要用 CT 观察。

胸部疾病的 CT 诊断，已日益显示出它的优越性。对肺癌和纵隔肿瘤等的诊断，很有帮助。低辐射剂量扫描可用于肺癌的普查。肺间质和实质性病变也可以得到较好的显示。CT 对 X 线平片较难显示的病变，如与心脏大血管前后重叠病变的显示，更具有优越性。对胸膜、膈、胸壁病变，也可清楚显示。

心脏、大血管 CT 诊断价值的大小取决于 CT 装置，需要使用多层螺旋 CT 或 EBCT，而普通 CT 诊断价值不大。对于冠状动脉和心瓣膜的钙化及大血管壁的钙化，多层螺旋 CT 和 EBCT 检查可以很好地显示，并且对于诊断冠心病有所帮助。心腔及大血管的显示，需要经血管注入对比剂，行心血管造影 CT，并且要用多层螺旋 CT 或 EBCT 进行扫描。心血管造影 CT 对先天性心脏病如心内、外分流和大血管狭窄以及瓣膜疾病的诊断有价值。多层螺旋 CT，通过图像重组可显示冠状动脉的软、硬斑块。CT 灌注成像还可对急性心肌缺血进行观察。

腹部及盆腔疾病的 CT 检查，应用也日益广泛，主要用于肝、胆、胰、脾，腹膜腔，腹膜后间隙以及肾上腺、泌尿生殖系统的疾病诊断，尤其是肿瘤性、炎症性和外伤性病变等。对于胃肠道病变向腔外侵犯以及邻近和远处转移等，CT 检查也有价值。当然，胃肠道腔内病变情况主要仍依赖于钡剂造影和内镜检查及病理活检。

骨骼肌肉系统疾病，多可通过简便、经济的 X 线检查确诊，使用 CT 检查较少，但 CT 对显示复杂部位（如脊柱、骨盆、膝关节等）的骨折、早期骨破坏与增生的细节较 X 线成像为优。

三、磁共振成像

（一）定义

磁共振成像（magnetic resonance imaging，MRI）是一种全新的、无创的检查技术，是在发现核磁共振现象的基础上，继 CT 之后借助计算机技术和图像重建技术而开展起来的一种新型医学影像技术。与 CT 相比，其具有高组织分辨率、高空间分辨率和无辐射的特点，在不用对比剂的条件下可测量血管和心脏的血流变化，是现有成像技术所无法相比的。

（二）基本原理

磁共振成像是利用人体内自然存在的大量氢原子核，在强大静磁场与交变磁场中的运动信号，通过计算机处理后，呈现出人体组织的断层图像。其基本过程如下：

（1）将氢原子核放入固定的强大磁场，使其沿着一个方向进行排列，这叫原子核的进动（旋转着排列），其频率与主磁场的强度成正比，这时不释放能量，无信号。

（2）给人体无线电脉冲即 RF（射频）磁场，两者频率相等，使生共振，即沿 RF 磁场重新排列，这时要吸收能量。

（3）当 RF（射频）停止以后，其质子要回到原来的位置，这时要释放出能量（电磁波）。

（4）用线圈接受这个能量（电磁波），通过电子计算机换算成图像，即为磁共振图像。

（三）临床应用

MRI 的多方位、多参数成像对中枢神经系统病变的定性定位诊断极具优越。在对中枢神经系统的诊断中，除对颅骨骨折和颅内急性出血不敏感外，其他如对脑部肿瘤、颅内感染、脑血管病变、脑白质病变、脑发育畸形、脑退行性病变、脑室及蛛网膜下腔病变、脑挫伤、颅内亚急性血肿及脊髓的肿瘤、感染、血管性病变和外伤的诊断中，均具有较大的优势。

MRI 不产生骨伪影，对后颅窝及颅颈交界区病变的诊断优于 CT。MRI 具有软组织高分辨特点，可清晰显示颈部淋巴结、血管和颈部肌肉。

MRI 在用于肝脏病变的诊断和鉴别中有很重要的价值。有时不需要对比剂即可直接鉴别肝脏囊肿、海绵状血管瘤、肝癌及转移癌。磁共振胰胆管水成像对胰胆管疾病的显示具有独特的优势，抑脂的 T_1 技术可使胰腺充分显示。MRI 对肾脏疾病有很大的诊断意义，磁共振尿路水成像可直接显示尿路，能够直接评估输尿管狭窄和梗阻。

MRI 可清晰显示盆腔的解剖结构，尤其利于女性盆腔疾病的诊断，是盆腔肿瘤或炎症、子宫内膜异位症、转移癌等疾病的最佳影像学检查手段。MRI 也是诊断前列腺癌，尤其是早期癌变的最有效方法。

心脏大血管在 MRI 上因可显示其内腔，所以，心脏大血管的形态学与动力学的研究可在无创的检查中完成。特别是磁共振造影、磁共振血管成像的应用，使得 MRI 检查在对心血管疾病的诊断具有良好的应用前景。

MRI 对骨、关节及肌肉均能较好地显示，可清晰地显示软骨、关节囊、关节液及关节韧带，对关节软骨、韧带及半月板损伤的诊断是其他影像学检查无法比拟的，在关节软骨的变性与坏死诊断中，优于其他影像学方法。

四、核医学

（一）定义

核医学是一门研究核素和核射线在医学中的应用及其理论的学科，即应用放射性核素（radio-nuclide）诊治疾病和进行生物医学研究。它是核技术与医学结合的产物，是适应近代医学飞速发展而产生的新兴学科。

（二）基本内容

核医学在内容上分为实验核医学（experimental nuclear medicine）和临床核医学（clinical nuclear medicine）两部分。

实验核医学利用核技术探索生命现象的本质和物质变化规律，广泛应用于医学基础理论研究，主要包括核衰变测量、标记、示踪、体外放射分析、活化分析和放射自显影等。临床核医学是利用开放型放射性核素诊断和治疗疾病的临床医学学科，由诊断和治疗两部分组成。诊断核医学包括以脏器显像和功能测定为主要内容的体内诊断法和以体外放射分析为主要内容的体外诊断法；治疗核医学是利用放射性核素发射的核射线对病变进行高度集中照射治疗。实验核医学和临床核医学是同一学科的不同分支，相互促进，密不可分。

（三）特点

核医学是现代医学影像的重要组成内容之一，根据学科设置属于影像医学与核医学，其显像原理与 X 线、B 超、CT 和 MRI 等检查截然不同，是通过探测接收并记录引入体内靶组织或器官的放射性示踪物发射的 γ 射线，并以影像的方式显示出来，不仅显示脏器或病变的位置、形态以及大小等解剖学结构，更重要的是可同时提供有关脏器和病变部位的血流、功能、代谢甚至是分子水平的化学信息，有助于疾病的早期诊断。这是核医学在当前面临其他现代先进医学影像技术严峻挑战得以存在并持续发展的根本所在。此外，放射性核素显像（radio nuclide imaging）为无创性检查，所用的放射性核素物理半衰期（physical half life，$T_{1/2}$）短，显像剂化学量极微，患者所接受的辐射吸收计量（absorbed dose）低，因此发生毒副作用的概率极低。但本法受引入放射性活度及仪器分辨率的限制，其影像的清晰度不如 CT、MRI，影响对细微结构的精确显示。而 X 线检查则以通过人体的穿透式 X 线辐射为基础，所获得的影像为解剖结构成像，图像清晰。新的挑战促使核医学向更能发挥自己优势的方向快速发展，图像融合技术可将 CT、MRI 解剖结构影像与核医学的 SPECT 和 PET 获得的功能代谢影像相叠加，更有利于病变精确定位和准确定性诊断；放射性核素示踪技术与分子生物学相结合产生的分子核医学（molecular nuclear medicine）发展迅速，目前单克隆抗体或基因工程技术抗体放射免疫显像（radio immuno imaging，RII）和放射免疫治疗（radio immuno therapy，RIT）、基因表达显像（gene expression imaging）和基因治疗（gene therapy），以及分子显像（molecular imaging）探针等临床应用研究非常活跃，富有广阔的前景。

五、超声

（一）超声检查的基本原理

超声在人体内传播，由于人体各种组织有声学的特性差异，超声波在两种不同组织界面处产生反射、折射、散射、绕射、衰减以及声源与接收器相对运动产生多普勒频移等物理特性。应用不同类型的超声诊断仪，采用各种扫查方法，接收这些反射、散射信号，显示各种组织及其病变的形态，结合病理学、临床医学，观察、分析、总结不同的反射规律，而对病变部位、性质和功能障碍程度作出诊断。

（二）医学超声应用范围

1. 部位

超声诊断适用于全身各部位软组织及软组织脏器疾病的诊断。包括：

（1）头颈部　颅脑、眼内及眶内、颌面部、颈部、甲状腺及甲状旁腺、淋巴结。

（2）胸部　乳腺、胸壁、胸腔、胸膜、肺、纵隔、心脏等。

（3）腹部　肝、脾、胆、胆道、胰腺、食管、胃肠、腹膜后、腹腔、肾、输尿管、膀胱、前列腺、阴囊、睾丸、子宫、输卵管、卵巢等。

（4）血管　全身各部位内脏及外周血管、移植血管、人工血管、肿瘤血管等。

（5）其他　关节、软组织等。

2. 诊断

（1）各部位组织和（或）脏器的急性炎症、脓肿、囊肿、积液、结石、异物、创伤（挫伤、水肿、内脏破裂、出血、血肿、粉碎等），空腔脏器穿孔。

（2）血管疾病　全身各部位动脉硬化斑块、动脉瘤（含动脉夹层与假性动脉瘤）、动静脉瘘、静脉血栓、创伤及窃血。

（3）心脏疾病　各种先天性心脏病（非发绀及发绀性），瓣膜病（各瓣膜狭窄、关闭不全、脱垂等），冠心病（心肌缺血、急性与陈旧性梗死、室壁瘤、心内血栓、室壁穿孔等），心肌病，心包积液及心内肿瘤等。

（4）妊娠　早孕、胎心、胎动、羊水、胎盘（发育、附着部位、低置、前置、早剥离等）、胎儿（存活、发育、多胎、各种畸形）等。

3. 引导与监测

（1）超声引导下穿刺活检或治疗　细针穿刺细胞学和（或）病理学检查；超声引导下治疗囊肿或脓肿抽液、肿瘤内局部注药治疗。

（2）超声引导与监测介入治疗并评价即刻疗效　体表或经食管超声引导与评价二尖瓣球囊扩张术、房间隔栓堵术等，血管腔内超声引导与评价经皮冠状动脉成形术（PTCI）及支架放置；超声引导与监测微波、高性能聚焦超声、射频等治疗良、恶性肿瘤。

（3）外科手术监测　诊断或寻找小病灶；术前检查发现但术中未摸到，如脑内、肝内深部小病灶；术中监测；直接在脏器表面或应用经食管超声（心脏）检查，评价手术即刻效果；术中监测与随访；术后近期监测并发症，以便及时处理。近期和（或）远期随访，评价疗效及复发。

（4）急救室及监护室的应用　急腹症，如急性胆囊炎、胃穿孔、急性胰腺炎、宫外孕破裂等；创伤，如颅内血肿、内脏损伤或破裂、内出血等；高血压、低心排血量，如心包填塞、急性心肌梗死及并发症、心功能不全、肺动脉栓塞、动脉夹层等；其他，如心脏停搏、心内膜炎、动脉损伤等。

（三）心脏超声

1. 心脏的超声解剖

左心在左，右心在右；心房在上，心室在下；左心靠后，右心靠前；心室靠前，心房靠后。主动脉位于心脏最中央；肺动脉位于左前方；静脉位于心房最后方。

2. 超声心动图分类

（1）二维超声心动图　多声束加快扫描，探查心脏大血管获得的是断层图像，显示声像图与活体心脏大血管结构形态是直观的、实时的。常用的有三大系列切面：长轴系列（左室长轴，以左室为轴心从心脏前后及上下方向显示心内结构）；短轴系列（大血管及左室短轴，从心脏前后及左右方向显示心内结构）；四腔心及五腔心系列（从心脏上下及左右方向显示心内结构）。

（2）M 型超声心动图　指单声束投射到心脏不同声阻抗界面以光点和辉度显示，在偏转系统的垂直方向加慢扫描电压，将光点的活动呈轨迹展开。

（3）多普勒超声心动图　①彩色血流显示，该技术是在二维声像图基础上，通过彩色多普勒采样框对血流信息的多点采集，经本机内计算机进行频率分析和彩色编码，以不同颜色、亮度表示血流方向、血流速度和血流性质。②频谱多普勒，通过多普勒采样声束采集的血流信号，以频谱图展示，通过频谱图形可获得血流方向、血流时间、血流速度、血流性质，尤其是血流速度和时间可收集诸多心功能数据。

六、心电图

（一）概述

心脏是循环系统中最重要的器官。由于心脏不断地进行有节奏的收缩和舒张活动，血液才能在闭锁的循环系统中不停地流动。心脏在机械性收缩之前，首先产生电激动，心肌激动所产生的微小电流可经过身体组织传导到体表，使体表不同部位产生不同的电位。如果在体表放置两个电极，分别用导线连接到心电图机（即精密的电流计）的两端，它会按照心脏激动的时间顺序，将体表两点间的电位差记录下来，形成一条连续的曲线。这就是目前临床上常规记录的心电图（electrocardiograph，ECG）。

当心脏因缺血受损或坏死时，心电活动的变化能正确及时地反映在心电图上，表现在各个波形的异常变化和进行性演变过程，作为医生诊断心律失常、心室肥厚、急性缺血及心肌梗死等心脏疾病的可靠依据。

（二）临床应用

（1）心律失常的诊断及鉴别诊断。心电图是目前检查心律失常最好的方法，是任何检查方法不可替代的，特别是对体格检查未发现异常的病例，如Ⅰ度房室传导阻滞及束支传导阻滞的诊断更为必要。

（2）确诊心肌梗死及急性冠状动脉供血不足。心电图可明确反映心肌的缺血、损伤和坏死改变，因此对心肌梗死可以确定诊断，并可以了解病变的部位、范围、演变与分期；还可以反映其有无急性心肌缺血，了解病变部位及持续时间。

（3）协助诊断慢性冠状动脉供血不足、心肌炎及心肌病。

（4）协助判定有无心房、心室肥大，从而帮助某些心脏病的病因学诊断，如风湿性、肺源性、高血压性和先天性心脏病等。

（5）协助诊断心包疾病，如急性或慢性心包炎。

（6）观察某些药物对心肌的影响，包括治疗心血管疾病的药物（如洋地黄、抗心律失常药物）及可能对心肌有损害的药物。

（7）对某些电解质紊乱（如血钾、血钙的过高或过低），心电图不仅有助于诊断，还对指导治疗有重要参考价值。

（8）心电图监护广泛应用于外科手术、心导管检查、人工心脏起搏、电击复律、心脏复苏及其他危重病症的抢救，可以及时了解心律的变化和心肌供血情况，从而提示相应的处理。

（9）心电图作为一种电信息的时间标记，又是作其他一些检查所不可少的，如做超声心动图、心音图、阻抗血流图等检查时，常需与心电图同步描记，以帮助确定时相。

七、病理技术及诊断

（一）病理技术的概念

病理技术是进行病理研究或临床诊断必不可少的方法或手段，它是相关学科在病理学中应用和交叉产生的。其他相关技术方法主要有生理和生化功能检测、蛋白和基因检测等分子生物学等技术。病理技术是病理学的重要分支，"实践证明，无论是病理学研究还是临床病理诊断，病理技术的质量和水平都是至关重要的。没有高质量的病理切片和染色，就难以做出正确的研究结果和病理诊断，病理检验技术是支撑病理学科的基石"。

（二）病理技术的发展趋势

生物高新技术在病理学中的应用使病理学向两方面发展。一方面，由于计算机和图像分析技术的应用，使病理学由简单的形态描述向量化方面发展，由直接观察向远程运输"间接"观察，因此产生了定量病理学和远程病理学。另一方面，由于原位杂交、原位 PCR 和原位末端标记技术的诞生和在病理学中的应用，使病理学向分子病理学水平发展。近些年来，尤其是纳米技术的诞生，使人们对疾病的认识达到了原子水平。

（三）分子病理学和分子病理技术

1. 分子病理学

分子病理学是从分子水平研究患病机体生命现象的科学，是从分子水平研究疾病的发生、发展与转归机制的科学。它是分子生物学、细胞生物学、遗传学、生物化学和经典病理学互相渗透、交叉产生的。分子病理学的形成是分子生物学技术在病理学中应用的具体体现。

2. 分子病理技术

分子病理技术是在分子（蛋白和基因）水平研究患病机体的病因、病理改变、发病机制和转归等的手段和方法，也是在组织细胞原位检测蛋白或基因的方法，是分子生物学技术与经典病理学技术的结合。

分子生物学技术即蛋白、基因检测技术；经典病理技术即组织细胞固定、制片、染色等技术。与分子生物技术相比，分子病理技术的优点有：①蛋白和基因不用提取，直接进行原位检测；②蛋白和基因的检测与组织细胞形态相结合；③可进行基因和蛋白的定位及其组织分布的研究。

（四）常用病理技术

（1）动物实验和解剖技术　这是基本技术，如不同动物抓取、给药等模型制作；脏器解剖部位、正确取材等。

（2）切片制作　主要包括冰冻和石蜡切片制作技术。

（3）HE 染色技术　此技术为形态学观察最基本的技术，注意组织固定要彻底，染色时分化要适度。

（4）组织化学（特殊染色）技术　方法多，有专著。根据不同目的，选用不同的方法。如特殊细胞（肥大细胞染色、神经元的尼氏体染色）、结缔组织（三联染色显示胶原、网状、弹力纤维）、糖原（PAS 染色）、脂肪（苏丹染色）、DNA（Feulgen 染色）、核仁组成区嗜银蛋白（AgNOR 染色）等。

（5）电镜技术　有透射电镜和扫描电镜技术，常用的固定剂为 $2.5\% \sim 3\%$ 戊二醛；取材要及时，不宜过大（一般 $1mm \times 1mm \times 1mm$）。

（6）免疫组织化学技术　免疫组织化学（immunohisto chemistry）是组织学的分支，以下简称免疫组化，它是用标记的特异性抗体（或抗原）对组织内抗原（或抗体）的分布进行组织原位的显示；是免疫学与组织学相互渗透、相互交叉而产生的一门学科。免疫组化技术是在组织细胞原位检测抗原（或抗体）的一种方法，也是在蛋白水平原位检测基因表达的一种方法。

1914 年，Coons 等人首次用荧光素标记抗体检测肺炎双球菌并获得成功，开创了免疫组化的新时代。Sternberger 改进并建立了辣根过氧化物酶-抗过氧化物酶（PAP）技术。20 世纪 80 年代以后，生物素亲和素复合物（ABC）、碱性磷酸酶抗碱性磷酸酶复合物（APAAP）、标记的链亲和素生物素（Labeled Streptavidin Biotin，LSAB）法等，使免疫组化技术的应用更加广泛。近年来，由于 ISH、流式细胞仪（flow cytometry，FCM）及图像分析（image analysis，IA）等技术的兴起和应用，将免疫组化引向基因水平和定量检测，形成新的分支——杂交免疫组化和定量免疫组化。20 世纪 90 年代初，原位 PCR 技术诞生，免疫组化技术主要是用作原位 PCR 检测结果的化学放大和显示，标志着免疫组化又进入了一个新的发展阶段。

免疫组化的分类：

（1）按标记物种类　免疫荧光法、免疫酶法、免疫铁蛋白法、免疫金法及放射免疫自显影法。

（2）按标记物标记的部位　直接法（一步法）、间接法（二步法）和桥联法（多步法）。

目前应用最为广泛的为免疫酶法。根据三抗、酶的不同又分为 PAP 法、APAAP 法、BA 法、ABC 法、LSAB 法和 SP 法等。

第十章 >>>
其他相关学科

一、中医学

中国的传统医学即中医药学，有着数千年的历史，是中华民族长期和疾病作斗争的经验总结，是中国优秀文化的重要组成部分，是中国古代科学的现宝，为中国人民的保健事业和中华民族的繁衍昌盛作出了巨大的贡献。

（一）中医学的概念和学科属性

1. 概念

中医学是在中国古代产生与发展起来的，运用精气、阴阳、五行学说等理论方法，研究人体整体层次上的机体反应状态所形成的防病治病的医学科学体系，具有独特的理论体系和丰富的临床经验。

2. 学科属性

中医学以"形-神-环境"为医学模式，认为人类是自然界的一份子，而在生活和生产实践中，人与人又结成了多种社会关系。因此，中医学属于自然科学，同时还具有社会科学的属性。中医学在形成过程中，受古代哲学的影响，还融合了古代天文学、历法学、地理学、植物学、动物学、农学、兵学等多学科知识，是多学科相互渗透的产物。

（二）中医学理论体系的主要特点

中医学理论体系的基本特点主要有两个方面：一是整体观念，二是辨证论治。

1. 整体观念

整体观念，是对人体自身完整性，以及人与自然、社会环境统一性的认识，是古代哲学思想在中医学中的体现。它贯穿于中医学的生理病理、病因病机、养生防治等各个方面。

（1）人体自身的完整性

① 在结构上不可分离，包括五脏一体观与形神一体观。五脏一体观认为人体五脏六腑、四肢九窍等组织器官虽然各有其独特功能，但都通过经络相互联系，构成一个系统，且以五脏为中心，而心对人的生命活动起着主宰作用。形神一体观，是形体与精神的结合与统一。

形与神是相互依附，不可分离的。形乃神之舍，神为形之主，形健则神旺。形神统一是生命存在的根本保证。

② 在生理上相互联系。人体是以心为主宰，由脏腑、形体和官窍共同组成的结构严密、分工有序的整体。各脏腑组织通过阴阳相关、五行生克维持着"阴平阳秘"和"亢则害，承乃制，制则生化"的平衡协调关系。

③ 在病理上相互影响。内脏病变可以反映于体表，体表受邪可以内传于里，脏腑病变可以相互传变。

④ 在诊断上察外知内。由于局部与整体是辨证统一的，局部的变化常为全身脏腑、气血、阴阳的盛衰所致，故通过观察人体局部的变化，如望舌象、望面色、切脉象等，即可以察知人体五脏六腑、阴阳、气血的病变。

⑤ 在治疗上调内治外。如心开窍于舌，心与小肠互为表里，故舌尖卒痛，可用清心泻小肠之法治之。

（2）人与外界环境的统一性

① 人与自然环境的统一性。人生在天地间，以自然之空气、水分、食物为生存的必要条件。自然界的气候、饮食、居住环境等的变化会影响人体，出现相应的生理病理变化，故《灵枢·岁露》指出"人与天地相参也，与日月相应也"。

② 人与社会环境的统一性。人是具有明显社会属性的高等动物，在其生存过程中结成了一定的社会关系，故人的社会地位、家庭状况、文化程度、人际关系等，常常影响着人的健康与疾病。

2．辨证论治

辨证论治，是中医学临床诊疗的主要特点，是在辨证论治的基础上，对疾病进行动态化与个性化的治疗。

（1）病、证、症的概念　病，即疾病，是在一定病因作用下人体自我调节功能失常引发的一系列功能、结构异常的病理过程，如感冒、麻疹等；或指主要表现的症状或体征，如头痛、泄泻等。证，即证候，是中医学的专用术语，是指疾病过程中表现在整体层次上机体反应状态及其运动变化，如肝胆湿热、痰热阻肺等。症，包括症状与体征。症状是指病人主观感觉到的不适，如头痛、心烦等；体征是指能够被察知的客观表现，如舌象、面色等。

疾病与证候皆由症状和体征所构成。疾病是一个病理过程或主要症状，可能包括多个不同阶段或不同类型。阶段不同、类型不同其表现常常不同，治疗亦不相同，此即同病异治的基础；证候是疾病过程中某一阶段或类型的病理概括，因此同一个证可能出现在不同疾病中，此即异病同治的基础。

（2）辨证与论治的相互关系　辨证，是在中医学基础理论的指导下，将四诊所得的资料进行分析归纳，分析其病因、病位、病性、病势，最后判断为某种性质的证的思维过程。论治，是指根据辨证的结果确定相应的治则治法与方药的过程。辨证论治，是指将四诊所得的资料进行分析归纳，找出其病因、病位、病性、病势，判断为何种性质的证，进而确定相应的治则治法与方药的过程。

辨证和论治是诊治疾病过程的两个阶段。辨证是论治的前提和依据；论治是辨证的目的，是检验辨证正确与否的手段与方法。辨证和论治是疾病诊疗过程中相互联系、不可分割的两个方面。

（三）中医学的主要思维方式

中医学的思维方法，是中医学理论体系构建过程中的理性认识的方法学体系，运用概念、判断、推理等思维形式反映人体内外的本质联系及其规律性。中医学的思维方法对中医学理论体系的建构起了决定性的作用，独特的思维方法创造了中医学特有的理论体系。中医学的思维方法，主要包括整体思维、意象思维、类比思维、变易思维等四个方面。

整体思维，是以普遍联系、相互制约的观点认识世界、分析问题的思维方法，是中国传统文化思维方式的显著特征之一。

意象思维，是指在形象思维的基础上，用某种具体的形象的东西来说明某种抽象的观念或原则。意象是意与象的结合，是主观心神与客观物象的结合。

类比思维，是根据两个或两类对象之间在某些方面的相似或相同而推出它们在其他方面也相似或相同的思维方法，也称为"援物比类"或"取象比类"法。中医学从整体观念出发，以自然界和社会的事物与人体内的事物相类比，去探索和论证人体生命活动的规律、疾病的病理变化以及诊断防治等问题。

变易思维，是指在观察分析和研究处理问题时，注重事物的运动变化及其内在规律的思维方法。变易思维，是中国传统文化的重要特征。

二、医学伦理学

伦理学原则为某一行动应该做或不应该做提供理由。医学伦理学原则是包括中医在内的全世界医学几千年来的结晶。它有助于医务人员理解思考和解决伦理学问题。可以说，如果没有这些原则，医学也就不称其为医学了。最基本的医学伦理原则有：有利原则、尊重患者自主性原则、知情同意原则、公正原则、说真话和保密原则。

（一）有利原则

有利原则包括两个方面的内容：一个方面是"确有助益"，另一个是"不伤害"。"确有助益"的义务是指治愈或缓解患者的疾病，解除或减轻患者痛苦。"不伤害"的义务是指不给患者带来可以避免的疼痛、痛苦、损害、残疾或死亡，包括不应该发生有意的伤害以及无意造成的伤害，如由于疏忽大意造成的伤害。在治疗过程中，有的时候会有一些不可避免的伤害。例如：由于恶性骨肿瘤不得不截肢而丧失了一条腿，这是为了保全生命所作出的不可避免的伤害。医学伦理学用"双重效应"原则对这样的行动加以辩护。双重效应是指一个医疗行为可以产生两重效应：一个是为达到医疗疾病或保全生命目的的有意的、直接的效应，另一个是可以预料而避免的、并非有意的但有害的间接效应。

有利原则要求医生在选择医疗方案、做出医疗决定时进行代价效益分析，全面衡量利害得失。根据这个原则，医生决不能做明知将会伤害患者健康和幸福的事情，只能做促进患者健康和幸福的事情，这是医学的"天理"。中国现在正在进行着医疗卫生体制的改革，其目标之一是如何降低过度高涨的医疗费用，但是任何一种改革方案都不应该破坏"有利于患者"这一原则。

（二）尊重患者自主性原则

医学伦理学理论中的自主性原则是指个人的自我控制权。也就是说，只要其想法和行动没有伤害他人，我们必须尊重患者个人的看法和患者的权利。医生的治疗方案或要求应取得患者的"知情同意"，即应尊重患者的自我决定权。

（三）知情同意原则

知情同意的四要素：信息的告知、信息的理解、同意的能力、自由表示的同意。

"知情同意"概念是第二次世界大战后提出的。这个概念来源于战后的纽伦堡审判。审判中揭露了纳粹医生强迫受试者接受不人道的野蛮实验。这些令人发指的事实，使人们十分关注没有征得同意就利用受试者进行人体实验的问题。纽伦堡审判后，知情同意逐渐成为涉及人体实验的医学研究中最受关注的伦理学问题之一。这个原则也逐渐应用于医患关系和医学临床领域，世界医学会于1964年在赫尔辛基郑重宣称，在使用一种以临床研究为次要目的的新疗法时，"医生应尽可能在符合患者心理的前提下得到患者的同意，而这种同意系患者得到充分解释后自由发表出来的同意""如果没有得到患者在充分知情后的完全同意，则不能对患者做任何事情"。

在治疗上的所谓知情同意，就是向患者讲明其疾病或伤疾的性质，以及医生所建议的治疗措施会有什么样的效果和风险等，从而征得患者的同意，然后方可实施治疗。

《中华人民共和国执业医师法》第26条规定，医师进行实验性临床医疗，应当经医院批准并征得患者本人或者其家属同意。

（四）公正原则

"公正"是指公平、合理、合适地对待一个人。如果给予某人应得的或应有的东西，那么这一行为便是公正的行为。公正不仅是一个人的首要美德，而且是一个社会的首要美德。

人们通常提到的公正，主要是指服务资源上的公平分配。社会收益（好处）和负担上的公平合理的分配。如果一个行动所带来的好处集中于某一部分人，而行动的代价和负担集中于另一部分人，这就造成了分配上的不公正。在卫生资源的宏观分配上，国家能得到的全部资源中应该把多少配给卫生保健，以及分配给卫生保健的资源在卫生保健内部各部门之间应该如何分配，如果不能资助所有领域的研究和治疗，哪些疾病和病患应该优先得以资源的分配，在解决这些问题时，都有一个公正与否的问题。

公正有两个原则："形式上的公正原则"和"实质上的公正原则"。形式上的公正原则是指同样的情况应当有同样的对待。比如：人们自然会认为根据需要分配最为合理。但由于资源有限，不可能对所有的需要都能做到同等分配。这就要求实质性公正原则来补充。比如：目前并不是每个人都有可能享受到器官移植，对于这类非基本的医疗，实质性公正原则可能是根据支付能力的大小、医学标准和社会标准而确定的。

（五）讲真话和保密原则

讲真话原则是指医生有义务说出真相，不欺骗别人。讲真话义务体现了医务人员对患者自主性的尊重。但是，当讲真话义务与其他义务冲突，如与有利原则冲突时，不说出真相甚至欺骗或说谎也可以在伦理学上证明是正当的。比如：当说出诊断和预后的真相不利于患者或可能对患者造成伤害的时候。

为患者保守秘密是医务工作中最根本的原则。医生对其所了解到的患者的一切信息必须保密，不经患者允许不能泄露任何情况。除非法律要求这么做或者如果坚持保密的话，对其他人引起的伤害大于医生对患者所负的责任。有许多医学伦理学法典中，都有为患者保守秘密的规定。这主要是基于对医患关系的考虑。

三、精神卫生学

（一）精神卫生学的定义

精神卫生，又名心理卫生，是和躯体卫生相对且相平行的概念。日本精神卫生专家西谷三四郎从卫生学观点出发，把精神卫生分为消极的和积极的两个方面，即精神不健康的预防和精神健康的增进。所谓消极的精神卫生是从各种角度查明引起精神障碍的原因和条件，在客观上创造一个防治精神障碍的环境。而积极的精神卫生则是培养人战胜不良刺激，改造恶劣条件，改善人际关系等。精神卫生有狭义和广义两种含义。

狭义的精神卫生指对精神障碍患者进行广泛的防治，积极地采取对策，改善他们的处境和待遇，促进其康复，减少复发率；同时为患者自身及他人的安全实行必要的监护，对广大社会阶层和成员进行有关知识的宣传和普及，去除偏见，争取同情和支持，以及培训专业人员，开展有关的社会调查，推动各种社会保健工作。广义的精神卫生意味着使人们在一定的环境中健康生长，保持并不断提高精神健康水平，从而更好地生活和适应社会，更有效地服务于社会和对人类作出贡献。

狭义的和广义的精神卫生是相互联系的，但两者的具体内容、方法和目的有所不同。前者主要归属于医学的公共卫生领域，后者则更多地涉及行为科学。现在世界各国的精神卫生工作在很大程度上局限于狭义的范围，但是，现存的各种精神障碍是普遍存在而迫切需要解决的现实问题，从根本上看，广义的精神卫生的发展是不容忽视的。

对人类价值的评判不是生物学或自然科学的问题。良好的心理适应、个性的充分发挥、自我实现的可能性，既需要健康的身心，也需要良好的社会条件。

精神卫生学是卫生学和精神医学相结合的一门边缘学科。它同其他卫生学分支一样，属于预防医学的范畴，主要研究心理社会因素对人类健康影响的规律，特别是对精神健康影响的规律，利用有利因素，减少或消除不良因素，以预防疾病，提高人类的精神卫生水平。

精神卫生学和精神医学联系密切。其主要区别点有两方面：一方面，精神医学作为临床医学的分支，较侧重于精神疾病的诊断和治疗；而精神卫生学则偏重于精神疾病的预防以及精神健康的促进；另一方面，精神医学的研究和服务对象，主要是精神疾病患者，而精神卫生学的服务对象则更广泛，还包括有精神卫生问题但尚未达到精神疾病程度的人群，乃至全体人类。近年精神医学已较传统的概念有所扩大，这样便和精神卫生学有了更多的交叉。

随着科学的发展和学科的分化，精神卫生学又派生出许多分支，有以年龄阶段区分的儿童精神卫生学、青少年精神卫生学、老年精神卫生学等；有以社会环境区分的学校精神卫生学、工厂精神卫生学、军队精神卫生学、家庭精神卫生学等。

（二）精神卫生的研究模式

精神卫生的研究模式可提供给研究者一个指导方针和系统的解释，其研究模式主要有四种：生物医学模式、心理动力学模式、行为模式、社会学模式。具体如表 10-1 所示。

表 10-1 四种精神卫生研究模式

项目	生物医学	社会学	行为学	心理动力学
定义	以综合症状为基础进行诊断	病人的表现和社会应激情况	诊断术语不重要:个人的适应,潜在(能力)或特定行为表现作为健康与否的界限	
原因	很可能是遗传、代谢、生化或其他躯体因素	社会变动和应激、贫穷、歧视和失业	异常行为是学习获得	矛盾冲突、压抑、挫折、父母的虐待
治疗	住院、服药和其他医疗手段	改善人们社会经济、生活条件	行为治疗	个人或小组的动力学心理治疗
目的	像治疗其他躯体疾病一样对精神疾病进行治疗	形成一个健康公正的社会	消除不利或变态的行为	解除患者的压抑,使其自身潜在能力获得发展
贡献	诊断术语、药物治疗	了解社会价值作用	学习如何获得行为治疗	认识动机和潜意识,动力学心理治疗

四、营养学

（一）营养学的研究内容

中国传统文化蕴含着众多现代营养学知识，中国的饮食文化、中医文化和养生学是现代营养学的鼻祖。营养学研究包括食物营养和人体营养两大领域，是研究人体营养过程、需要和来源，以及营养与健康关系的一门学科。营养学是一门交叉学科，它与生物化学、生理学、病理学、临床医学、食品科学等学科密切相关。它的研究领域包括营养学基础、食物营养学、特定人群营养学、临床营养学、公共营养学和营养学研究方法等。

随着学科的发展，营养学主要分为基础营养学、食物营养学、特定人群营养学、公共营养学和医学营养学等几个分支。

基础营养学是研究热能和各种营养素的生理功能、缺乏或过量的危害以及人体在正常情况下对热能和各种营养素的需要量、热能和各种营养素的主要食物来源的学科。

食物营养学是研究各类食物的营养价值，食品加工、运输、保藏等过程对食物营养价值的影响，以及食物新资源的研究开发和利用。

特定人群营养学是研究特殊生理状况下和特殊环境下人体对营养素的需求及膳食指南。特殊生理状况指怀孕、哺乳、婴幼儿阶段和老年阶段；特殊环境指高温、低温、缺氧及有毒、噪声和放射等环境。

公共营养学是以人群营养状况为基础，有针对性地提出解决营养问题的措施，阐述人群或社区营养问题，以及造成和决定这些营养问题的条件；涉及人群的营养调查与检测、营养素供给量的制定、膳食结构的调整、营养性疾病的预防、营养健康教育及营养立法等；在营养科学与社会因素相结合的基础上研究解决居民的营养问题。

医学营养学主要研究营养与疾病的关系，即人体在病理状态下的营养需要以及如何满足需要，从而调整营养素的供应、调节人体的生理功能，促进疾病的治疗和康复。

(二）营养学中的基本概念

营养（nutrition）是指人体摄入、消化、吸收和利用食物中营养成分，维持生长发育、组织更新和良好健康状态的动态过程。

食物（food）是生物为生存和生活必需的营养物质，是营养素的载体。

营养素（nutrients）是指食物中具有营养功能的物质。其具有供给能量、构成和修复组织、调节代谢以维持正常生理功能的作用。同一营养素可具有多种生理功能，如蛋白质既可构建机体组织，又可提供能量。不同的营养素也可具有相同生理功能，如蛋白质、碳水化合物和脂肪均能提供能量。各种营养素必须合理搭配才能起到预防疾病、延缓病程发展和促进健康的作用。人体必需的营养素有七类，即碳水化合物、蛋白质、脂肪、维生素、矿物质、水和膳食纤维。碳水化合物、脂肪和蛋白质能够为机体提供能量，也被称为产能营养素；矿物质和维生素在体内不产生能量，主要参与机体代谢。营养素可分为宏量营养素和微量营养素。

宏量营养素（macronutrients）构成膳食的主要部分，是提供能量、促进生长、维持生命活动所必需的营养素。碳水化合物、脂肪、蛋白质和水为宏量营养素。维生素（水溶性维生素和脂溶性维生素）和矿物质（包括常量元素和微量元素）是微量营养素（micronutrients）。

膳食指南（dietary guideline）是根据营养学原则，以科学成果为依据，针对人群中存在的主要营养问题，让人群科学用餐的重要指导原则。其宗旨是平衡膳食、合理营养、促进健康。我国在设计了普通人群的"平衡膳食宝塔"后，还制定了"特殊人群膳食指南"。

膳食营养素参考摄入量（dietary reference intakes，DRIs）是中国营养学会 2000 年在推荐膳食摄入量（recommended dietary allowances，RDA）的基础上发展起来的一组每日平均膳食营养素摄入量的参考值，是设计和评价膳食质量的标准，也是膳食指南的具体体现。它包括以下四个指标：

（1）平均需要量（estimated average requirement，EAR）是某一特定性别、年龄及生理状况群体中 50% 个体对某种营养素需要量的平均值。

（2）推荐摄入量（recommended nutrient intake，RNI）相当于 RDA，可以满足某一特定群体中绝大多数（97%～98%）个体的需要，长期保持 RNI 摄入水平，可使组织中营养素有适宜储备。

（3）适宜摄入量（adequate intake，AI）是通过观察或实验获得的健康人群某种营养素的摄入量，不如 RNI 准确。

（4）可耐受最高摄入量（tolerable upper intake level，UL）是平均每日可摄入某种营养素的最高限量，其对一般人群中几乎所有个体都是安全的，当人体通过各种途径摄入某种营养素的量超过 UL 时，机体健康损害的概率增大。

平衡膳食（balanced diet）是指通过各种食物的合理搭配达到合理营养要求的膳食。平衡膳食要满足以下要求：①能为机体提供充足的热量和各种营养素，且各营养素之间的比例适宜；②食物加工方式合理，食物中各种营养素的损失最小，并有较高的消化率；③食物具有良好的感官性状，促进食欲，满足饱腹感；④食物安全卫生，清洁无害；⑤合理的膳食制度，如进餐定时定量。

五、护理学

护理学是以自然科学和社会科学理论为基础，研究维护、促进和恢复人类健康的护理理论、知识、技能及其发展规律的综合性应用科学。随着社会的发展，人民生活水平的提高和健康需求的增加，护理学的研究内容、范畴与任务在不断深入和扩展，逐步形成了特有的理论和实践体系，成为健康科学中独立的学科。

（一）护理的概念及演变过程

1. 护理的概念

护理一词译自于英文 nursing，源于拉丁文 nutricius，原意为哺育小儿，后扩展为保育儿童，照顾老人、病人和虚弱者。护理的定义是随着社会发展、社会需求的变化而变化的。不同时代、不同护理组织团体和不同的护理理论家给予护理的定义不尽相同。

美国护士协会（ANA）1980 年提出："护理是诊断和处理人类对现存的和潜在的健康问题的反应。"这个定义指出以下三方面：一是护理的对象不仅是单纯的疾病，而是整体的人，既包括病人也包括健康人，以及由人组成的家庭、社区和社会。护理的最终目标是提高整个人类的健康水平。二是护理研究的是人对健康问题的反应，即人在生理、心理和社会各方面的健康反应。三是此定义是和护理程序紧密联系的，护理通过护理程序这一科学工作方法，评估、诊断、计划、实施和评价，完成对护理对象健康问题反应的诊断和处理。

2. 护理概念的演变过程

由于医学模式的转变、护理理论的成熟，护理概念也在不断变化和发展。这种变化可概括为三个阶段：以疾病为中心的阶段；以病人为中心的阶段；以人的健康为中心的阶段。

整体护理是以现代护理观为指导模式，以护理程序为框架，将护理临床和护理管理的各个环节系统化的模式。护理程序作为整体护理的思考和工作的框架，是一种运用系统方法，科学地认识、分析和解决问题的工作方法和思想方法。

（二）整体护理

1. 整体护理的定义

整体护理是一种以护理对象为中心，视护理对象为生物、心理、社会多因素构成的开放性有机整体，以满足患者身心需要、恢复健康为目的，运用护理程序的方法，实施系统、全面护理的护理思想和护理实践活动。整体护理作为一种行为指导思想，包括以下内涵：①护理贯穿于人生命的全过程，即人的一生；②护理贯穿于人的疾病和健康的全过程；③护理为全人类提供服务。

2. 不同医学模式下整体护理的发展

医学模式是人类对健康和疾病的本质与特点的抽象概括，反映了一定历史时期医学研究的对象、方法和范围，又称"医学观"。历史上医学模式分三个阶段：

第一阶段，古代医学模式　即自然哲学医学模式。该模式的特点是用朴素的唯物论和自然观解释人的健康与疾病，视人为有机的统一整体，强调形、神、环境三者间紧密联系，认为疾病是人体内外失调的结果。

第二阶段，近代医学模式　即生物医学模式。该模式的特点是将人看成是单一的生物体，对护理的基本要求是以疾病为中心，重视治疗操作和对患者症状和体征的观察及患者的生活护理，不注重心理护理和环境调节。护理工作的重点是执行医嘱和完成常规性护理工作。

第三阶段，现代医学模式　即生物-心理-社会医学模式。该模式的特点是认为人不仅具有生物性，而且具有社会性。人是一个统一的整体，现代医学模式对护理的要求是以患者为中心，重视心理护理和环境调节，强调护患关系的和谐和患者的主观能动性。

3. 整体护理的思想内涵

整体护理的思想认为：人是由部分组成的整体；人是各部分相互作用的整体；人与环境构成层次性整体；人是发展变化的整体；人是具有主观能动性的整体；人是具有无限多样性的独特整体。

4. 整体护理的实践特征

整体护理的实践特征包括：①以现代护理观为指导，强调护理是以人的健康为中心，护理对象不仅是患者，也包括健康人，护理服务范畴不仅在医院，而且还包括家庭和社区；②以护理程序为核心；③强调主动的计划性的护理；④强调护士是主动的思想者、决策者；⑤注重护患合作的过程，强调通过健康教育提高患者及家属的自护能力，让他们参与自身的护理活动。

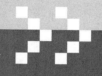

第二部分

全科医学常见疾病的
诊断与治疗

第一章 >>>

常见急症与急救

一、心跳骤停

(一) 心跳骤停的原因

导致心脏骤停的原因可分为两大类：一类是心脏本身的病变，称为心源性心脏骤停；另一类是其他疾患和因素累及心脏，称为非心源性心脏骤停。

1. 心源性心脏骤停

冠心病最为多见，尤其是心肌梗死早期更易发生。其次为风湿性心脏病、心肌病、心肌炎、先天性心脏病等。原来依靠心脏起搏器带动心搏的患者，如起搏器突然出现了故障，心脏骤停就会立即发生。此外，心脏病患者在解便、下蹲、咳嗽时，由于迷走神经张力增高也可出现心脏骤停。

2. 非心源性心脏骤停

以下原因可引起非心源性心脏骤停。

(1) 呼吸停止　多见于一些意外事件，如溺水、呼吸道异物阻塞、烟呛、窒息、电击伤、闪电伤、严重创伤等。

当上述原因造成呼吸停止时，心脏仍能继续排血数分钟，肺和血液中贮存的氧可继续供应脑和其他重要脏器。但心脏一旦停搏，血液即中断循环，储存在重要器官中的氧在数分钟内耗竭。如能及时对呼吸停止的患者进行早期救治，即可防止因心脏停搏而危及生命的事件发生。

(2) 药物中毒　一些药物如洋地黄类、奎尼丁和锑剂等。

(3) 过敏反应　如青霉素、链霉素和某些血清制品等。

(4) 电解质紊乱　如高钾血症、低钾血症以及严重酸中毒等。

(5) 休克　如严重创伤性休克、过敏性休克和失血性休克等。

(二) 心跳骤停的急救

当各种原因突然致使心脏骤停和呼吸停止时，心脏就会立即丧失排血功能，导致脑和全身各重要器官组织严重缺氧，很快（几分钟后）病人便会死亡。此时，应及时进行抢救，使已停止的心跳和呼吸功能得到恢复，使病人起死回生，这种急救措施称为心肺复苏。

1. 心肺复苏的定义

心肺复苏（cardiopulmonary resuscitation，CPR）是指当任何原因引起急危重症伤病员心跳和呼吸骤停时，在现场徒手维持心跳及呼吸骤停者的人工循环和呼吸的最基本的抢救方法。其目的是保护伤病员的脑和心脏等重要脏器，并尽快恢复其自主循环和呼吸功能。

2. 现场心肺复苏的实施过程

现场心肺复苏包括四个主要步骤，即胸外心脏按压（circulation）、开放气道（airway）、人工呼吸（breathing）和除颤（defibrillator），简称为 C、A、B、D。实施现场心肺复苏的目的是尽快使伤病员的自主呼吸和循环功能恢复，延缓机体耐受临床死亡的时间。

在实施心肺复苏之前，必须首先迅速判断伤病员的神志、心跳、呼吸是否存在。心跳、呼吸骤停的主要指征是意识丧失、颈动脉搏动消失、呼吸停止、瞳孔散大。心跳、呼吸骤停可由疾病突发或意外事故，如心肌梗死、溺水、外伤、触电、气道阻塞及中毒等原因所致。当确定伤病员的心跳、呼吸停止时，应立即呼救和进行现场心肺复苏。

（1）胸外心脏按压　人体胸廓有一定的弹性，按压胸骨使胸廓变扁，胸腔内压增加，间接压迫心脏。此时心室受压，引起心室内压力增加和二尖瓣及三尖瓣关闭，同时主动脉瓣和肺动脉瓣开放，使血液流向肺动脉和主动脉，从而建立起人工血液循环。

① 复苏体位。为使复苏有效，必须使伤病员仰卧平躺在坚实的平面上（背靠坚硬地板或垫硬板，头不要枕枕头），解开其衣领及裤带。如果伤病员俯卧或侧卧，则应立即使其翻转成仰卧体位。搬动伤病员应整体搬动或整体翻转，特别是对怀疑有颈椎外伤者，应防止颈部扭曲。

② 心跳停止的判定。颈总动脉较粗，且离心脏最近，又容易暴露，便于迅速触摸。抢救者将一只手放在伤病员前额上继续保持伤病员头部后仰的同时，将另一只手的食指和中指指尖并拢，置于伤病员的喉部，平喉结向靠近抢救者一侧的颈部滑动到胸锁乳突肌前缘的凹陷处。此处如果摸不到脉搏，则可确定心跳停止。

③ 确定按压部位。取两乳头连线中点作为按压点。也可以用触摸颈总动脉那只手的无名指按压胸骨剑突，将食指与中指并拢，定位于肋弓角顶端之上；将另一只手的掌根从前下移至前一只手的食指旁并与其紧靠，即胸骨的中 1/3 与下 1/3 段的交界处，使手掌根的长轴与胸骨的长轴重合，以保证按压的力量在胸骨上，避免造成肋骨骨折。然后将定位手的掌根放在另一手的手背上，使两手掌根重叠，十指相扣，手心翘起离开胸壁，保持下压力量集中于胸骨上。

④ 胸外心脏按压操作方法。抢救者的上半身前倾，两肩位于双手的正上方，两臂位于被救者胸骨正上方，双肘关节伸直，两臂与被救者垂直成 90°角，以髋关节作为支点，利用上身重量垂直下压，按压深度 5～6cm，而后迅即放松，使被救者的胸部自行复位。但放松时手掌根不可离开胸壁，以免因位置改变而使按压无效或造成骨折损伤。如此反复，按压与放松时间要求大致相等，按压频率为 100～120 次/分。

（2）开放气道　开放气道、保持呼吸道通畅是进行人工呼吸前的首要步骤。如果气道不通畅，可导致自主呼吸突然停止或人工呼吸无效，胸外心脏按压无用，后期处理（如用药、除颤、脑复苏等）也将失败。因此，确保呼吸道通畅是复苏术的关键。

① 发现下列情况可开放气道：意识障碍；呼吸停止；呼吸运动虽然存在，但可听到鼾声，提示鼻和口腔甚至咽喉部空气流通不畅；进行人工呼吸时，患者气道有阻力，胸廓运动不正常。

② 去除气道异物。异物若为液体，在翻身、头侧位时会自行流出。口腔内有固体或半流体（污物、假牙及呕吐物等）时可用手指挖出。

③ 开放气道。意识丧失可由全身肌肉松弛引起舌根后坠导致气道阻塞所致，可用仰头举颏法、仰头抬颈法、双下颌上提法或垫肩法打开气道。

（3）人工呼吸　实施人工呼吸的方法是：抢救者深吸一口气，用力把气体吹入被救者的肺脏，借外力来推动肺、膈肌或胸廓运动，使气体被动进入和排出肺脏，以保证机体氧的供给和二氧化碳的排出。开放气道以后，抢救者用耳贴近被救者的口鼻，采取看、听和感觉的方法，判断被救者有无自主呼吸，然后进行施救。

（4）心脏除颤

① 胸外心脏叩击法。当确认被救者脉搏停止，心跳已不能闻及，陷入心室纤颤、心脏停搏状态时，施救者应毫不犹豫地采用胸外心脏叩击法除颤。从机制上讲，每次心前区捶击的机械能可转化为微弱的电能，这种电能对于心肌刚刚发生的心律失常有一种消除作用，从而达到使心脏恢复跳动的作用。叩击方法：施救者握一空心拳头，在被救者胸骨中段和下段交界处，距胸壁25cm左右的高度向下叩击两次，然后检查被救者颈总动脉的搏动情况。如果颈总动脉搏动未恢复，则按照上述方法重复叩击两次。如仍无效，则应放弃叩击，立即改用胸外心脏按压。

② 自动体外除颤器。自动体外除颤器（AD）是一种便携式、易于操作、稍加培训即能熟练使用的专为现场急救设计的急救设备，可在患者出现心室颤动（或心室扑动）、无脉性室性心动过速或脉搏停止时使用。机器本身会自动判读心电图，然后决定是否需要电击。全自动机型甚至只需要施救者替患者贴上电击贴片，即可自己判断并产生电击。半自动机型则出现语音及文字提醒施救者按下电击钮。自动体外除颤器通常配置在有大量人群聚集的地方，如购物中心、机场、车站、饭店、学校等处及紧急医疗服务点。

二、休克

（一）休克的定义及分类

休克是指由各种原因引起的急性循环功能障碍，使组织微循环血液灌流量严重不足，以致造成重要器官功能、代谢严重障碍的全身性病理过程。

按休克的原因可分为：

（1）失血性休克　外伤出血、消化道出血、妇产科疾病等引起的大量失血均可引起失血性休克。

（2）创伤性休克　各种严重创伤，特别是伴有一定量出血时常引起创伤性休克的发生。

（3）感染性休克　严重感染特别是革兰阴性菌感染常可发生感染性休克。

（4）烧伤性休克　大面积烧伤伴有大量血浆丢失者常可导致烧伤性休克。

（5）心源性休克　大面积心肌梗死、急性心肌炎、心包压塞常可导致心源性休克。

（6）过敏性休克　给有过敏体质的人注射某些药物、血清制品或疫苗时，可引起过敏性休克。

（7）神经源性休克　深度麻醉或严重损伤、剧烈疼痛等可引起神经源性休克。

（二）休克急救

休克的临床表现相似，而引起休克的原因各异，治疗的目的则均为恢复组织的灌注。首先要了解病人原发疾病的过程及其当时特殊的血流动力学变化。必须检查引起病人发生休克的主要原因、加重休克的因素，尤其不能忽略隐蔽而潜在的因素，应采取综合性治疗措施，以争取获得良好的治疗效果。下述一些综合治疗的原则，应根据具体情况灵活运用。

1．一般措施

（1）体位　平卧，或头、躯干稍抬高以利于呼吸，下肢抬高，使与床面角度呈 15°～20°角，有利于静脉回流。

（2）保持呼吸道通畅。

（3）保持比较正常的体温　低体温时注意保温，高热时需作有效的降温。

（4）镇静　无禁忌而必要时可使用止痛剂。避免过多搬动。

（5）给氧　宜用耳上式鼻导管给氧，每分钟 6～8L，可间歇给，亦可用中度氧浓度或高氧浓度面罩。

2．积极去除病因

去除休克病因，是治疗休克的根本，尤其是某些外科休克，应在抗休克的同时，果断地进行手术，不能被必先治休克而后手术所限。例如：控制内脏大出血、切除坏死肠管、修补消化道穿孔、引流脓液等。

3．补充血容量

有效血循环量降低，是休克早期的共同特征。因此，补充血容量为休克复苏必需的根本措施。必须补充足够的血容量，即不仅要补充已丢失的血容量，还要填补已扩大的毛细血管床，一般容量负荷可比预计的正常情况高 500～1000mL，但也不能补得过度，并且经常参照治疗过程中病人的反应及参考中心静脉压（CVP），有条件者必要时应测肺动脉楔压。补充血容量过程中应警惕输液过速或过多，如出现气促或肺底部出现啰音，此乃左心衰竭开始的征象。

4．血管活性药

适当应用血管解痉药物以扩张毛细血管前括约肌以利组织灌流的实用价值已被肯定，应在充分补容的基础上应用。临床上常用的血管解痉药有多巴胺、酚妥拉明、莨菪类药和硝普钠等。

5．纠酸

组织器官的低灌注状态，是酸中毒的基本原因，而由于应激反应所释放的儿茶酚胺也促进了酸中毒的发展。故治疗酸中毒的最根本方法，在于改善微循环的灌注状态，同时注意保护肾功能，至于缓冲液的输入，只能起治标作用。酸碱平衡由呼吸系统和代谢成分调节，充分了解与正确解释动脉血气和 pH 值，是评价和治疗酸碱失衡的有效方法。

6．激素

激素能增强心肌收缩力，保护肺、肾功能。较大剂量能阻断 a 受体兴奋作用，扩张血管，降低周围血管阻力，改善微循环等。可用地塞米松 0.5～1mg/kg，但应注意不良反应。

7. 纳洛酮

人体在各种应激情况下，均可导致阿片样物质（OLS）释放增加。纳洛酮是纯吗啡受体拮抗剂，可有效地拮抗 OLS 介导的各种效应，能迅速扭转机体的低血压。其剂量为 0.4mg/mL，静脉滴注。

8. 莨菪类药物

莨菪类药在国内已广泛用于休克的治疗。莨菪类药能阻断 M 和 N 胆碱的受体在应激状态下的全部不良反应，减少细胞氧耗，节约能量，可供给 β 受体更多 ATP，充分发挥 β 受体的效应，使血管平滑肌舒张，有助于改善微循环和内脏功能；此外，尚具有钙拮抗剂的作用，对肠黏膜细胞溶酶体有特殊稳定作用，阻断肠因子的释放。因此，莨菪类药抗休克的机制是多种心血管效应、钙拮抗作用和保护能量代谢的综合。

三、多器官功能衰竭

（一）多器官功能衰竭的定义

多器官功能衰竭（multiple organ failure，MOF）又称多系统器官功能衰竭（multiple system organ failure，MSOF）、多器官衰竭综合征（multiple organ failure syndrome，MOFS），系指发病在 24 小时以上，有两个或两个以上的器官或系统序惯性渐进性地发生功能衰竭。若在发病 24 小时以内死亡者，属于复苏失败之例，需除外。

（二）多器官功能衰竭的治疗与预防

1. 治疗

（1）病因治疗

① 积极治疗原发病。治疗原发病，以去除引起 MOF 的病因与诱因，及时有效地处理直接危及生命的情况。同时，早期发现和清除感染灶，是一项防治 MOF 的重要原则。如危重病人合并腹腔脏器穿孔急性腹膜炎感染，尽管全身情况很差，亦应争取剖腹探查，修补和引流感染灶，如不及时把握治疗时机，随病情发展和全身情况恶化，往往使感染灶的清除成为不可能。感染无法控制，MOF 亦不可能治愈。

② 早期预防感染。积极控制感染和清除感染灶，对防治 MOF 具有重要意义。对严重代谢紊乱，抵抗力很差的 MOF 病人，抗生素使用必不可少。应用抗生素时必须根据连续及多处的取样做细菌培养，针对性地选用合适的抗生素并给予足够剂量和疗程。

（2）阻断病理通路　即体液介质拮抗剂及免疫调节剂的使用。

① 使用抗蛋白酶。使用外源性的抗蛋白酶，如抑肽酶以抑制蛋白酶的过量产生，或调节内源性的抗蛋白酶水平。

② 使用抗氧化药。如特异性的超氧歧化酶、过氧化氢酶或非特异性的 β-胡萝卜素，清除已形成的氧化物，或提高内源性抗氧化剂水平，以对抗氧化剂的细胞毒性。

③ 免疫机能调节药物的应用。如接种结核菌苗（卡介苗）、短小棒状杆菌菌苗，以及使用左旋咪唑、转移因子、胸腺素、干扰素等。

④ 制止微血栓形成的药物。

⑤ 钙拮抗剂的应用。Ca^{2+} 是缺血性细胞损害的一种非常重要的致病性介质。故钙拮抗剂如维拉帕米、心痛定（硝苯地平）对受损细胞具有一定的保护作用。

2. 预防

MOF 一旦发生，治疗非常棘手，病死率甚高，因此应加强防止 MOF 的发生，或早期发现以制止 MOF 的发展，有效提高危重病人的生存率。主要环节包括：

（1）对休克、外伤、重症感染等危重病人应及早消除病灶，防止感染的发展，以免对重要脏器造成损害，并提高机体的非特异性防御机能。

（2）及早治疗任何一个首先发生的器官衰竭，阻断病理的连锁反应，争取及时制止其发展恶化，以免出现 MOF。根据"脏器相关"的概念，重视对相关脏器功能的保护。

（3）维持正常循环功能，尽可能及早纠正低血容量、组织低灌注和缺氧，增加氧供，改善细胞功能。为此，必须积极采取支持循环和呼吸的措施，如输液、输血，保持呼吸道通畅，必要时给氧或用呼吸机等。

（4）当各脏器功能指标已低于正常范围但尚未到脏器衰竭的诊断标准时，宜视为 MOF 的预备状态，应按 MOF 处理。

四、急性呼吸衰竭

（一）急性呼吸衰竭的定义

急性呼吸衰竭一般指呼吸衰竭（呼衰），是由各种原因引起的呼吸功能严重障碍，以致无法进行有效的气体交换，导致缺氧，伴有或不伴有二氧化碳潴留，并造成一系列生理功能紊乱和代谢障碍的临床综合征。

（二）急性呼吸衰竭的诊断

1. 临床分型

目前呼衰的分型有：

（1）按病程分为急性与慢性。

（2）按病变部位分为中枢性与周围性。

（3）按病理生理改变分为通气性与换气性，即以基本病理生理-血气改变分型。

2. 临床表现

呼吸衰竭的临床表现除原发疾病症状外，主要为缺氧和二氧化碳潴留所引起的多脏器功能紊乱。具体表现为：

（1）呼吸困难。

（2）发绀，这是缺氧的典型表现。

（3）精神神经症状　急性呼吸衰竭的精神症状较慢性为明显，急性严重缺氧可立即出现精神错乱、狂躁、昏迷、抽搐等症状；慢性缺氧多有智力或定向功能障碍。二氧化碳潴留出现中枢抑制之前的兴奋症状，如失眠、烦躁、躁动，此时切忌用镇静药或安眠药，以免加重二氧化碳潴留；随着二氧化碳潴留加重则表现为神志淡漠、肌肉震颤、间歇抽搐、昏睡，其至昏迷等。

（4）循环系统症状　长期缺氧、肺动脉高压，可发生右心衰竭。二氧化碳潴留使外周浅表静脉充盈、皮肤红润、温暖多汗、血压升高，心搏量增多致脉搏洪大有力；又因脑血管扩张，可发生搏动性头痛。

（5）消化道和泌尿系统症状　严重呼吸衰竭除对肝、肾功能有影响外，还能引起胃肠道黏膜充血水肿、糜烂、渗血。消化道出血在呼吸衰竭患者的发生率约为20%，消化道溃疡包括糜烂可达70%。但这些症状均可随着呼吸衰竭的缓解而消失。

（三）急性呼吸衰竭的急救与护理

（1）密切观察生命体征的变化　尤应注意观察呼吸情况，有无呼吸困难；呼吸节律与频率的改变；有无发绀；吸氧后呼吸情况有无改善等。

（2）保持呼吸道通畅　在氧疗和改善通气之前，必须保持呼吸道通畅，及时清除口腔、鼻腔、咽喉部的分泌物和胃反流物；通过鼓励患者多饮水、蒸气吸入、雾化吸入和应用祛痰药等使气道充分湿化，增强排痰功能；必要时行气管插管或气管切开机械辅助呼吸。

（3）吸氧　氧疗的目的是使动脉血氧饱和度至少保持在90%以上，同时又无氧中毒的发生。急性肺水肿和ARDS患者，应立即吸入高浓度氧或纯氧，以保证心、脑等对低氧血症十分敏感的重要脏器的氧供。对于低氧血症伴明显的二氧化碳潴留的患者，应采用低浓度氧持续吸入。

（4）防治并发症　严重低氧血症和二氧化碳潴留患者，应常规给予制酸剂，预防消化道出血。酸碱平衡失调和电解质紊乱、血容量不足、严重感染、消化道出血、心力衰竭以及机械通气使用压力过高等，均可引起休克，应针对病因采取相应措施，防止休克的发生。

（5）营养支持　呼吸衰竭患者由于呼吸功能增加、发热等因素，机体代谢处于负平衡，会降低机体免疫功能，感染不易控制，呼吸肌疲劳甚至衰竭，以致抢救病程延长。所以在抢救过程中，应常规给患者高蛋白、高脂肪、高糖类、氨基酸以及多种维生素和微量元素的饮食，可通过鼻饲、静脉、口服等途径补充。

五、自发性气胸

在没有创伤或人为因素的情况下，肺组织及脏层胸膜自发性破裂，空气进入胸膜腔，称为自发性气胸。临床上分为闭合性（单纯性）气胸、张力性（高压性）气胸和交通性（开放性）气胸三种类型。

（一）自发性气胸的诊断

1. 诊断要点

（1）多见于20～40岁瘦高体型青壮年男性；40岁以上多继发于各种肺疾病。大多起病急骤，患者突感一侧胸痛，为针刺样或刀割样疼痛，继之胸闷、呼吸困难，伴刺激性咳嗽，积气量大者不能平卧或健侧卧位。严重者出现烦躁不安、发绀、冷汗、心律失常，甚至意识不清、休克、昏迷等。

（2）少量气胸体征不明显，听诊时呼吸音减弱。大量气胸时，气管向健侧移位，患侧胸部隆起，呼吸运动与触觉语颤减弱，叩诊呈过清音或鼓音，听诊呼吸音减弱或消失。

（3）X 线胸片检查有气胸线；CT 扫描显示胸腔有积气；胸腔穿刺抽出气体。

2. 鉴别诊断

（1）急性冠状动脉综合征多有冠心病病史，无气胸体征，胸片和心电图可鉴别。

（2）肺大疱起病缓慢，胸片检查无气胸线，肺野透亮度增加，但是仍可见到细小肺纹理，必要时 CT 可明确诊断。

（3）其他应注意与支气管哮喘、阻塞性肺气肿、肺动脉栓塞等鉴别。

（二）自发性气胸的急救

（1）**一般处理** 卧床休息，吸氧，建立静脉通路。

（2）**闭合性气胸** 小量气胸，肺压缩<30%，可行保守治疗；大量气胸，可行胸腔穿刺排气。

（3）**交通性气胸** 经积极保守治疗的同时，行胸腔插管水封瓶闭式引流术，如效果不佳，行胸膜粘连术或瘘孔闭合术。对于肺的破口大而难以闭合，或肺的原发灶需要手术治疗者，可行电视胸腔镜治疗或开胸手术治疗。

（4）**张力性气胸** 立即行胸腔插管水封瓶闭式引流术，同时监测生命体征、血气，如呼吸循环难以维持稳定，积极行开胸手术治疗。

六、急性上消化道出血

（一）急性上消化道出血的定义

消化道以屈氏韧带为界，其上消化道出血是指食管、胃、十二指肠、空肠上段及来自胰腺、胆道的急性出血。

（二）急性上消化道出血的治疗

1. 一般治疗

上消化道出血病情急、变化快，严重者可危及生命，应争分夺秒，积极抢救。

（1）**休息** 应卧床休息，取平卧位，抬高下肢，保持呼吸道通畅，必要时吸氧。酌情给以镇静剂，以减轻恐惧和烦躁。肝硬化食管胃底静脉曲张破裂出血，禁用吗啡、巴比妥类药物。

（2）**密切观察病情** 随时观察呕血、黑便情况；严密监测血压、心率、呼吸、尿量变化及神志改变等生命体征；定期复查红细胞计数、血红蛋白浓度及血细胞比容。

2. 积极补充血容量

立即查血型和配血，尽快补充血容量，在配血过程中，可先输平衡液或葡萄糖盐水。若血源缺乏，可用右旋糖酐或其他血浆代用品暂时代之。下列情况为紧急输血指证：①病人改变体位时出现晕厥、血压下降和心率加快；②心率大于 120 次/min 和（或）收缩压小于 90mmHg（或比基础血压下降 25%）；③血红蛋白低于 70g/L 或血细胞比容低于 25%。血压、心率、尿量和中心静脉压监测，可作为补液、输血量和速度的较可靠参照指标。纠正急性失血性周围循环衰竭的关键是输足量全血。肝硬化病人宜用新鲜血。

3. 止血措施

（1）三腔管气囊压迫止血　主要用于食管胃底静脉曲张破裂出血，目前不推荐为首选止血措施，仅用于药物不能控制出血者的应急抢救，以赢得时间去准备其他更有效的措施。

（2）止血药物

① 血管升压素（vasopressin），主要用于门静脉高压所致出血，静脉内给药可使内脏小血管收缩而降低门静脉血流量和压力，以达到止血目的。

② 生长抑素（somatostatin），直接作用于内脏血管平滑肌，使内脏血流量减少。控制食管静脉曲张破裂出血的效果优于血管升压素，且不良反应小。

③ 组胺 H_2 受体拮抗剂、质子泵抑制剂，能抑制胃酸分泌，提高胃内 pH 值，对消化性溃疡与急性胃黏膜病变所引起的出血疗效较好。

④其他，如卡巴克络（安络血）、6-氨基己酸、氨甲苯酸等均可应用。

（3）内镜直视下止血

① 硬化疗法。食管静脉曲张破裂引起的出血通过内镜将硬化剂注射至曲张静脉内以达到止血目的。

② 高频电凝止血、激光止血。电凝止血，即经内镜用高频电发生器、高频电极及热活检钳直视下电凝止血。激光止血，即激光照射出血组织，使组织蛋白凝固，血管收缩闭塞，血栓形成，出血停止。

③ 5%孟氏液可使局部胃壁痉挛，出血部位血管收缩，并促进血凝。

（4）局部用药　口服、胃管注入或经内镜喷洒药物至出血局部，可获良好止血效果。常用于消化性溃疡出血及急性胃黏膜病变。

① 去甲肾上腺素 8mg 加入冷生理盐水 100mL 中，分次口服或胃管注入，可使胃肠黏膜出血的小动脉收缩，并减少胃酸分泌，一般每隔 1/2～1h 灌注一次，重复 3～4 次仍无效者停用。

② 凝血酶口服或内镜下局部喷洒。口服后应使患者缓慢变换体位，以使药物充分接触创面，以达到止血目的。如出血停止，可继续服药至大便外观正常、隐血试验阴转后停药。食管胃底静脉曲张破裂出血者也可用此治疗。

③ 口服三七粉、云南白药，也有一定止血效果。

4. 手术治疗

上消化道出血如经内科治疗仍出血不止，可行紧急手术治疗。因引起出血的病因不同，手术指征也不同。

七、癫痫持续状态

（一）癫痫的定义

癫痫为一综合症状。其特征为阵发性间歇性神志昏迷及肌肉抽搐，感觉麻木，反复发作等神经机能的刺激现象。癫痫持续状态系指癫痫发作持续时间较长或反复发作，间歇较短的各种癫痫状态。

（二）癫痫持续性状态的急救与护理

1．一般处理

吸氧并迅速解开领扣、裤带，将头偏向一侧，托下颌，用开口器张开上、下颌，以免咬舌，吸出口腔食物残渣，保持呼吸道通畅。

2．抗癫痫药物

（1）安定　成人 10～20mg/次，5mg/min 静脉注射，必要时 20～30min 再重复给药，直至惊厥被控制（最大剂量 60～80mg/次），24h 内总剂量不得超过 200mg。婴幼儿 2～10mg/次，6 岁以上儿童最大剂量可达 15～20mg/次。

（2）苯妥英钠　成人 500～750mg/次（或每次 10～15mg/kg）静脉注射，儿童每次 5～10mg/kg，静脉注射速度为 25～50mg/min，以后每 6～8h 口服或静脉注射 50～100mg 的维持量。

（3）氯硝西泮　成人 1～8mg/次，多数病人应用 0.25～5mg/次就获满意效果。

（4）异戊巴比妥钠　成人 0.5～0.8g，儿童 0.25g，加于 20mL 生理盐水中缓慢静脉注射。

（5）苯巴比妥钠　成人每次 8～20mg/kg，儿童 4～6mg/kg，加于注射用水 2～4mL 中肌内注射或静脉注射，其静脉注射速度＜60mg/min。

（6）副醛　成人肌内注射 5～8mL，婴儿 0.2～0.3mL/kg，3～6 岁 2～3mL，6 岁以上 3～4mL，不得超过 5mL。也有人主张先肌内注射 10～12mL，以后每 30min 肌内注射 5mL，直至发作停止。灌肠：10～15mL 加于植物油 10～20mL 内保留灌肠。

（7）水合氯醛　口服剂量：成人 1g，儿童 40～180mg/kg，婴儿 65～100mg/kg，1h 后可重复。灌肠剂量：成人 3.0～4.0g，婴儿 0.1～0.8g，幼儿 1.0～1.5g，学龄儿童 2.0g。

（8）利多卡因　0.5～2mg/kg 加于 25％葡萄糖液 20mL 中缓慢静脉注射，20min 后无效可重复 1 次；或加于 5％葡萄糖液 500mL 中静脉滴注，每小时滴入 4～6mg/kg。

3．脱水剂

20％甘露醇：125～250mL 静脉滴注；25％山梨醇：125～250mL 快速静脉滴注；50％葡萄糖液：80～100mL 快速静脉滴注。

4．降温及抗感染

肌肉过度运动和感染（主要是肺部感染）为高热的主要原因。应采取以下措施：控制抽搐；治疗肺部感染；物理降温；药物降温。

5．保持呼吸道通畅

此类病人上呼吸道内常积存大量痰液，应及时清除，同时加强给氧，必要时在喉镜下吸痰，或行气管切开术。

6．纠正水电解质、酸碱平衡紊乱

有水电解质和酸碱平衡紊乱时，应及时纠正，但应避免一时输入液体和碱性药物过多，以免加重脑水肿和病情。

7．维持呼吸、循环功能

呼吸浅而无力者：可定时给予洛贝林、尼可刹米等呼吸兴奋剂，单独或交替肌内注射或静脉注射。

呼吸急促者：可给予氨茶碱 0.25g 加于 25％葡萄糖液 20mL 中缓慢注射。

心率过快者：毛花苷 C 0.2～0.4mg 加于 25％葡萄糖液 20mL 中缓慢注射。

血压下降者：静脉滴注多巴胺、间羟胺。

8. 改善脑代谢，促进脑功能恢复

谷氨酸钠：23g 加于 5％葡萄糖液 500mL 中静脉滴注，每日 1 次。

γ-氨酪酸：1～2g 加于 10％葡萄糖液 500mL 中静脉滴注，每日 1 次。

八、大咯血

（一）大咯血的定义

咯血是指声门以下的呼吸道或肺组织出血，通过咳嗽反射经口腔咯出。24h 咯血量不超过 100mL 时称小量咯血，咯血量 100～500mL 为中等量咯血，咯血 500mL 以上为大咯血，或 1 次咯血量超过 300mL 亦为大咯血。急性（致死性）大咯血，是指急剧从口鼻喷射出大量鲜血，出血量在 2000mL 以上。大咯血对患者的威胁除咯血量外，重要的是窒息，特别是单位时间内的咯血量，尤其是久病体弱、呼吸功能不全、无力将血咳出的患者更易发生窒息。

咯血的病因十分复杂，能够引起咯血的疾病多达上百种，通过系统性认真地检查后，仍不能明确原因者可达 30％。咯血仍以呼吸系统疾病占多数，目前肺结核、肺癌、支气管扩张、肺脓肿仍是引起咯血最常见的原因。

（二）大咯血的急救与护理

（1）立即给予患者患侧卧位，有利于健侧肺的通气，防止吸入性肺炎或肺不张。如出血部位不明，则多采取平卧位或半卧位。绝对卧床休息，避免患者强行憋气，嘱患者轻轻将气管内的积血咳出，以免血液淤积于呼吸道内，引起继发性肺不张或感染。

（2）精神高度紧张者可给予心理疏导和镇静药，消除患者的紧张和恐惧心理，以利止血。

（3）保持呼吸道通畅，呼吸困难者给予及时吸氧。呼吸道畅通者给高流量氧气吸入，直至呼吸困难及发绀消失。

（4）密切观察患者的体温、脉搏、呼吸、血压、心率等生命体征的变化，若患者有口渴、烦躁、厥冷、面色苍白、血压下降、咯血不止，应考虑可能发生休克，应立即进行抢救。

（5）尽快建立静脉通路，防止失血性休克，应选择中心静脉或周围静脉中的粗大静脉穿刺，建立多条静脉通路，通过静脉途径应用止血、扩容等药物。根据出血情况及时给予交叉配血、备血或输血。对反复咯血及大咯血患者可少量多次输血，最好输新鲜全血，可补充血容量，增加凝血因子，增强抵抗能力和心理安慰。但输血速度要缓慢，一次输血量不宜过多，因输血量过多可增加肺动脉压力而加重出血。

（6）准确记录咯血量，防止窒息发生。注意咯血的量、颜色、性质、咯血次数及时间，是新鲜还是陈旧性出血，随时做好大咯血和窒息的抢救。及时发现早期窒息的先兆，窒息的

临床表现为突然停止咯血或咯血量猛然减少，同时患者出现极度烦躁不安、吸气性呼吸困难、大汗、濒死感、呼吸浅速或停止、一侧或双侧呼吸音消失、全身皮肤黏膜发绀、湿冷、神志丧失等。若有窒息迹象，应立即取头低脚高位，轻拍背部，以利血块排出，并尽快清出口、咽、喉、鼻部的血块，或紧急行气管插管术或气管切开术，迅速吸出积血，以解除呼吸道阻塞。

（7）随时做好紧急外科手术治疗的术前准备。

九、昏迷

（一）昏迷的定义

昏迷（coma）是最严重的意识障碍，即持续性意识完全丧失；也是脑功能衰竭的主要表现之一。简单地说，昏迷是觉醒状态与意识内容以及躯体运动均完全丧失的一种极严重的意识障碍，对强烈的疼痛刺激也不能觉醒。

意识是指人们对自身和周围环境的感知状态，可通过言语及行动来表达。

意识障碍系指人们对自身和环境的感知发生障碍，或人们赖以感知环境的精神活动发生障碍的一种状态。意识的内容包括"觉醒状态"及"意识内容及行为"。觉醒状态有赖于所谓"开关"系统——脑干网状结构上行激活系统的完整，意识内容与行为有赖于大脑皮质的高级神经活动的完整。当脑干网状结构上行激活系统抑制或两侧大脑皮质广泛性损害时，觉醒状态减弱，意识内容减少或改变，即可造成意识障碍。

（二）昏迷的诊断程序

主要按照实践论的实践、认识、再实践、再认识的方法进行。

（1）迅速准确询问病史，包括起病方式、首发症状、伴随症状、发生环境及既往病史等。

（2）全面而有重点的体格检查。因病因繁多故需全面检查；因时间紧迫，故需有重点进行。首先，掌握生命体征，尽快确定抢救措施。其次，重点检查神经体征和脑膜刺激征，以便迅速按病因诊断进行分类，缩小检索范围。应根据提供的线索确定查体的重点。注意体温、呼吸、脉搏、血压、瞳孔、巩膜、面容、唇色、口腔及耳部情况、呼吸的气味等。

（3）必要的实验室检查，如全血、静脉血、尿液、胃内容物、肛诊、脑脊液、胸透、心电图、超声波、颅部摄片、CT 及 MRI 等检查。

（4）正确的分析与判断。主要以上述病史、查体及实验室检查结果为依据，确定是不是意识障碍（功能、器质）、意识障碍的程度及意识障碍的病因。

（5）回到救治的实践中去检验诊断的正确性。

（三）昏迷的救治原则

1. 病因治疗

迅速查明病因，对因治疗。例如：脑肿瘤行手术切除、糖尿病用胰岛素、低血糖者补糖、中毒者行排毒解毒等。

2．对症治疗

（1）呼吸功能的维护和治疗。保持呼吸道通畅，给氧，注射呼吸中枢兴奋剂；及时、果断地进行气管切开或插管辅以人工呼吸。

（2）维持有效的循环功能，给予强心、升压药物，纠正休克。

（3）有颅内压增高者给予脱水、降颅压药物，如皮质激素、甘露醇、呋塞米等利尿脱水剂等。必要时行脑室穿刺引流等。

（4）抗菌药物防治感染。

（5）控制过高的血压和体温。

（6）控制抽搐。

（7）纠正水、电解质平衡紊乱，补充营养。

（8）给予脑代谢促进剂、苏醒剂等。前者如 ATP、辅酶 A、胞磷胆碱等，后者如甲氯芬酯、醒脑静等。

（9）注意口腔、呼吸道、泌尿道及皮肤的护理。

十、急性中毒

急性中毒在日常生产、生活中是常发生的意外事件。某些化学物质进入人体后，与机体相互作用，扰乱或破坏人体正常生理功能，使机体发生暂时性或永久性损害的全身性疾病被称为中毒。引起中毒的外来化学物质被称为毒物。毒物在短时间内大量进入人体而引起的疾病被称为急性中毒。急性中毒起病急骤，症状严重，变化迅速，如不及时抢救，可危及生命。因此，对于急性中毒患者，一定要尽快明确诊断并进行急救，以挽救生命，减少后遗症。

（一）急性中毒概述

毒物种类极其繁多。有不少药物，如果过量使用或使用不当，也可成为毒物。毒物进入人体后可引起急性中毒，不同的毒素对人体会产生不同的毒害。

1．毒物的吸收途径

（1）经呼吸道吸收　当毒物以气态、蒸气或溶胶状态等存在于空气中时，均可通过呼吸道吸收而引起中毒。

（2）经消化道吸收　多见于饮用或食用被毒物污染的水或食物，也见于误服或自服毒物、过量服用药物等。

（3）经皮肤吸收　完整的皮肤是良好的天然屏障，但脂溶性毒物（如有机磷农药以及一些对皮肤局部有刺激性和损伤性作用的毒物）可经皮肤吸收而引起中毒，多与呼吸道吸收中毒同时发生。

（4）肌肉和静脉吸收　注射某些药物过量或药物过敏均可发生中毒。该途径引发的中毒发病迅速。

2．毒物在体内的分布

毒物被吸收进入血液后，迅速分布于全身的体液及组织中，并到达效应部位。毒物蓄积的组织器官是其主要致毒部位。毒物从蓄积部位不断释放出来并作用于细胞，引起毒性损害，导致人体出现各种中毒表现。

3．毒物的代谢与排出

（1）毒物的代谢　毒物主要在肝脏通过氧化、还原、水解、结合等途径进行代谢。大多数毒物经代谢后毒性降低。影响毒物代谢的因素很多，如年龄、性别、毒物进入的途径和剂量、肝功能等。

（2）毒物的排出　毒物主要经肾脏从尿液中排出，其次是经肝胆途径由消化道排出，挥发性物质可经呼吸道排出。此外，少数毒物可随汗液、唾液、乳汁等排出。

（二）急性中毒的急救与处理

急性中毒者病情变化快，应迅速对其进行抢救。救治原则是立即终止接触毒物，清除进入体内已被吸收及尚未被吸收的毒物，将中毒者急送至医院，及时使用特殊解毒剂进行对症治疗。

1．脱离现场

将伤员迅速移离中毒现场至空气新鲜场所，给予吸氧，脱去被污染的衣物，用流动清水及时冲洗皮肤。对于可能引起化学性烧伤或能经皮肤吸收引起中毒的毒物更要充分冲洗，一般冲洗时间不少于 20 分钟，并考虑选择适当的中和剂进行中和处理。有毒物溅入或灼伤眼睛时要优先迅速冲洗。

2．保持呼吸道通畅，及时进行心肺复苏

对神志不清者应将其头部偏向一侧，以防呕吐物吸入呼吸道而引起窒息。密切观察患者的意识、瞳孔、血压、呼吸、脉搏等生命体征。如果患者的心跳、呼吸停止，应立即对其实施心肺复苏。

3．中止毒物的继续吸收

经口引起中毒的毒物为非腐蚀性毒物时，应立即用催吐或洗胃及导泻的办法使毒物尽快排出体外。

（1）催吐　神志清楚、能合作的服毒者，可进行催吐。让患者饮温水 300～500mL，然后用压舌板或用患者的手指刺激咽后壁或舌根部引起呕吐。如此反复多次进行，直到胃内容物完全吐净为止。腐蚀性毒物中毒时，一般不用催吐与洗胃的方法，可通过服用牛奶、蛋清、米汤、植物油等方法来保护胃肠道黏膜。

（2）洗胃　对清醒者，越快洗胃效果越好，但神志不清、惊厥抽动、休克、昏迷者忌用。洗胃只能在医护人员的指导下进行。

4．心理照顾

对服毒自杀者经抢救清醒后，应加强安全防范措施，要有专人陪护，避免让患者接触到可自伤的物品，要耐心细致地照顾，并做好心理疏导工作。

5．大批中毒者的处理

如果有大批中毒者，应立即将情况上报卫生防疫部门，并拨打"120"急救电话求救。

十一、意外伤害

（一）烧伤的急救

烧伤是工农业生产和日常生活中常见的损伤，致伤原因有火焰、热液、炽热固体、蒸

汽、电流、某些化学物质和放射线等。小面积烧伤对全身影响不大；大面积烧伤可引起全身病理、生理变化，病死率极高。烧伤的急救措施如下。

(1) 消除致伤原因

① 火焰烧伤应立即脱去着火衣服，就地打滚灭火，或跳入附近小河、水池中。抢救者可用自来水冲淋灭火，或用毯子、大衣、棉被等物压盖灭火，有条件者可将受伤肢体浸入冷水中 20 分钟，亦可用毛巾、纱布浸冰水敷局部，以减轻疼痛和损伤。

② 热液烫伤同样应立即脱去被热液浸湿的衣服，并长时间用冷水冲洗。

③ 酸碱或化学腐蚀性物质烧伤，立即脱去浸渍化学物质衣服，用大量清水长时间冲洗。

④ 电击伤时，应用木棒等绝缘物体或戴橡皮手套立即切断电源。扑灭着火的衣服，并注意有无呼吸不规则、呼吸停止或心搏骤停，如出现以上情况，应立即进行人工呼吸和胸外心脏按压等抢救措施。

(2) 保持呼吸道通畅　由火焰或化学物质造成的吸入性损伤，因呼吸道梗阻而发生呼吸困难者，应立即进行气管切开，以保持呼吸道通畅并给氧。遇紧急情况时可在现场行气管插管术，或用 14 号粗针行环甲膜穿刺术，并立即转送医院抢救。

(3) 镇静止痛　轻度烧伤可口服止痛片，或肌内注射哌替啶（度冷丁）。大面积烧伤因周围循环不良，肌内注射往往不吸收，可缓慢静脉注射。要记录用药时间和剂量，以免重复多次注射而造成药物过量。对吸入性损伤、合并有颅脑损伤及 1 岁以内婴儿忌用哌替啶（度冷丁）和吗啡，可改用苯巴比妥或异丙嗪。

(4) 合并伤处理　若同时有外伤，如骨折、大出血、脑外伤等，应进行相应的急救处理。

(5) 保护创面　为防止创面污染和损害，可用干净清洁布类行简单包扎，或用衣服、被单等包裹创面。

(二) 电烧伤的急救

电烧伤是指人体与电流直接接触，电流通过人体，电在人体内转变成热能而造成大量的深部组织坏死。致伤原因有：①违章操作或缺乏安全用电知识；②青少年玩耍不慎触及高压线路；③故意自伤或他伤。电烧伤的处理措施如下。

(1) 切断电源　迅速切断电源，拉开电闸；或用木棍、竹竿等不导电的物品，挑开通电电线或电器。

(2) 维持呼吸　若伤员有呼吸不规则或呼吸停止，应迅速进行口对口人工呼吸，并应尽快行气管插管术，用气囊或呼吸器维持呼吸。

(3) 心脏复苏　应立即进行胸外心脏按压和人工呼吸，并注射肾上腺素或异丙肾上腺素，如果胸外按压无效，应立即开胸按压心脏。有心室纤颤者，可用利多卡因 100mg 或溴苄胺 200mg 静脉注射，或应用电击除颤。

(4) 输液　高压电烧伤深部组织损伤严重，输液需要量比按体表烧伤面积计算的量要多。但对早期有心搏骤停与心肌损害的伤员，要防止输液量过多造成心衰与肺水肿。有血红蛋白尿者，为预防发生肾衰竭，尿量应维持在每小时 50mL 以上，适当应用利尿剂，常用 20% 甘露醇 125mL，每 6 小时 1 次，快速静脉滴注。为碱化尿液，可输入碳酸氢钠溶液，以防止血红蛋白或肌红蛋白在肾小管内沉淀，阻塞肾小管。

(5) 焦痂和深筋膜切开　电烧伤局部水肿严重，对影响肢体的血液循环或呼吸者，要尽早行焦痂和深筋膜切开，恢复肢体血运或改善呼吸，也可起到早期探查伤口目的，大体了解组织坏死的程度及范围。切开的伤口用聚优碘酮纱布条松松填塞覆盖。

（6）创面处理　电烧伤一般采用暴露疗法，创面可涂 2.5％碘酒或 10％磺胺嘧啶银糊剂，每日 2 次。应早期行扩创植皮手术（伤后 1 周左右），切除坏死组织，尽可能保留神经、肌腱，对表面看来色泽尚红，但切割时无收缩功能的肌肉应予以切除。

（7）肢体电烧伤　有大片肌肉坏死、神经血管烧致变性坏死、血管栓塞及骨烧伤外露无法修复者，应及时作截肢或关节离断。

（8）预防感染　要定时作创面细菌培养及药敏试验。除注意一般化脓性感染外，还应注意厌氧菌感染的防治，可常规注射大剂量青霉素，至坏死组织清除干净后才停用。如果病人胃肠功能好，可口服甲硝唑（灭滴灵），成人 0.4g，每日 3 次。另外，在受伤时，及时注射破伤风抗毒素 1500～3000μg。

（三）中暑的急救

中暑是一种急性而危重的高温疾患。多因人体长时间暴露于高温或强烈辐射热环境中发生，若湿度过大，散热不良，通风差也易引起中暑。体弱、肥胖、饮酒、失盐、发热、甲状腺功能亢进、糖尿病、心血管病、广泛皮肤损害、先天性汗腺缺乏症和应用阿托品及其他影响汗腺分泌的因素，在炎热的季节均可诱发本病。中暑的急救措施如下。

（1）先兆中暑与轻度中暑　立即转移到阴凉通风场所，松解衣服，安静休息，给予清凉含盐饮料，不能口服者酌情给予葡萄糖氯化钠注射液（GNS）或生理盐水静脉滴注；有早期衰竭表现者，必要时使用呼吸及循环中枢兴奋剂。

（2）中暑衰竭　迅速降低过高体温，纠正水及电解质与酸碱平衡。

（3）日射病　在阴凉处安静休息，用冰袋或冷水头部湿敷。

（4）中暑高热　注意物理降温与药物降温相结合以及并发症的防治，有条件时注意监护。

第二章 >>>

消化系统疾病的诊治

一、慢性胃炎

慢性胃炎是指各种病因引起的胃黏膜慢性炎症。目前我国采纳了国际上新悉尼系统的分类方法，将慢性胃炎分成浅表性（非萎缩性）、萎缩性和特殊类型三大类。慢性萎缩性胃炎又可再分为多灶萎缩性胃炎（B型）和自身免疫性胃炎（A型）两大类，前者表现为萎缩性改变在胃内呈多灶性分布，以胃窦为主，多数由于幽门螺杆菌感染所致；后者表现为萎缩改变主要位于胃体部，由自身免疫引起。

（一）病因和发病机制

慢性胃炎的病因与发病机制迄今尚未完全阐明，认为可能与下列因素有关。

1. 微生物

（1）幽门螺杆菌（helicobacter pylori，HP）　HP可致慢性活动性胃窦胃炎或全胃炎，现已成为全球性攻关课题。人群中HP感染的阳性率随年龄增长而增加，60岁时可达50%以上。

我国慢性胃炎中HP检出率为50%～70%。经研究表明，HP经口入胃内，利用菌体及鞭毛穿过黏液层而稳定地寄居在黏液下和上皮之间，呈克隆生长。此期间产生脂多糖、细菌毒素、尿素酶及蛋白酶等多种物质，加之局部的免疫反应，导致胃黏膜屏障功能降低、H^+反渗，从而炎细胞浸润，细胞变性坏死，最终引起胃炎改变。

（2）其他细菌　口、鼻、咽喉等部位存在慢性感染灶，经常咽下带细菌或细菌毒素的分泌物，使其刺激胃黏膜而致慢性胃炎。人胃幽门螺杆菌检出率0.3%左右，其中半数人可引起胃炎。真菌也可引起慢性胃炎，但少见。

（3）病毒　巨细胞病毒、单纯疱疹病毒等偶尔也可引起慢性胃炎。

2. 理化刺激

长期饮用烈性酒、浓茶、咖啡，长期进食辛辣、过硬及粗糙食物，服用水杨酸等对胃有刺激的药物，均可导致慢性胃炎。

3. 肠液反流

由于幽门功能失调及胃次全切除术后，小肠液反流入胃，肠液中的胆酸、酶类和溶血卵磷脂等物质破坏了胃黏膜屏障，使 H^+ 反渗入胃黏膜，引起慢性胃炎的发生。

4. 自身免疫

根据在某些胃体萎缩性胃炎（CAG）测得壁细胞抗体（PCA）和（或）内因子抗体（IFA），认为自身免疫功能的改变在 CAG 的发病中起着重要作用，称为自身免疫性胃炎（AIG）。国内刘为纹等通过鞣化单细胞电泳移动试验（TEEM），发现部分胃窦萎缩性胃炎患者淋巴细胞对胃炎抗原具有特异性细胞免疫反应。也有人发现慢性胃窦炎患者有胃泌素细胞分泌抗体（G 细胞的特殊自身免疫抗体，属 IgG 系统）。近来又发现壁细胞表面抗体（PCSA），通过抗体依赖性细胞毒反应破坏壁细胞。这些研究表明，慢性胃炎可能与自身免疫有关。

（二）临床表现和诊断

1. 临床表现

慢性胃炎常缺乏特异性症状和体征。主要有中上腹部隐痛、灼痛、钝痛、胀痛，可见嗳气、反酸、腹胀、恶心、呕吐、食欲不振和体重减轻。出血性胃炎及胃黏膜糜烂较甚者可出现柏油样便，甚至呕血，可导致贫血。而恶性贫血在我国罕见。中上腹部可有广泛性轻度触痛。

2. 诊断

慢性胃炎因无特异性症状和体征，故诊断主要依据内镜检查、病理组织学检查和泌酸功能检查。此病首先应与胃癌相鉴别，特别是早期胃癌中的平坦型与糜烂型胃炎极相似，有的肉眼难以辨认。内镜检查中每遇有可疑病灶，应作活检及片检，以防误诊及漏诊。如伴有重度不典型增生及Ⅲ型肠上皮化生，应视为癌前病变。还应与消化性溃疡、慢性肝胆疾病及胰腺疾病进行鉴别，经影像学及内镜检查常可明确诊断。

（三）治疗

（1）一般治疗　慢性胃炎无明显症状者可不用药物治疗，注意饮食调节即可。即使活动期者，饮食调节也非常重要。以柔软、富有营养而无或少刺激性饮食为宜，切忌暴饮暴食。同时，尽可能避免服用水杨酸制剂等对胃刺激性大的药物，若有上呼吸道慢性感染灶，则应积极治疗。

（2）解痉制酸　当慢性胃炎处于活动期或上腹痛明显时，可用普鲁苯辛或颠茄合剂等解痉。虽然本病一般无胃酸过高，但由于存在 H^+ 反渗，故在活动期服制酸剂是有必要的。除解痉药可抑制胃酸分泌外，也可选用 H_2 受体拮抗剂，如雷尼替丁、法莫替丁等。还可用氢氧化铝及其他制酸制。

（3）抗生素　主要针对 HP，可用胶态枸橼酸铋钾（De-Nol，得乐）、庆大霉素、阿莫西林、呋喃唑酮、四环素等。悉尼世界胃肠病大会推荐以 2 周三联方案治疗 HP 相关性胃炎。

（4）促胃动力药　为促进胃排空，消除腹胀、嗳气及控制胆汁反流，可用甲氧氯普胺或吗丁啉。这类药应在餐前 15 分钟口服，且不要与抗胆碱能药（阿托品、普鲁苯辛等）同时使用。对胆汁反流者还可用考来烯胺。

（5）助消化药　对胃酸缺乏、食欲不振而无活动性慢性胃炎者可给予1%稀盐酸、胃蛋白酶合剂或多酶片等口服。

（6）黏膜保护药　得乐除有杀灭 HP 作用外，也是一种黏膜保护剂，在酸性环境下，它与炎性组织的糖蛋白形成不溶性沉积物，对病变胃黏膜起覆盖和隔离作用，能防止胃酸、酶类及食物的刺激，促进病变胃黏膜愈合。硫糖铝也能在胃内形成胶状覆盖物，还有抑制胃蛋白酶活性、保护细胞、产生内源性前列腺素 E_2（PGE_2）及加速细胞再生作用。甘珀酸有促胃分泌黏液、破坏或抑制胃蛋白酶活性，使上皮细胞生命延长及产生内源性 PGE_2 等作用。

（7）激素　糖皮质激素仅宜用于 PCA 阳性的胃体萎缩型胃炎（A 型）伴恶性贫血者。

（8）中药制剂　三九胃泰系中药制剂，具有吸附胃蛋白酶、抑菌消炎、止血镇痛、调节胃肠运动、改善微循环、促进核蛋白和 DNA 合成代谢而增强组织修复及免疫调节作用，适用于各类慢性胃炎。

（9）其他　胃膜素、猴头菌片等成药对治疗慢性胃炎有一定效果。频谱照射胃脘部、利用有生物效应的声频、光谱作用治疗慢性胃病和非溃疡性消化不良效果较好。

二、消化性溃疡

消化性溃疡主要指发生在胃和十二指肠的慢性溃疡，亦可发生于食管下段、胃空肠吻合术的吻合口周围以及具有胃黏膜的 Meckel 憩室。这些溃疡的形成均与胃酸和胃蛋白酶的消化有关，故称为消化性溃疡。本病绝大多数（98%）病变位于胃和十二指肠，故又称为胃溃疡、十二指肠溃疡。

（一）病因及发病机制

消化性溃疡的病因迄今仍不完全清楚，是多种病因作用所致。消化性溃疡的发生是由于胃、十二指肠黏膜的损害因素与黏膜自身防御-修复因素之间失去平衡的结果，可能是由于损害因素增强，亦可能是防御-修复因素减弱，或两者兼有之。胃溃疡主要是防御-修复因素减弱所致，而十二指肠溃疡主要是损害因素增强所致。

（1）损害因素

① 胃酸和胃蛋白酶的作用。

② 幽门螺杆菌（HP）感染　HP 感染影响黏膜防御功能与损害因子之间的平衡。HP 毒力因子诱发局部炎症和免疫反应，损害局部黏膜防御机制，促使胃泌素和胃酸分泌。

③ 非甾体类消炎药（NSAID）　其诱发消化性溃疡、妨碍溃疡愈合、增加溃疡复发率、诱发溃疡出血及穿孔等并发症，并破坏胃黏膜屏障保护作用、抑制前列腺素合成。

④ 吸烟与饮酒。

（2）防御因素　包括黏液或碳酸氢盐屏障、黏膜血流量、黏膜上皮细胞再生更新、前列腺素、表皮生长因子。正常情况下胃、十二指肠黏膜具有防御损害因素破坏的作用，维护黏膜的完整性。

（3）其他因素　①遗传因素。②胃、十二指肠运动异常。③心理因素。④全身疾病，比如慢性阻塞性肺部疾病、慢性肾功能衰竭、肝硬化、甲状旁腺功能亢进等可能与消化性溃疡的发生有关。

（二）诊断

（1）慢性胃炎　可类似溃疡病症状，但一般饱胀、嗳气症状较明显，而疼痛节律性不明显，上腹压痛较广泛。X线检查无龛影，胃镜检查及活组织病理可确诊。

（2）胃癌　多发生在40岁以上，上腹痛无周期性及节律性，早期无明显症状，一旦出现症状则演进迅速，呈进行性食欲减退、消瘦、乏力、粪隐血试验持续阳性、胃酸降低或缺乏。X线检查可见充盈缺损，恶性溃疡龛影多在胃腔内，直径常大于2.5cm，边缘不整齐，周围胃壁僵硬，黏膜中断，蠕动少。胃镜、脱落细胞及活组织检查可确诊。

（3）十二指肠炎　可单独发生，但多与慢性胃炎、十二指肠球部溃疡并发，其因果关系未明，但多数认为十二指肠炎是球部溃疡的先兆或静止期表现。其主要症状有上腹痛、反酸、饱胀、嗳气等。X线检查多为阴性，或有痉挛激惹征。内镜及活组织检查可确诊。

（4）慢性胆囊炎　胆石症，多见于中年妇女，疼痛一般位于胆囊区，缺乏溃疡病的疼痛规律，常因进食脂肪诱发，可有典型胆绞痛，伴有黄疸及Murphy征阳性。十二指肠引流、胆囊造影、B超及逆行胰胆管造影可帮助诊断。

（5）胃泌素瘤　又称卓-艾二氏综合征Ⅱ型，是胃肠道APUD瘤的一种，可为良性或恶性，可引起顽固性消化性溃疡，除胃、十二指肠外，可累及食道及空肠等多处，也可为多发性胃溃疡。上腹烧灼样痛严重，部分患者可表现为水样腹泻或脂肪泻。治疗困难，容易复发。临床上遇到多发性、难治性、非典型的消化性溃疡应考虑本病。除胃酸增加外，空腹血清胃泌素超过500pg/mL（正常人<100pg/mL）及测定壁细胞总数超过50亿（正常约为10亿）可明确诊断。

消化性溃疡尚应与胃黏膜脱垂、胃神经官能症、反流性食管炎、十二指肠郁积症及慢性胰腺炎等疾病相鉴别。通过病史特点及胃镜、X线、B超等检查均可确立诊断。

（三）治疗

治疗有四个目的：①缓解症状；②促进溃疡愈合；③预防并发症；④预防复发。治疗原则是整体治疗与局部治疗相结合，中西医相结合，采取全面、持久的综合疗法。

1. 避免致病外因

（1）休息　避免精神紧张，保持乐观情绪，生活规律和劳逸结合。

（2）饮食　目前倾向于放宽对饮食的限制，既要避免强烈的刺激，又要锻炼和调整胃肠功能。一般无须规定特殊食谱，但要节制烟酒。

2. 改善机体内因

可选用下列药物改善和调节神经和胃肠功能：

（1）作用于中枢神经系统的药物，包括镇静剂，如苯巴比妥、氯氮、安定等；抗抑郁药，如曲米帕明。

（2）对抗胆汁反流的药物，包括甲氧氯普胺、舒必利、吗丁啉、考来烯胺。

3. 克服攻击因子

（1）针对胃酸的药物

① 制酸剂　能中和胃酸、减弱胃蛋白酶活性。临床上值得推荐的主要有铝盐和镁盐。

② 抗胆碱能药物　能阻断迷走神经节后纤维释放出乙酰胆碱，故可减少胃酸和胃蛋白酶的分泌。常用的有颠茄合剂、阿托品、溴丙胺太林等。

③ 组胺 H_2 受体拮抗剂　甲氰咪呱、雷尼替丁和法莫替丁；此外，尚有甲氰噻呱、欧米替丁、米芬替丁等。

④ 胃泌素受体阻断剂　主要有丙谷胺。其作用除抑酸外，尚有细胞保护作用，故对胃溃疡的疗效优于十二指肠溃疡。

⑤ 质子泵阻滞剂　奥美拉唑，商品名称洛赛克，为壁细胞 H^+-K^+-ATP 酶抑制剂。抑制胃酸分泌作用时间长，对 24 小时内的胃酸分泌均有抑制作用。

⑥ 胃肠道激素　促胰液素、抑胃多肽、血管活性肠肽、生长抑素等均有抗胃酸分泌作用，但临床应用则有待进一步研究。

（2）针对胃蛋白酶的药物

① 硫酸多糖类药物　可阻止胃蛋白酶-底物复合物形成，有人认为可直接抑制胃蛋白酶活性，还能与粘蛋白结合形成保护膜增强胃黏膜屏障功能。常用的有硫酸支链淀粉、硫糖铝、抗胃酶等。

② 胃酶抑素（Peptatin）　是一种新抗生素，能牢固地与胃蛋白酶结合而使其失去活性。其作用是局部的，应保持胃内浓度以发挥最佳疗效。

③ 针对幽门螺杆菌的药物　临床常用的有阿莫西林、三甲二枸橼酸铋、呋喃唑酮、庆大霉素、甲硝唑。多采用联合用药。

4. 增强防御因子

（1）黏膜愈合剂

① 甘珀酸　能防止氢离子反渗，促进胃黏膜的更新和愈合，增加胃黏液分泌，还可抑制胃蛋白酶。长期服用应注意醛固酮样的副作用，同服氢氯噻嗪和钾盐即可克服。

② 呋喃唑酮　呋喃唑酮可用于难以根除的幽门螺旋杆菌感染。

③ 生胃宁（又名胃必宁）　为中西药合成制剂。含生胃酮、呋喃唑酮及中药（洋金花、黄芪、乌贼骨、白芨、黄连素）等。生胃宁基本无甘珀酸、呋喃唑酮的副作用。

④ 前列腺素（PGE）　具有细胞保护作用，改善胃黏膜血液循环，抑制胃酸、胃蛋白酶分泌，降低壁细胞对组胺的敏感性。

（2）黏膜保护剂　常用的为三钾二枸橼酸铋（TDB），有效成分是稳定的铋盐复合物。国外制剂为 De-Nol，国产制剂有丽珠得乐、迪乐等。仅在酸性环境下具有活力，能与溃疡渗出液中的蛋白质结合，形成一种保护膜，酸使氧化铋发生沉淀，而氧化铋与溃疡底部的肉芽组织具亲和力；刺激黏液分泌并与粘蛋白结合形成一层沉淀覆盖于黏膜上，并能结合胃蛋白酶，使之失去活性；有较强的杀灭幽门螺杆菌的作用。

5. 手术治疗的指证

① 反复发作，症状严重，内科治疗无效者，其中大多为多发性、复合性、穿透性或巨型溃疡等特殊类型的溃疡病。②年过 40 岁，反复发作较久，疑有癌变或已癌变者。③溃疡急性穿孔、器质性幽门梗阻、急性大出血经内科积极治疗无效者。

6. HP 根除治疗方法

（1）质子泵抑制剂为基础的三联根除治疗方案　质子泵抑制剂（奥美拉唑或兰索拉唑）

加两种抗生素（阿莫西林、克拉霉素、甲硝唑、替硝唑、四环素及呋喃唑酮等）。

（2）胶体铋剂为基础的三联根除治疗方案　胶体铋剂加上两种抗生素。

（3）H$_2$受体拮抗剂为基础的三联根除治疗方案　H$_2$受体拮抗加两种抗生素。

（4）四联根除治疗方法　质子泵抑制剂＋铋剂＋两种抗生素。

三、胃下垂

由于胃支持韧带的松弛，或因胃壁无张力而弛缓，致在站立时胃的下缘达盆腔内，胃小弯弧线最低点下降到髂嵴连线以下，同时伴有胃排空缓慢者，称为胃下垂。胃下垂常是内脏下垂的一部分。

（一）病因

胃下垂有先天性和后天性两类。先天性胃下垂大部分是内脏全部下垂的一种表现，主要是由于支持腹内脏器的韧带全部松弛所致。多见于瘦长体型的女性。后天性胃下垂可能是因严重消瘦，腹肌松弛，或长期卧床肌肉萎缩致腹肌张力消失后继发的。其结果是由于胃不能固定在原有的位置上，以致直立时有下垂现象。

正常腹腔内脏位置主要靠三个因素予以固定：①横膈的位置及膈肌的活动力；②腹内压的维持，特别是腹肌力量和腹壁脂肪层厚度的作用；③邻接脏器或某些相关韧带的固定作用。胃-十二指肠两端是固定的，这主要靠食管的贲门部、韧带（胃膈韧带、胃肝韧带、胃脾韧带及胃结肠韧带等）的固定，以及十二指肠空肠曲在后腹壁固定。除两端外，正常胃囊其他部位略可在一定范围内上下、左右或前后方向移动。

胃壁本身的松弛也是导致胃下垂一个重要因素。因为在胃壁的运动功能方面，它具有张力及蠕动两种性能，均受植物神经系统的调节。Schlesinger 曾按胃壁的张力情况将胃分为四个类型：高张力型（牛角型）、正常张力型（丁型）、低张力型（鱼钩型）、无张力型（鱼钩型）。一般说来，幽门位于剑突和脐连线中点或脐水平附近。若胃壁的张力减低则整个胃呈鱼钩形，胃的低位部分将因纵形肌及环行肌的松弛而显得异常扩大，其下缘常坠入骨盆腔中。

（二）诊断

有明显的胃下垂症状，结合 X 线检查，即可确诊。

1. X 线检查

（1）胃小弯弧线最低点（角切迹）在髂嵴连线以下。

（2）胃的张力低，胃体呈垂直方向，体部较底部宽大，上端细长，两壁较靠拢，而下端则显著膨大，窦部低于幽门水平以下，胃蠕动无力或见有不规则的微弱蠕动收缩波，餐后6h 仍有 1/4～1/3 胃残留物存在。同时胃无其他器质性病征。

2. 饮水超声波试验

令患者饮水 350mL，采取立位进行超声波检查，可测定胃下缘移入盆腔内。

（三）治疗

1. 内科治疗

绝大多数病人应用内科疗法。加强腹肌锻炼，增强腹肌张力，纠正不良的习惯性体位。

给予胃动力药（甲氧氯普胺、吗丁啉）以提高胃的张力、促进胃运动。增加营养，并给予助消化剂，必要时给蛋白合成制剂及胰岛素等以增加腹腔内脂肪，并加强腹肌张力。症状较重者可同时应用胃托或腹带作辅助治疗。

2. 手术治疗

非手术治疗无效而症状又极为严重者，可考虑外科行胃固定术。手术方法是将肝胃韧带用丝线间断缝合，使其折叠缩短，将胃小弯吊起，固定于肝脏下面；也可用肝圆韧带在胃小弯侧的肌层中穿过，然后固定于前腹壁，将胃吊起。胃固定术虽然可使胃的位置向上提高，但不能改变胃的张力及蠕动能力，大都只能使症状有所减轻。

胃下垂合并有胃、十二指肠溃疡或十二指肠憩室等病变时，可作胃部分切除及胃空肠吻合术，有的病例效果较好。

第三章 >>>
呼吸系统疾病的诊治

一、慢性支气管炎

(一) 病因

慢性支气管炎往往是因多种因素长期综合作用所致。起病与感冒有密切关系，多在气候变化比较剧烈的季节发病。呼吸道反复病毒感染和继发性细菌感染是导致慢性支气管炎病变发展和疾病加重的重要原因。吸烟与慢性支气管炎的关系也是肯定的，吸烟者比不吸烟者的患病率高 2～8 倍，吸烟时间愈久，日吸烟量愈大，患病率愈高，戒烟可使病情减轻。此外，长期接触工业粉尘、大气污染和过敏因素也常是引起慢性支气管炎的原因，而机体抵抗力降低，呼吸系统防御功能受损则是发病的内在因素。

(二) 鉴别诊断

(1) 慢性喘息性支气管炎应与支气管哮喘相鉴别。哮喘常于青少年突然起病，一般无慢性咳嗽、咳痰史，以发作性哮喘为特征；发作时两肺布满哮鸣音，缓解后可无症状；常有个人或家族过敏性疾病史。而慢性喘息性支气管炎多见于中老年，常在多年咳嗽、咳痰之后出现喘息症状，治疗后症状部分缓解，肺部哮鸣音不易消失。

(2) 支气管扩张具有咳嗽、咳痰反复发作的特点，合并感染时咳大量脓痰，或有反复和多少不等的咯血史。肺部以湿啰音为主，多位于一侧且固定在下肺。可有杵状指 (趾)。X 线检查常见下肺纹理粗乱呈卷发状。支气管造影或胸部 CT 检查可确定诊断。

(3) 肺结核常有结核中毒症状，以及咳嗽、咯血等呼吸系统症状。经 X 线检查和痰结核菌检查可明确诊断。

(4) 肺间质纤维化早期只是咳嗽、咳痰，偶感气短。详问病史，查体在肺下后侧可闻及 velcro 啰音，肺功能呈限制性通气功能障碍，动脉血氧分压降低，可逐渐发生杵状指。

(5) 肺癌并有多年大量吸烟史，有刺激性咳嗽，可有反复间歇发生或持续发生的痰血，或慢性咳嗽性质改变。胸部影像学检查发现肺部有块状阴影，或阻塞性肺炎经适当抗生素治疗后未能完全消散，应考虑肺癌。痰脱落细胞检查或经纤维支气管镜活检一般可明确诊断。

（三）治疗

1. 急性发作期的治疗

（1）控制感染　视感染的主要致病菌和严重程度或根据病原菌药物敏感试验选用抗菌药物。常用的有青霉素类、大环内酯类、氟喹诺酮类、头孢菌素类等。

（2）祛痰、镇咳　急性发作期患者在抗感染治疗的同时，应用祛痰、镇咳药物，以改善症状。迁延期患者尤应坚持用药，以求消除症状。常用药物有溴已新等。对老年体弱无力咳痰者或痰量较多者，应以祛痰为主，协助排痰，畅通呼吸道。应避免使用强镇咳剂，如可卡因等，以免抑制中枢及加重呼吸道阻塞和炎症，导致病情恶化。

（3）解痉、平喘　常选用氨茶碱、特布他林、沙丁胺醇、异丙托溴铵、福莫特罗等。若气道舒张剂使用后气道仍有持续阻塞，可试用糖皮质激素，如口服泼尼松 20～40mg/d。

2. 缓解期的治疗

加强锻炼，增强体质，提高免疫功能，加强个人卫生。避免各种诱发因素的接触和吸入。耐寒锻炼能预防感冒。可适当应用增强免疫的药物。

二、支气管哮喘

（一）病因和发病机制

哮喘的发病原因复杂，大多为在遗传的基础上受到体内外某些因素的激发而发生。传统观点认为，哮喘是一种Ⅰ型变态反应，由抗原通过 IgE 机制作用于致敏性肥大细胞，后者释放出多种介质引起支气管平滑肌收缩。目前认为，哮喘是一种由多种细胞特别是肥大细胞、嗜酸性细胞和 T 淋巴细胞参与的气道慢性炎症。在哮喘发病过程中，细胞因子是各种炎症细胞之间重要信息的传递者，并决定炎症反应的类型和持续时间。

（二）临床表现

1. 症状

反复发作性伴有哮鸣音的呼气性呼吸困难或发作性胸闷和顽固性咳嗽，严重时可呈端坐位、发绀，症状可持续数分钟、数小时乃至数天，用支气管舒张剂后缓解或自行缓解。

2. 体征

哮喘发作期可有发绀、肺气肿体征（如呼吸运动减弱，叩诊呈过清音），同时两肺可闻及哮鸣音。合并感染时还可闻及湿啰音。轻症哮喘可以逐渐自行缓解，缓解期无任何症状和异常体征。重度哮喘发作可表现为：烦躁或神志模糊，讲话不能成句，端坐张口呼吸，明显发绀，大汗淋漓，呼吸频率＞30 次/分，脉率＞120 次/分，奇脉，胸腹部矛盾呼吸，两肺满布哮鸣音或哮鸣音明显减少甚至消失等病情危重现象。

3. 急性发作时病情分度

（1）轻度　行走、登楼时有气短，呼气未闻及哮鸣音，最大呼气流量（PEF）＞预计值 70%。

（2）中度　稍事活动时有气短，说话常中断，喜坐位，两肺闻及响亮哮鸣音，PEF＞预计值50％，动脉血氧分压（PaO_2）降低但＞60mmHg。

（3）重度　静息时有气短，说话呈单字，端坐呼吸，烦躁，大汗，呼吸频率＞30次/分，两肺闻及广泛哮鸣音。脉率＞120次/分，常有奇脉。PaO_2＜60mmHg，$PaCO_2$＞45mmHg。

（4）危重　气急，不能说话，意识模糊，矛盾呼吸，哮鸣音常减弱或消失。

（三）治疗

（1）消除病因　应避免或消除引起哮喘发作的变应原和其他非特异性刺激，去除各种诱发因素。

（2）控制急性发作　哮喘发作时应兼顾解痉、抗炎、去除气道黏液栓，保持呼吸道通畅。防止继发感染。一般可单用或联用下列药物。

①拟肾上腺素药物，如麻黄素、肾上腺素、异丙肾上腺素等。②茶碱（黄嘌呤）类药物，如氨茶碱。③抗胆碱能类药物，常用药物有阿托品、东莨菪碱、654-2和异丙托溴铵等。④钙拮抗剂，如地尔硫卓、维拉帕米，地尔硫卓口服或吸入，对运动性哮喘有较好效果。⑤肾上腺糖皮质激素。⑥色甘酸钠。⑦酮替芬，在发作期前2周服用，口服6周如无效可停用。

（3）促进排痰

①祛痰剂，如溴己新、氯化铵合剂。②气雾吸入。③机械性排痰：在气雾湿化后，护理人员注意翻身拍背，引流排痰，必要时可用导管协助吸痰。④积极控制感染。

（4）重度哮喘的处理　病情危重、复杂，必须及时合理抢救。

（5）缓解期的治疗　目的是巩固疗效，防止或减少复发，改善呼吸功能。

① 脱敏疗法　对过敏原作脱敏治疗可以减少哮喘发作。

② 色甘酸钠、必可酮雾化剂吸入、酮替酚口服，有较强的抗过敏作用，对外源性哮喘有较好的预防作用。其他如阿司咪唑、特非那定、曲尼斯特等均属 H_1 受体拮抗剂，且无中枢镇静作用，可作预防用药。

③ 增强体质　参加必要的体育锻炼，提高预防本病的卫生知识，稳定情绪等。

三、阻塞性肺气肿

（一）病因和发病机制

病因以慢性支气管炎为最常见。引起慢性支气管的各种因素均可引起阻塞性肺气肿，其中主要因素是吸烟。

（1）支气管慢性炎症使管腔狭窄，形成不完全阻塞，吸气时气体容易进入肺泡；呼气时由于胸膜腔内压增高，支气管过度缩小、塌陷，造成残留于肺泡的气体过多；是肺气肿最常见的病因。

（2）肺泡壁毛细血管受压，肺组织营养不良，弹性减低。

（3）肺部慢性炎症破坏小支气管软骨，使其失去正常支架作用，引起呼气时支气管过度缩小陷闭，阻碍气体排出。

（4）支气管慢性炎症使白细胞和巨噬细胞释放蛋白分解酶增加，损伤肺组织和肺泡壁。

（5）弹性蛋白酶和弹性蛋白酶抑制因子失衡也会引起肺气肿发生。

（二）临床表现和诊断

1. 临床表现

（1）症状　除有原发病（如慢性支气管炎）表现外，其主要症状为逐渐加重的呼气性呼吸困难。每当合并呼吸道感染时会使症状发作或加重。严重时可出现呼吸衰竭的症状。

（2）体征　见桶状胸，呼吸运动减弱；触诊语颤减弱或消失；叩诊呈过清音，肺下界和肝浊音界下移，心浊音界缩小或不易叩出；听诊呼吸音减弱，呼气延长，心音遥远，并发感染时肺部可闻及湿啰音。

2. 鉴别诊断

根据长期吸烟史、慢性支气管炎的病史及肺气肿的临床特征、X线检查显示肺气肿征象和肺功能检查有阻塞性通气功能障碍伴 RV/TLC＞40％，可作出诊断。临床主要有以下三种分型。

（1）气肿型（红喘型，A 型）　起病隐袭，气急症状和肺气肿体征明显，气道感染症状轻；胸片肺纹理稀少，心影狭长；PaO_2 轻度降低，$PaCO_2$ 多正常，晚期增高；晚期发生呼吸衰竭或伴右心衰竭。

（2）支气管炎型（紫肿型，B 型）　易反复出现气道感染，肺气肿较轻；胸片肺纹理增多，心影大；PaO_2 显著降低，$PaCO_2$ 常明显增高；多易发生呼吸衰竭或右心衰竭。

（3）混合型　上述两型合并出现。

（三）治疗

（1）对症治疗　合理应用祛痰剂、支气管扩张剂，以止咳平喘；有过敏因素存在者可用抗过敏药或适当选用糖皮质激素。

（2）控制呼吸道感染　根据病情或细菌培养药敏试验选用有效的抗生素。尽快消除气管炎症对控制肺气肿发展和防止肺功能的减退均有重要作用。

（3）呼吸肌功能锻炼　作腹式呼吸；经鼻深吸，经口缩唇慢呼；医疗体育如气功、太极拳等。经锻炼达到增加膈运动幅度，提高耐力的目的。

（4）家庭氧疗　缺氧者应低流量持续吸氧，每天 12～15h，可降低肺动脉高压，预防和延缓肺心病的发生。能改善生活质量。

（5）针对发病因素采取相应措施，戒烟是首要措施。注意保暖，控制大气污染。增强机体的防御和免疫功能。

（6）避免各种加重本病的因素，如吸烟和其他的气道刺激等。

（7）解除患者伴有的焦虑。

四、支气管扩张

（一）病因

支气管扩张的主要发病因素为支气管-肺组织的感染和支气管阻塞。感染引起管腔黏膜的充血、水肿，使管腔狭小，分泌物易阻塞管腔，导致引流不畅而加重感染；支气管阻塞引流不畅会诱发肺部感染。故两者互相影响，促使支气管扩张的发生和发展。先天性发育缺损及遗传因素引起的支气管扩张较少见。

（二）诊断

1. 诊断要点

根据慢性咳嗽、大量脓痰、反复咯血，结合儿童时期诱发支气管扩张的呼吸道感染病史以及肺部固定而持久的湿性啰音，X线检查有肺纹理增粗、紊乱或呈蜂窝状、卷发状阴影可初步作出临床诊断。确定诊断需作胸部CT和支气管造影。

2. 鉴别诊断

（1）慢性支气管炎　咳嗽、咳痰多为白色泡沫痰或黏液痰，仅继发感染时有脓性痰，很少咯血。查体两肺底有散在细的干湿啰音。

（2）肺脓肿　起病较急，可有畏寒、高热等明显全身中毒症状，X线检查可见大片密度增高的阴影，其中可见伴有液平面的脓腔。经有效抗生素治疗后，炎症可完全吸收消散。

（3）肺结核　病变多在上叶，无大量脓痰，痰结核菌检查可呈阳性，X线检查可见结核病灶。

（三）治疗

支气管扩张的治疗原则是消除病原、促进痰液排出、控制感染等内科保守治疗，必要时行外科手术治疗。

（1）一般护理　支气管扩张感染严重，伴有高热及咯血等全身反应的患者应卧床休息，保持病室环境的清洁、安静、空气新鲜。随时更换卧具，保持床单的整洁。高热时按高热病人护理。出汗较多的患者，应注意补充液体，防止脱水。及时清理口内分泌物，做好口腔护理，保持口腔清洁，防止口腔炎发生。鼓励患者尽可能多进食，食谱的选择应满足患者的生理和能量所需。应给予高蛋白、高热量、多维生素、易消化的饮食，补充机体消耗，提高机体抗病的能力。

（2）去除病因　不少支气管扩张患者合并有慢性鼻窦炎、牙龈炎、齿槽溢脓、慢性扁桃体炎，经常有脓性分泌物流入支气管，使支气管反复感染。因此，必须首先除去这些疾患，避免诱发因素。

（3）密切观察痰量、气味、颜色和分层，及时采集痰标本送化验。

（4）积极抗感染，保持呼吸道通畅

① 根据病情及痰液的细菌培养和药物敏感试验，选用敏感的抗生素，可全身用药和局部用药。病人咳嗽、痰多且黏稠时可用抗生素及糜蛋白酶进行超声雾化吸入治疗，以达到消痰、湿化呼吸道、稀释痰液的目的。

② 保持呼吸通畅，排除气管内分泌物，减少痰液在气道及肺支气管内的积聚。除去细菌生长繁殖的场所，是控制感染的主要环节。

（5）支气管引流的护理　首先应给予祛痰剂，使痰液变稀薄容易咳出，以减轻支气管感染和全身毒性反应。指导病人根据病变的部位调整体位，使患侧向上，开口向下，作深呼吸、咳嗽，并辅助拍背，使分泌物在气管内振荡，借助重力作用排出体外，必要时还可以进行雾化吸入，效果更好。患者作体位引流应在空腹时，每日可作 2～4 次，每次 15～20 分钟。作引流时要观察患者的呼吸、脉搏等变化，如有呼吸困难、心慌、出冷汗等症状时应停止引流，给予半卧位或平卧位吸氧。引流完毕应协助患者清洁口腔分泌物。

（6）支气管造影的护理　为了明确支气管扩张的范围和部位，常常依靠支气管造影。造影前要向病人讲清目的和注意事项，解除顾虑和紧张情绪，以取得合作。术前 4 小时应禁食禁水，做碘过敏试验。术后待咽反射恢复后再进食，以免引起呛咳误吸；还应作深呼吸、咳嗽，以利造影剂的排出。

（7）咯血的处理　小量咯血时嘱患者安静休息，做好精神护理，解除紧张心理状态，可以加用小量镇静剂。

（8）选择性支气管动脉栓塞的护理　对于反复咯血不止，经内科治疗无效的患者，还应采取出血部位血管栓塞的办法，可以挽救大咯血不止的危重患者。其方法是在 X 光下，经股动脉处插入导管，经腹主动脉、主动脉至支气管动脉，注入造影剂，确定出血部位，然后将剪碎的吸收性明胶海绵顺导管填到出血部位的上方，即可止血。这一方法的效果很好，术后患者需卧床休息，给予抗感染治疗，加强营养，继续观察有无咯血情况。

（9）外科手术治疗　如果患者反复发生大咯血，病变又局限，内科治疗不能解除症状，全身情况和心肺功能较好，行肺叶切除等手术治疗可以取得更好的治疗效果。术后应按胸外科术后护理要求做。

第四章 >>>
心血管系统疾病的诊治

一、原发性高血压

原发性高血压是以体循环动脉压增高为主要表现的临床综合征，是最常见的心血管疾病。在绝大多数患者中，高血压的病因不明，称之为原发性高血压，又称高血压病，占总高血压患者的95%以上。高血压患者除了本身症状外，长期高血压还可成为多种心血管疾病的重要危险因素，并影响重要脏器如心、脑、肾的功能，最终可导致这些器官的功能衰竭。

（一）诊断

在安静状态下，收缩压＞140mmHg和（或）舒张压＞90mmHg。必须在未服用抗高血压药物情况下，以2次或2次以上、非同日多次重复血压测定所得的平均值为依据。患者收缩压与舒张压属不同级别时，应按两者中较高的级别分类；患者既往有高血压病史，目前正服抗高血压药，血压虽已低于140/90mmHg，亦应诊断为高血压病。高血压危象：包括高血压急症和高血压亚急症，是指短期内血压急剧升高，舒张压超过120或130mmHg，并伴有一系列严重症状，甚至危及生命的临床现象。

应排除各种类型的继发性高血压，因为有些继发性高血压的病因可以消除，其原发疾病治愈后，血压即可恢复正常。

（1）肾性高血压 慢性肾小球肾炎、慢性肾盂肾炎、多囊肾和糖尿病肾病等均可引起高血压。这些疾病早期均有明显的肾脏病变的临床表现，在病程中后期出现高血压，至终末期肾病阶段高血压几乎都和肾功能不全相伴发。因此，根据病史、尿常规和尿沉渣细胞计数与原发性高血压相鉴别，必要时可以进行肾穿刺病理检查。

（2）嗜铬细胞瘤 本病致高血压可为持续性或阵发性。阵发性高血压发作的持续时间从十多分钟至数天，间歇期亦长短不一。发作时除血压骤然升高外，还有头痛、心悸、恶心、多汗、四肢冰冷和麻木感、视力减退、上腹或胸骨后疼痛等症状。典型的发作可由于情绪改变如兴奋、恐惧、发怒而诱发。本病如表现为持续性高血压则较难与原发性高血压相鉴别。血和尿儿茶酚胺及其代谢产物的测定、酚妥拉明试验等有助于诊断。

（3）原发性醛固酮增多症 本病除可有轻至中度高血压外，还表现为多尿，尤其夜尿增多、口渴、尿比重下降、碱性尿和蛋白尿，发作性肌无力或瘫痪、肌痛或手足麻木感等，并有低钾血症、高血钠性碱中毒。实验室检查可见血和尿醛固酮升高，血浆肾素降低。

（4）阻塞性睡眠呼吸暂停低通气综合征　本病也是引起高血压的危险因素，可致血压升高 20%，合并高血压的发生率达 40%。诊断主要依据临床表现和多导睡眠图检查。

（5）肾血管疾病　肾动脉狭窄是继发性高血压的常见原因之一，超声检查、核素检查、肾动脉造影、CT 或磁共振成像术检查，有助于鉴别。

（6）药源性高血压　一些非甾体类抗炎药、避孕药、肾上腺皮质激素、拟肾上腺素药物、单胺氧化酶抑制剂、三环类抗抑郁药、重组红细胞生成素、环孢霉素和免疫抑制剂，以及可卡因、苯丙胺、甘草、麻黄、苦柑等均可致高血压，应注意鉴别排除。

（二）治疗

治疗原则：根据血压增高的性质及治疗程序，采取相应的降压措施，并积极防治并发症。

1. 一般治疗

①改变生活方式，尽量减少精神压力，保持心理平衡。②减轻体重，建议体重指数控制在 24 以下。③注意合理膳食，减少钠盐摄入，以每日不超过 6g 为宜；减少膳食脂肪摄入，补充适量优质蛋白，特别是少食含脂肪高的猪肉，增加禽类和鱼类动物性蛋白；增加钾和钙摄入；多食水果和蔬菜；戒烟、限制饮酒。④增加和保持适度体力活动。

2. 常用的降压药物

①利尿降压剂如氢氯噻嗪、环戊噻嗪、氯噻酮、速尿等。②中枢神经和交感神经抑制剂如利血平、降压灵、盐酸可乐定。③肾上腺素能受体阻滞剂如 β 受体阻滞剂心得安、氨酰心安、和美多心安等，α 受体阻滞剂如苯苄胺，α＋β 受体阻滞剂如柳氨苄心安。④酶抑制剂，如血管紧张素转换酶抑制剂卡托普利、依那普利等。⑤钙离子拮抗剂如硝苯地平、氨氯地平等。⑥血管扩张剂如肼苯哒嗪、长压定、哌唑嗪、呱氰啶等。⑦神经节和节后交感神经抑制剂如呱乙啶、酒石酸五甲呱啶等。⑧5-羟色胺受体拮抗剂如酮色林等。⑨复方制剂如复方降压片、复方罗布麻片、安达血平片。

3. 药物治疗原则

（1）个体化　根据不同病人的病理生理特点，病程进展和并发症，采用不同的药物不同的剂量。

（2）联合用药。

（3）分级治疗　对一般高血压，先用副作用少的药物，如未取得满意疗效可逐步加用一种或多种作用机制不同的药物。

二、冠状动脉粥样硬化性心脏病

冠状动脉粥样硬化性心脏病，简称冠状动脉性心脏病或冠心病，指由于冠状动脉粥样硬化导致心肌缺血、缺氧而引起的心脏病，为动脉粥样硬化导致器官病变的最常见类型。

（一）临床分型及表现

由于冠状动脉病变的部位、范围和程度的不同，本病有不同的临床特点，一般可分为五种类型：

（1）隐匿型或无症状性冠心病　无症状，但有心肌缺血的心电图改变。心肌无组织形态改变。

（2）心绞痛　分为稳定型心绞痛与不稳定型心绞痛，是冠状动脉供血不足，心肌急剧的、暂时的缺血与缺氧所引起的临床综合征。其特点为阵发性的前胸压榨性疼痛感觉，疼痛主要位于胸骨后部，可放射致心前区和左上肢，常发生于劳动或情绪激动时，持续数分钟，休息或用硝酸酯类制剂后消失。

（3）心肌梗塞　症状严重，为冠状动脉阻塞，心肌急性缺血性坏死所引起。

（4）缺血性心肌病　长期心肌缺血所导致的心肌逐渐纤维化，过去称为心肌纤维化或心肌硬化，表现为心脏增大、心力衰竭和（或）心律失常。

（5）猝死　突发心脏骤停而死亡，多为心脏局部发生电生理紊乱或起搏、传导功能发生障碍引起严重心律失常所致。

（二）诊断

①常有高血压、糖尿病史的中老年人为主要发病人群。②心绞痛常由体力活动引起，寒冷、精神紧张、饱餐后可诱发。③临床表现为心绞痛，常是钝痛、憋闷，亦可剧痛，可发生在胸骨后、左心前区、咽部，并可放射至下颌、背部、左肩、左上肢等。④心电图、运动试验、超声心动图可帮助明确诊断，冠状动脉造影可确诊。⑤血脂四项、心肌酶谱对诊断亦有帮助。

（三）治疗

治疗原则：改善冠脉循环，改善心肌缺血，减少和防治冠脉痉挛，防止诱发因素，积极防治并发症。

1. 一般治疗

①发挥患者的主观能动性配合治疗。②合理膳食，体重指数控制在 24 以下；减少钠盐摄入，以每日不超过 6g 为宜；低脂、低胆固醇饮食，尽量避免摄入饱和脂肪酸和反式脂肪酸（属于不饱和脂肪酸），尽量摄入顺式脂肪酸（属于不饱和脂肪酸）；提倡饮食清淡，多食富含维生素 C 和植物蛋白的食物。③适当的体力劳动和体育锻炼。④合理安排工作和生活。生活要有规律，情绪开朗，避免过劳和情绪激动，注意劳逸结合，保证充分睡眠。⑤提倡不吸烟，不饮烈性酒。⑥积极治疗与本病有关的一些疾病，包括高血压、肥胖症、高脂血症、痛风、糖尿病、肝病、肾病综合征和有关的内分泌疾病等。

2. 药物治疗

（1）硝酸酯类制剂　其有扩张静脉、舒张动脉血管的作用以减低心脏的前、后负荷，降低心肌耗氧量；同时使心肌血液重分配，有利于缺血区心肌的灌注。代表药为硝酸甘油、硝酸异山梨醇酯等。

（2）β 受体阻滞剂　可阻滞过多的儿茶酚胺，兴奋 β 受体，从而减慢心率、减弱心肌收缩力及速度，降低血压，故而达到明显减少心肌耗氧量的目的；此药还可增加缺血区血液供应，改善心肌代谢，抑制血小板功能等，故是各型心绞痛、心肌梗死等患者的常用药物。同时，β 受体阻滞剂是目前比较有效的急性心肌梗死治疗药物，已证明 β 受体阻滞剂使存活者的心脏病病死率、猝死率与再梗死发生率均降低。

（3）钙拮抗剂 通过非竞争性地阻滞电压敏感的 L 型钙通道，使钙经细胞膜上的慢通道进入细胞内，即减少钙的内流，抑制钙通过心肌和平滑肌膜，从而减低心肌耗氧量，提高心肌效率；减轻心室负荷；直接对缺血心肌起保护作用。同时，此药可增加缺血区心肌供血、抑制血小板聚集，促进内源性一氧化氮的产生及释放等多种药理作用。钙拮抗剂是目前临床上治疗冠心病的重要药物。

（4）调脂药、抗凝和抗血小板药 从发病机制方面着手，达到减慢或减轻粥样硬化的发生和稳定斑块的目的，最终也是使心肌氧供增加。

其他冠状动脉扩张药：如双嘧达莫、吗多明、尼可地尔等。

三、心肌炎

心肌炎是指由各种病因引起的心肌肌层的局限性或弥漫性的炎性病变。炎性病变可累及心肌、间质、血管、心包或心内膜。其病因可以是各种感染、自身免疫反应及理化因素。病程可以是急性（3 个月以内）、亚急性（3～6 个月）和慢性（半年以上）的。在我国病毒性心肌炎较常见。临床表现通常与受损伤心肌的量有关。轻型心肌炎的临床表现较少，诊断较难，故病理诊断十分必要。

（一）临床表现

心肌炎的临床表现主要为原发感染或原发病的全身症状，如困乏、发热、上呼吸道感染等。与心肌炎本身有关的临床表现常取决于病变的广泛程度、症状的轻重，差异较大。轻者可仅出现 ST-T 改变，无症状。重者在短期内发生急性心力衰竭或心源性休克、心律失常，并可能有晕厥或发展至心源性昏厥，甚至猝死。有症状者可主诉胸闷、心前区隐痛、心悸、乏力、气急、腹痛、恶心、呕吐、头痛、头晕、肌痛、关节痛、尿少、尿闭等，部分病人可有神经系统症状。慢性心肌炎患者则除常见心律失常外，多数呈进行性心力衰竭。

体格检查时可见心脏扩大，有与体温不相称的心率增快或心率减慢。第一心音低钝，时有第三心音或第四心音、奔马律。急性期可能有瓣膜相对关闭不全的杂音，舒张期杂音常为相对性二尖瓣狭窄所致，尚可有心包摩擦音、交替脉、各种心律失常及肺部啰音。急性期过后上述症状多消失，也可有肝大、下肢凹陷性水肿及血压下降等。

（二）诊断

①发病前 1～3 周有病毒感染史，有呼吸道和消化道症状。②临床表现为头晕、乏力、心悸、胸闷、胸痛、呼吸困难、心源性休克，甚至发生阿-斯综合征、猝死。③ALT、CK-MB、LDH、cTnT 等可正常或升高。白细胞计数中度升高，血沉增快。④心电图呈特征性改变。⑤心内膜活检能为诊断提供重要依据。

（三）治疗

治疗原则：减轻心脏负担，增强营养，提高其收缩机能，治疗原发病以及防治心律失常和心功能不全。

1. 一般治疗

注意休息（2～4周），高热量、高维生素饮食，心电监护，避免情绪激动，保持情绪乐观，戒烟酒。

2. 药物治疗

包括对症治疗、支持治疗，防治心律失常和心功能不全以及抗病毒药物的应用。

常用药物有：辅酶 Q_{10}（能气朗）、盐酸曲美他嗪（万爽力）、硝酸异山梨酯（消心痛）或单硝酸异山梨酯（长效异乐定）、更昔洛韦。

四、心包炎

心包炎是指心包脏层和壁层发生炎症，以胸痛、心包摩擦音为特征的临床综合征，表现为干性、纤维素性或渗出性心包炎症。临床上分急性心包炎和慢性心包炎。主要由结核杆菌、病毒、化脓性细菌所引起，亦可由风湿热、过敏反应、心脏创伤、恶性肿瘤、尿毒症等引起，因而常是某种疾病的一部分表现。我国结核性心包炎较多见。

（一）诊断及临床表现

患者常有结核病史、病毒感染史、化脓性细菌感染史及肿瘤史，或是某种疾病的部分临床症状。

临床表现主要为：①心前区尖锐的剧痛或沉重的闷痛，可随呼吸、咳嗽而加剧；②浅而急促的呼吸困难；③常在胸骨左缘第3、第4肋间闻及心包摩擦音；④出现心脏压塞征、颈静脉怒张、血压下降、奇脉等；⑤超声心动图诊断心包积液最为简便可靠，基层医院均可开展；⑥心包穿刺液的检查大部分呈渗出性改变。

（二）治疗

治疗原则：住院针对原发病进行有效的治疗，同时进行有效的处理；出院后继续康复治疗。

1. 一般治疗

针对原发病进行治疗。例如：化脓性心包炎进行抗感染治疗，风湿性心包炎进行抗风湿治疗，结核性心包炎进行抗结核治疗，肿瘤性心包炎进行抗肿瘤治疗。

2. 对症治疗

（1）心包积液　可做心包穿刺。对有心脏压塞症状者必须立即行心包穿刺放液，以解除压迫症状。心包穿刺既是治疗方法，又是一种检查方法。

（2）胸痛　可适当使用镇静剂如盐酸布桂嗪（强痛定）等，必要时可选用吗啡镇痛。

（3）缩窄性心包炎　可考虑做心包切除术（常在感染控制后进行）。

（4）心力衰竭　按心力衰竭治疗。

3. 药物治疗

结核性心包炎给予抗结核药物治疗，用药方法及疗程与结核性胸膜炎相同，也可加用泼尼松，以促进渗液的吸收减少粘连。风湿性心包炎应加强抗风湿治疗。非特异性心包炎，一般对症治疗，症状较重者可考虑给予皮质激素治疗。化脓性心包炎除选用敏感抗菌药物治疗外，在治疗过程中应反复抽脓，或通过套管针向心包腔内安置细塑料导管引流，必要时还可向心包腔内注入抗菌药物。如疗效不佳，仍应尽早施行心包腔切开引流术，及时控制感染，防止发展为缩窄性心包炎。尿毒症性心包炎则应加强透析疗法或腹膜透析，改善尿毒症，同时可服用消炎痛。放射损伤性心包炎可给予泼尼松 10mg 口服，停药前应逐渐减量，以防复发。

另外，需要注意以下几点。①针对病因治疗至关重要，必须迅速查明原因。②缩窄性心包炎一旦确诊，应争取及时进行心包切除，并做好术前的充分准备。③对心包积液及心脏压塞者，心包穿刺术是一项关键性的治疗手段，应及时抽液减压。④消炎痛、布洛芬和糖皮质激素有增加心脏破裂的危险，近来提倡用阿司匹林代替之。⑤由于静脉滴注足量抗生素，心包腔内达到治疗药物浓度，故不需要再向心包腔内注入抗生素，但化脓性心包炎尚应考虑切开心包，进行排脓及清洗。⑥肿瘤性心包炎可予心包留置引流导管，以方便向心包腔内注药，避免反复心包穿刺。

第五章 >>>
神经系统疾病的诊治

一、短暂性脑缺血发作

短暂性脑缺血发作（TIA）是指由于颈内动脉或椎-基底动脉系统短暂的血液供应不足，引起突然发生几分钟至几小时的局灶性神经功能缺失。常在发作后 24h 完全恢复，偶可复发，是中风（脑卒中）的报警信号。

（一）临床表现

发病年龄多在 50 岁以上，常有高血压或动脉硬化史。

由于缺血的部位不同，其表现常为眼前一过性黑蒙、雾视、视野中有黑点、眼前有阴影摇晃或感光线减少，或一侧面部或肢体出现无力、麻木，有时也会表现出眩晕、头晕、偏头痛、跌倒发作、共济失调、复视、偏盲或双侧视力丧失等症状。

（二）诊断

早期及时适当治疗，可以使大多数短暂性脑缺血发作不发展成永久性卒中。首先进行全面的诊疗检查，应强调尽早做以下检查：

（1）神经影像学和无创伤性多普勒超声检查　确定病人脑组织是否有损伤。

（2）血液检测　评估血液凝固的速度。

（3）心电图检查　确定病人有无心脏病发作或是否有心脏节律紊乱。

（三）治疗

治疗原则：治疗原发病，对症处理，防治并发症。

1. 一般治疗

注意戒烟、戒酒，加强对高血压、糖尿病、血脂异常的治疗，保持心情舒畅。

2. 药物治疗

对症用药并尽早使用脑保护药及抗血小板聚集药。

（1）脑保护治疗　尼莫地平 20～40mg，口服，每日 3 次，或尼卡地平 20～40mg，口服，每日 3 次，或吡拉西坦（脑康复），400～800mg，口服，每日 2～3 次。

（2）预防性治疗　肠溶阿司匹林 0.1～0.2g，口服，每日 1 次。注意事项：餐后服用；不宜用复方阿司匹林代替本品；禁用于消化道溃疡患者；注意观察出血倾向，如牙龈出血、皮下瘀斑等。

噻氯匹定 250mg，餐时服，每日或隔日 1 次。注意事项：可引起腹泻、食欲不振、皮疹、消化性出血和白细胞减少、ALT 升高、出血时间延长，应注意复查；慎用于消化性溃疡、血小板减少症及黄疸或肝功能损害的患者。

另外，需要注意以下几点。①频繁发作者应及时至专科医院诊治，因本病常为脑梗死的前兆。②如应用阿司匹林有不良反应，可改用潘生丁 25～50mg，口服，每日 1 次，或两者交替服用。噻氯吡啶是一种优于阿司匹林、疗效较显著血小板抑制剂，特别适用于不能使用阿司匹林或使用阿司匹林无效者。③抗凝治疗，但并不推荐常规使用。④外科手术治疗，适用于药物治疗无效，有高度颈动脉狭窄者。

二、脑梗死

脑梗死又称缺血性脑卒中，是指局部脑组织因血液循环障碍，进而缺血、缺氧而发生的病变坏死。脑梗死包括脑血栓形成、腔隙性梗死和脑栓塞三种类型，是神经系统最常见的疾病。脑梗死致残率高。

（一）临床表现

多见于中老年人，一般在安静状态下急性起病。其根据闭塞血管的部位不同出现相应的神经功能缺失症状，如偏瘫、失语、偏盲、一侧肢体麻木、流涎、口齿不清、眩晕、呕吐、复视、共济失调等；大面积脑梗死或脑干梗死还可产生意识障碍。早期磁共振检查可发现病灶，CT 在 12h 后能发现梗死灶。其一般于起病 3 周后进入恢复期。

（二）诊断

①发病者年龄较大。②有高血压及动脉硬化病史。③发病前可有 TIA。④常在安静状态下发病，通常在醒后出现症状。⑤症状常在数小时或更长时间内逐渐加重。⑥多数患者意识清楚。而面瘫、失语等神经局限性体征明显。⑦脑脊液多数正常。CT 检查早期正常，24～48h 后出现低密度灶。MRI 可早期诊断。

（三）治疗

临床常用于脑梗死的药物有：天欣泰血栓心脉宁片、复方丹参滴丸、灯盏花注射液、七叶皂苷钠注射液、东菱克栓酶等等，大部分都是处方药，需要在医生的指导下使用。

另外，可以做高压氧治疗，对促进神经细胞功能恢复有确定的效果。脑梗死急性期治疗关键是重视超早期（在 6h 内）和急性期的处理，同时还应注意以下几点：

（1）控制颅内压、降低脑水肿，防止脑疝形成，促进病变脑组织功能恢复。可及时给予高渗脱水剂、利尿剂和激素等治疗。亦可酌情给予脑细胞活化剂。脱水剂的应用时间，应视病情而定，一般经过 1～2 周治疗后，若病人意识障碍消失，颅内压已恢复正常，可给予血管扩张剂及活血化瘀药物。

（2）血管扩张剂及活血化瘀药物的应用，一定要掌握用药时机，不能盲目使用，不能使用过早，否则，将会产生盗血综合征，使病情加重。同时，我们还应注意控制血压，维持水和电解质平衡，预防和治疗并发症等综合治疗。

（3）高压氧治疗经实践证明对治疗脑梗死效果很好，可以大大降低脑梗塞的病残率。宜于早期应用，每日一次，10次为1疗程，每次吸氧时间90～110min，必须在密闭加压舱进行，受条件限制。

（4）昏迷病人注意保持呼吸道通畅，及时吸痰，翻身拍背，活动肢体，预防肺炎和褥疮发生。

脑梗死由于脑组织受损严重，急性期的死亡率为5％～15％，致残率约为50％。而预后决定于梗死的部位、范围大小及并发症或并发症的轻重等诸因素。一般而言，预后相对较差。

三、脑出血

脑出血，又称脑溢血，它起病急骤、病情凶险、死亡率非常高，是急性脑血管病中最严重的一种，为目前中老年人致死性疾病之一。脑出血的原因主要与脑血管的病变、硬化有关。血管的病变与高血脂、糖尿病、高血压、血管的老化、吸烟等密切相关。通常所说的脑溢血是指自发性原发性脑出血。患者往往由于情绪激动、过度用力时突然发病，表现为失语、偏瘫，重者意识不清，半数以上患者伴有头痛、呕吐。

（一）临床表现

（1）呕吐　大约一半的脑出血病人发生呕吐，可能与脑出血时颅内压增高、眩晕发作、脑膜受到血液刺激有关。

（2）头痛、头晕　头痛是脑出血的首发症状，常常位于出血一侧的头部；有颅内压增高时，疼痛可以发展到整个头部。头晕常与头痛伴发，特别是小脑和脑干出血时。

（3）运动和语言障碍　运动障碍以偏瘫较为多见；语言障碍主要表现为失语和语言含糊不清。

（4）意识障碍　表现为嗜睡或昏迷，程度与脑出血的部位、出血量和速度有关。在脑较深部位的短时间内大量出血，大多会出现意识障碍。

（5）眼部症状　瞳孔不等大常发生于颅内压增高的脑疝病人；还可以有偏盲和眼球活动障碍，如脑出血病人在急性期常常两眼凝视大脑的出血侧。

（6）其他症状　脑出血还可伴有颈项强直、癫痫发作、大小便失禁等。若病人出现深昏迷、高热、瞳孔改变以及合并消化道出血等，则表明病情危重，预后较差。

（二）诊断

有意识障碍者，应与可引起昏迷的全身疾病鉴别；有神经系统定位体征者，应与其他颅内占位病变、脑膜脑炎、闭合性脑外伤鉴别，还应与脑梗死、蛛网膜下腔出血等脑血管病鉴别。

（三）治疗

治疗原则：保持安静，防止继续出血，积极抗脑水肿、减低颅压，严密监护，防治并发症。

1. 一般治疗

急性期患者避免搬动、避免颠簸，绝对卧床，保持呼吸道通畅。及时应用降压药，控制血压在165/95mmHg左右，血压不可降得太快、太低，常选用利血平、呋塞米（速尿）等；为控制脑水肿常选用甘露醇、地塞米松脱水；尚可选用止血剂。注意合理输液，无鼻饲时，一般为1500～2000mL/d。恢复期要进行康复治疗。

2. 药物治疗

（1）小量脑出血、神志清者　可用：吡拉西坦（脑康复）4～8g＋5％葡萄糖注射液500mL，静脉滴注，每日1次；或氨基己酸10～12g＋5％葡萄糖注射液500mL，静脉滴注，每日1次。

（2）中等量脑出血、神志清、有颅高压表现者　可用：尼莫地平（尼莫同）10mg＋5％葡萄糖注射液500mL，静脉滴注，每日1次；或20％甘露醇150～250mL静脉滴注，每日1次或每6小时1次，应用不宜超过1周。

（3）大量脑出血或脑干、小脑出血，昏迷、呕吐者　可用：甘油果糖250mL静脉滴注，每日1次或每6小时1次。

（4）危重患者　可考虑手术治疗，适应证：小脑出血，出血量≥10mL，或直径≥3cm，或有脑干受压征。壳核出血≥30mL或可能形成脑疝。丘脑出血≥15mL，病情继续恶化者。

四、重症肌无力

重症肌无力是一种神经-肌肉接头部位因乙酰胆碱受体减少而出现传递障碍的自身免疫性疾病。临床主要特征是局部或全身横纹肌于活动时易于疲劳无力，经休息或用抗胆碱酯酶药物后可以缓解。也可累及心肌与平滑肌，表现出相应的内脏症状。

（一）临床表现

（1）女性多于男性，任何年龄均可发病。

（2）首发症状多为一侧或双侧眼睑下垂、斜视和复视。

（3）临床特征为部分或全身骨骼肌易于疲劳，呈波动性肌无力，常具有活动后加重，休息后减轻和晨轻暮重的特征，重症者可因呼吸麻痹或继发吸入性肺炎而死亡。

（4）重症肌无力危象是指急骤发生呼吸肌无力，以致不能维持换气功能，有以下三种：

① 肌无力危象　即新斯的明不足危象，由各种诱因和药物减量诱发。呼吸微弱、发绀、烦躁、吞咽和咳痰困难、语言低微直至不能出声，最后呼吸完全停止。可反复发作或迁延成慢性。

② 胆碱能危象　即新斯的明过量危象，多在一时用药过量后发生，除上述呼吸困难等症状外，尚有乙酰胆碱蓄积过多症状：包括毒碱样中毒症状（呕吐、腹痛、腹泻、瞳孔缩

小、多汗、流涎、气管分泌物增多、心率变慢等），烟碱样中毒症状（肌肉震颤、痉挛和紧缩感等），以及中枢神经症状（焦虑、失眠、精神错乱、意识不清、抽搐、昏迷等）。

③ 反拗危象　难以区别危象性质又不能用停药或加大药量改善症状者。多在长期较大剂量用药后发生。如不及时抢救，可危及生命。抢救时首次注射新斯的明，若无效，应立即行气管切开术，切莫延误。

（二）诊断

根据临床特征诊断不难。肌疲劳试验，如反复睁闭眼、握拳或两上肢平举，可使肌无力更加明显，有助诊断。为确诊可做以下检查：

1. 药物试验

（1）新斯的明试验　以甲基硫酸新斯的明 0.5mg 肌内注射或皮下注射，如肌力在半小时至 1 小时内明显改善可以确诊。如无反应，可次日用 1mg、1.5mg，直至 2mg 再试，如 2mg 仍无反应，一般可排除本病。为防止甲基硫酸新斯的明的毒碱样反应，需同时肌内注射阿托品 0.5～1.0mg。

（2）氯化腾喜龙试验　适用于病情危重、有球麻痹或肌无力危象者。用 10mg 本品溶于 10mL 生理盐水中缓慢静脉注射，至 2mg 后稍停，若无反应可注射 8mg，症状改善者可确诊。

2. 电生理检查

常用感应电持续刺激，受损肌反应及迅速消失。此外，也可行肌电图重复频率刺激试验，低频刺激波幅递减超过 10%，高频刺激波幅递增超过 50% 为阳性。单纤维肌电图出现颤抖现象延长，延长超过 50 微秒者也属阳性。

3. 其他

血清中抗 AChRab 测定约 85% 患者增高。胸部 X 线摄片或胸腺 CT 检查，胸腺增生或伴有胸腺肿瘤，也有辅助诊断价值。

本病眼肌型需与癔病、动眼神经麻痹、甲状腺毒症、眼肌型营养不良症、眼睑痉挛鉴别。延髓肌型需与真假球麻痹鉴别。四肢无力者需与神经衰弱、周期性麻痹、感染性多发性神经炎、进行性脊肌萎缩症、多发性肌炎和癌性肌无力者等鉴别。

（三）治疗

治疗原则：注重病因治疗，予抗胆碱酯酶药物控制症状。

1. 一般治疗

注意休息，避免使用普鲁卡因、普萘洛尔（心得安）、苯妥英钠、四环素和氨基糖苷类抗生素等破坏神经肌肉传递的药物。

2. 药物治疗

根据病情选用抗胆碱酯酶药物、糖皮质类激素。

（1）眼肌型及轻度全身型肌无力者　可用：吡啶斯的明 60mg，口服，每日 4～6 次。

（2）对抗胆碱酯酶药物不敏感及已行胸腺切除术的患者　可用：泼尼松（强的松）60～80mg，口服，隔日早晨 1 次。

注意事项：本处方采用的是大剂量递减隔日疗法，隔日服泼尼松 60～80mg/d 开始，症状改善多在 1 个月内出现，常于数月后疗效达高峰，此时可逐渐减少剂量，直到隔日服 20～40mg/d 的维持量。

五、老年性痴呆综合征

老年性痴呆综合征是一类常见的老年性疾病，包括阿尔茨海默病（AD）、血管性痴呆、路易体痴呆、额颞痴呆等，其中以阿尔茨海默病和血管性痴呆最为常见。本节着重探讨阿尔茨海默病的诊断、治疗。

（一）诊断

阿尔茨海默病常于 65 岁以后隐匿起病。早期表现为逐渐发生的记忆障碍，随后出现认知障碍、精神障碍。检查时发现患者表现坐立不安、易激动、少动、个人卫生不佳。一般视力、视野保持相对完整，无锥体束征和感觉障碍；步态一般正常，后期可出现小步、平衡障碍。辅助检查尚无确诊阿尔茨海默病的特殊检查，神经心理学检查及相应量表对其诊断起重要作用。

（二）治疗

治疗原则：阿尔茨海默病目前尚缺乏特效治疗，主要为对症治疗。

1. 一般治疗

康复治疗及社会参与，如鼓励患者尽量参加各种社会日常活动，维持生活能力，加强家庭和社会对患者的照顾、帮助和训练。

2. 药物治疗

根据病情选用改善脑血流和糖代谢、改善认知功能药物、神经保护性药物。

（1）都可喜 1 片，口服，每日 2 次；吡拉西坦（脑康复）0.8g，口服，每日 3 次；他克林 40mg，口服，每日 1 次；石杉碱甲 5～10mg，口服，每日 1 次；多奈哌齐 5mg，口服，每日 1 次。

他克林是美国第一个批准使用治疗阿尔茨海默病的药物，开始给药 40mg/d，每 6 周增加每日剂量 40mg/d，80～160mg/d 以上时才有效，但有较严重肝脏毒性，需定期复查肝功能。

（2）轻症可用毒扁豆碱 2～2.5mg，餐后口服，每日 4～5 次，禁用于消化性溃疡。

（3）改善脑代谢可用肠溶阿司匹林 50～100mg，口服，每日 1 次；吡拉西坦（脑康复）0.8g，口服，每日 3 次；氟桂利嗪（西比灵）5～10mg，口服，每日 1 次。

另外，需要注意：①阿尔茨海默病尚无有效治疗方法，但早期诊断本病，早期用药，能延缓本病的发展。②阿尔茨海默病病程通常持续 5 年或以上，患者常死于肺部感染、压疮等并发症。

第六章 >>>
传染性疾病的诊治

一、病毒性肝炎

病毒性肝炎（viralhepatitis）系由多种肝炎病毒所致的，以肝脏炎症及坏死病变为主的一组感染病。按病原学分类目前有甲型肝炎（hepapitis A）、乙型肝炎（hepatitis B）、丙型肝炎（hepatitis C）、丁型肝炎（hepatitis D）及戊型肝炎（hepatitis E），分别由甲型肝炎病毒（hepatitis A virus，HAV）、乙型肝炎病毒（hepatitis B virus，HBV）、丙型肝炎病毒（hepatitis C virus，HCV）、丁型肝炎病毒（hepatitis D vims，HDV）及戊型肝炎病毒（hepatitis E virus，HEV）所致。甲型肝炎及戊型肝炎经消化道途径传播，主要表现为急性肝炎，以疲乏、食欲减退、肝大、肝功能异常为主，部分病例出现黄疸，但无症状感染亦常见。乙型肝炎、丙型肝炎、丁型肝炎主要经血液、体液等胃肠外途径传播，临床发现大部分患者呈慢性感染，少数病例可发展为肝硬化、重型肝炎（肝衰竭）或肝细胞癌。此外，GB病毒-C（CBvirus-C，GBV-C）、输血传播病毒（transfusion transmitted virus，rrv）、Sen病毒（Senvirus，SENV）等是否导致病毒性肝炎一直未能明确，当前有否定的趋势，但亦不排除仍有未发现的肝炎病毒存在。巨细胞病毒（CMV）、EB病毒（EBV）、单纯疱疹病毒-1型和2型（HSV-1及HSV-2）、带状疱疹病毒、人类疱疹病毒6型、人类细小病毒B19及腺病毒等感染亦可导致肝脏炎症，但属于全身感染的一部分，不包括在专门的"病毒性肝炎"范畴内。

（一）诊断

据流行病学史、临床表现及实验室检查等资料作出诊断，确诊有待病原学检查。

（1）甲肝　发病初期血清丙氨酸氨基转移酶升高，在起病第1周内升达高峰，血清总胆红素一般超过17.1umol/L，尿胆红素及尿胆原测定均呈阳性。白细胞总数正常或略低，分类淋巴细胞增高。血清抗HAV-IgM阳性可确诊。

（2）乙肝　血清乙肝病毒标志物（HBV-M）测定对确诊本病有价值，检测项目有乙肝病毒表面抗原（HBsAg）、乙肝表面抗体（抗HBs）、乙肝病毒e抗原（HBeAg）、抗乙肝病毒核心抗原IgM（抗HBc-IgM）、抗HBc-IgG、HBV-DNA（乙肝病毒-脱氧核糖核酸酶）及DNA-P（乙肝病毒脱氧核糖核酸聚合酶）等，其中HBeAg、HBV-DNA、抗HBc-IgM检测结果阳性者，提示体内 HBV 有复制。乙肝核心抗原（HBcAg）在肝细胞核内可能找到，阳性者证明肝内 HBV 有复制。

（3）丙肝　血清抗 HCV、HCV-RNA 阳性或肝内 HCV-RNA 阳性，可确诊此病。

（4）丁肝　急性肝炎患者，除急性 HBV 感染标志阳性外；血清抗 HDV-IgM 阳性，抗 HDV-IgG 阴性，或血清和（或）肝内 HDVAg、HDV-RNA 阳性。慢性丁肝患者，血清抗 HDV-IgG 持续高滴度，HDV-RNA 持续阳性，肝内 HDV-RNA 和（或）HDVAg 阳性。

（5）戊肝　急性期患者血清抗 HEV-IgM 阳性，抗 HEV-IgG 出现较早，两者同时阳性确诊为急性戊肝。检测血清和粪便 HEV-RNA 为阳性。

（二）治疗

1. 一般治疗

急性黄疸型肝炎患者，强调早期隔离及卧床休息，至症状基本消失、黄疸消退后渐起床活动。轻症或无黄疸型肝炎患者，不必卧床休息，可轻度活动，生活自理。急性和慢性肝炎患者有食欲减退、厌油、腹胀等症状的，宜进清淡、适合患者口味的低脂软食或半流质食物。病情好转后，给予充分热量、富含蛋白质及维生素的食物。

2. 药物治疗

急性肝炎患者药物治疗是次要的，避免用对肝脏有损害的药物，如镇痛、安眠类制剂，抗菌药大环内酯类及四环素族抗生素、磺胺类。改善其他不良因素如饮酒、劳累或精神刺激等。慢性肝炎采用抗病毒药、免疫调节剂及改善肝功能的护肝药物治疗。慢性乙型肝炎或 HBV 标志有复制现象者采用以下抗病毒药物。①干扰素：干扰素 300 万 U，皮下或肌内注射，隔日 1 次，6～12 个月为一疗程，适用于慢性乙型肝炎。②拉米夫定：抑制 HBV-DNA 的复制，不能清除肝细胞内病毒的超螺旋 cDNA，所以需长期服药。慢性丙型肝炎最好的治疗方案为聚乙二醇干扰素联合利巴韦林，每周只需一次。慢性病毒性肝炎有细胞免疫功能低下者，酌情选用特异性转移因子、胸腺肽、胸腺素、白细胞介素-2 等免疫调节剂。护肝药物对改善肝功能、降低血清丙氨酸氨基转移酶、胆红素及改善症状有一定疗效。

3. 重症肝炎的治疗

（1）支持疗法　每日静脉滴注 10% 葡萄糖液 1500～2000mL，内加能量合剂和大剂量维生素 C。酌情每日或 2～3 日输注新鲜冰冻血浆、全血或白蛋白，有利于预防出血和继发感染，维持内环境平衡。特别应注意纠正低血糖、低钠、低钾、缺氧及碱中毒。

（2）药物治疗　①门冬氨酸钾镁有促进肝细胞代谢、改善肝功能、降低胆红素及维持电解质平衡的作用。②还原型谷胱甘肽：由谷氨酸、胱氨酸及甘氨酸组成。内源性还原性谷胱甘肽广泛存在于细胞内，其活性基团—SH 参与体内多种重要生化反应，如与化学毒物或活性氧代谢产物等有害物质结合，通过解毒和抗氧化反应保护肝细胞膜，改善肝功能。③胰高血糖素、胰岛素疗法：促进肝细胞再生。④前列腺素 E_1：提高肝细胞内 cAMP 水平，抑制磷酸酯酶对肝细胞的破坏，抑制内毒素诱导单核巨噬细胞释放 TNF-a，可以保护肝细胞。⑤肝细胞生长因子：通过刺激 DNA 合成促进肝细胞再生，并抑制内毒素诱导单核巨噬细胞释放 TNF-a。⑥免疫调节剂：胸腺肽 α1 经国内研究显示治疗重型肝炎有效。

二、流行性感冒

流行性感冒（influenza），简称流感，是流感病毒引起的一种常见的急性呼吸道传染病，以冬春季多见；也是一种传染性强、传播速度快的疾病。其主要通过空气中的飞沫、人与人之间的接触或与被污染物品的接触传播。临床以高热、乏力、头痛、全身酸痛等全身中毒症状重而上呼吸道卡他症状较轻为特征，流感病毒容易发生变异，传染性强，常引起流感的流行。

（一）临床表现

典型流感起病急，潜伏期为数小时～4天，一般为1～2天；高热，体温可达39～40℃、伴畏寒，一般持续2～3天；全身中毒症状重，如乏力、头痛、头晕、全身酸痛，持续时间长，体温正常后乏力等症状可持续1～2周；上呼吸道卡他症状轻微，常有咽痛，少数有鼻塞、流涕等；少数有恶心、呕吐、食欲不振、腹泻、腹痛等。有少数患者以消化道症状为主要表现。老人、婴幼儿、有心肺疾病者或接受免疫抑制剂治疗者患流感后可发展为肺炎。

流行性感冒的临床分型：

（1）单纯型流感　急性起病，体温39～40℃，伴畏寒、乏力、头痛、肌肉关节酸痛等明显的全身症状；上呼吸道卡他症状轻微，可有流涕、鼻塞、干咳等。查体见急性病容；咽部充血红肿，无分泌物；肺部可闻及干性啰音。

（2）肺炎型流感　较少见，多发生于老人、儿童、原有心肺疾患的人群。原因：原发病毒性肺炎、继发细菌性肺炎、混合细菌病毒肺炎。表现：高热持续不退，剧烈咳嗽、咳血痰，呼吸急促、发绀，肺部可闻及湿啰音。胸片提示两肺有散在的絮状阴影。痰培养无致病细菌生长，可分离出流感病毒。可因呼吸循环衰竭而死亡，病死率高。

（3）中毒性流感　以中枢神经系统及心血管系统损害为特征。表现为高热不退，血压下降，谵妄、惊厥、脑膜刺激征等脑炎、脑膜炎症状。

（4）胃肠炎型流感　少见，以腹泻、腹痛、呕吐为主要临床表现。

（二）诊断

1. 疑似病例

近期本地或邻近地区感冒病人明显增多。出现急性畏寒、高热、头痛、浑身酸痛和乏力等中毒症状，伴有上呼吸道卡他症状。出现恶心、呕吐和腹泻症状，但发病急而恢复快，伴有上呼吸道卡他症状。流感流行期感冒患者。符合上面所述任意一项，即为疑似病例。

2. 确诊病例

患者鼻咽部分泌物分离出流感病毒。测定恢复期血清抗体比急性期有4倍以上升高。

（三）治疗

1. 对症治疗

卧床休息，多饮水，给予流质或半流质饮食，补充维生素，进食后以温开水或温盐水漱口，保持口鼻清洁，全身症状明显时给予抗感染治疗。

2. 药物治疗

如补液、退热、止咳、化痰等，常用的药物主要有：对乙酰氨基酚（百服宁）、利巴韦林、板蓝根冲剂、柴胡冲剂、抗病毒颗粒、青霉素等。

三、流行性腮腺炎

流行性腮腺炎简称流腮，是儿童和青少年中常见的呼吸道传染病，由腮腺炎病毒引起。

临床特征为发热及腮腺非化脓性肿痛。腮腺炎病毒也可侵犯各种腺体组织或神经系统及肝、肾、心脏、关节等器官。本病好发于儿童，亦可见于成人。

（一）临床表现

潜伏期 8～30 天，平均 18 天。起病大多较急，无前驱症状。有发热、畏寒、头痛、咽痛、食欲不佳、恶心、呕吐、全身疼痛等症状，数小时腮腺肿痛并逐渐明显，体温可达 39℃以上，成人患者一般较严重。

腮腺肿胀最具特征性。一般以耳垂为中心，向前、后、下发展，状如梨形，边缘不清；局部皮肤紧张，发亮但不发红，触之坚韧有弹性，有轻触痛；言语、咀嚼（尤其进酸性饮食）时刺激唾液分泌，导致疼痛加剧；通常一侧腮腺肿胀后 1～4 天累及对侧，双侧肿胀者约占 75%。重症者腮腺周围组织高度水肿，使容貌变形，并可出现吞咽困难。腮腺管开口处早期可有红肿，挤压腮腺始终无脓性分泌物自开口处溢出。腮腺肿胀大多于 1～3 天到达高峰，持续 4～5 天后，逐渐消退而回复正常。全程 10～14 天。颌下腺和舌下腺也可同时受累，或单独出现。颌下腺肿大，表现为颈前下颌肿胀并可触及肿大的腺体。舌下腺肿大可见舌及口腔底肿胀，并出现吞咽困难。

腮腺炎病毒除侵犯腮腺外，尚能侵犯神经系统及各种腺体组织，引起脑膜炎、脑膜脑炎、睾丸炎、卵巢炎、胰腺炎等。

（二）诊断

1. 疑似病例

发热，畏寒，疲倦，食欲不振，1～2 日后单侧或双侧非化脓性腮腺肿痛或其他唾液腺肿痛。

2. 确诊病例

腮腺肿痛或其他唾液腺肿痛与压痛，吃酸性食物时胀痛更为明显。腮腺管口可见红肿。白细胞计数正常或稍低，后期淋巴细胞增加。发病前与腮腺炎病人有密切接触史。

（三）治疗

1. 一般护理

隔离患者，使之卧床休息直至腮腺肿胀完全消退。注意口腔清洁，饮食以流质或软食为宜，避免酸性食物，保证液体摄入量。

2. 对症治疗

宜散风解表，清热解毒。必要时内服去痛片、阿司匹林等解热镇痛药。

（1）重症并发脑膜脑炎、睾丸炎、心肌炎　可短期使用肾上腺皮质激素。

（2）睾丸炎治疗　成人患者在本病早期应用乙烯雌酚，每次 1mg，每日三次，有减轻肿痛之效。

（3）脑膜脑炎治疗　可按乙型脑炎疗法处理。高热、头痛、呕吐时给予适量利尿剂脱水。

（4）胰腺炎治疗　禁饮食、输液、反复注射阿托品或山莨菪碱，早期应用肾上腺皮质激素。

四、风疹

风疹是由风疹病毒引起的一种常见的急性传染病，以低热、全身皮疹为特征，常伴有耳后、枕部淋巴结肿大。一般通过咳嗽、谈话或喷嚏等传播。多见于1～5岁儿童；6个月以内婴儿因有来自母体的抗体获得抵抗力，很少发病。一次得病，可终身免疫，很少再患。

（一）临床表现

潜伏期16～21天，平均18天。学龄前儿童和青少年感染风疹病毒后常有发热、头痛、咽痛、流涕等轻微前驱症状和枕骨下、耳后、颈部淋巴结肿大，1～2天从面颈部开始出现淡红色斑疹、斑丘疹，24h内蔓延至躯干、四肢。皮疹特点是历时短、消失快。躯干部皮疹可融合，四肢部皮疹散在不融合。一般第3天皮疹迅速消退，不留痕迹，有时可有轻度脱屑。软腭可见针头大小的红色瘀点，皮疹一出现前驱症即消失，但淋巴结肿大持续时间长，伴触痛，但不化脓。风疹是良性传染病，一般预后良好。并发症少见，有时可并发气管炎、中耳炎、关节痛、紫癜等。孕妇在早期妊娠（4个月内）如患风疹后可致流产、早产、死胎及胎儿畸形。

（二）诊断

（1）疑似病例

发热，出现红色斑丘疹，耳后、枕下或颈淋巴结肿大或伴有关节痛。

（2）确诊病例

①在14～21日内与风疹患者有密切接触史。②在8年内已接受过麻疹活疫苗接种。③末梢血白细胞总数减少，淋巴细胞增多。④咽拭子标本或尿、脏器活检标本中分离出风疹病毒。⑤血清中风疹IgM抗体阳性。⑥恢复期血清风疹IgG抗体滴度较急性期有4倍以上升高或恢复期抗体阳性。

（三）治疗

1. 一般疗法

风疹患者一般症状轻微，不需要特殊治疗。症状较显著者，应卧床休息，给予流质或半流质饮食。对高热、头痛、咳嗽、结膜炎者可予对症处理。

2. 并发症治疗

脑炎，高热、嗜睡、昏迷、惊厥者，应按流行性乙型脑炎的原则治疗。出血倾向严重者，可用肾上腺皮质激素治疗，必要时输新鲜全血。

3. 药物治疗

除对症治疗外，干扰素、利巴韦林等似有助于减轻病情。

4. 对症处理

隔离病人，卧床休息，多饮水，适当给予退热剂；头痛、关节炎、肌痛则需用止痛药。外用炉甘石洗剂。重症病人可注射丙种球蛋白或成人血清（20～40mL）或减毒活疫苗。孕妇预防风疹至为重要，如接触风疹患者后应即时注射丙种球蛋白或胎盘球蛋白。

第七章 >>>
眼科疾病的诊治

一、近视眼

（一）近视眼的定义和分类

近视眼是指眼在调节松弛的状态下，平行光线经过眼的屈光系统后，在视网膜前形成焦点，远点较近，屈光力大于眼球轴长的一种屈光不正。临床上主要是以远视力下降为特点。临床上分类方法较多，根据功能分为单纯性近视和病理性近视；根据屈光成分分为轴性近视和屈光性近视；根据近视程度分为轻度近视、中度近视和重度近视；根据调节作用参与分类可分为假性近视、真性近视和混合性近视。

（二）近视眼的诊断

（1）视功能　远视力下降，光敏感度降低。

（2）视疲劳　畏光、眼干、异物感、眼痛、头痛等症状。

（3）眼位偏斜　由于看近时调节与集合不协调，为使固有的不协调能维持短暂的平衡，当平衡失调时眼位发生变化，变为隐斜或外斜视。

（4）眼球前后径变长，眼球向前突出。

（三）近视眼的治疗

1. 非手术治疗

（1）普通眼镜　眼镜矫正近视是通过适当度数凹透镜片放在眼前改变进入眼内光束的聚集程度，使光线分散后聚焦于视网膜上。

（2）角膜接触镜　角膜接触镜也称隐形眼镜，矫正原理和普通眼镜基本相同，分为软镜和硬镜两种。第一种是软镜，由含水的高分子化合物制成接触镜，可以矫正近视。第二种是硬镜，由质地较硬的疏水材料制成的接触镜，可以矫正大散光和不规则散光。

（3）角膜矫形镜　是特殊设计的硬性透气性隐形眼镜，通过改变角膜表面的曲率，从而达到矫正近视眼的目的。

2. 屈光性手术治疗

（1）角膜屈光手术

① 放射状角膜切开术　矫正近视的原理是通过在角膜前表面的光学区以外做非穿透性放射状切口，使角膜的曲率半径减小，使角膜屈光度变小而矫正近视。该法现在已很少采用。

② 表层角膜镜片术　利用供体角膜通过冷冻作用切削制成一定屈光的凸角膜组织镜片，并将其缝在受体角膜表面而矫正近视（不多用）。

③ 准分子激光角膜切削术　准分子激光是一种工作物质为氟化氩的气体激光，通过少量切削角膜浅表组织，改变角膜表面的曲率，减弱屈光力而矫正近视。该法又称角膜表面屈光切削术（Photorefractive Keratectomy，PRK）。

④ 准分子激光角膜原位磨镶术（Laser in Situ Keratomileusis，LASIK）　是应用准分子激光切削角膜中央基质，使之变平，屈光力减弱，而达到矫正近视的目的。

（2）晶状体性屈光手术

① 人工晶体植入术　将一个凹透镜的人工晶体植入前房或后房，是矫正高度近视的一种有效方法。

② 透明晶状体摘除术　是将透明晶状体摘除以达到矫正高度近视目的的一种手术方法。

（3）巩膜后加固术　将生物或非生物材料植入高度近视眼病人的巩膜后段，通过机械的作用改善眼球后段的血液供应，从而阻止巩膜后葡萄肿的进展，达到稳定近视度数的目的。

二、睑缘炎

（一）睑缘炎的病因

睑缘炎是睑缘皮肤、睫毛毛囊和它附近腺体的亚急性或慢性炎症。睑缘为皮肤与结膜移行处，富有腺体组织和脂性分泌物，暴露于外界，易受尘垢和病菌感染而发病。本病与身体抵抗力低下有关。

（二）睑缘炎的类型和临床表现

根据临床特点睑缘炎分为鳞屑性睑缘炎、溃疡性睑缘炎和眦部睑缘炎三种类型。

（1）鳞屑性睑缘炎　这是由于眼睑皮肤皮脂腺及睑板腺分泌亢进，加上轻度感染导致。长期风沙、灰尘刺激，睡眠不足，嗜烟、酒，屈光不正等都可成为诱因。表现为眼睑红肿、痒痛，分泌物多，睑缘充血，睫毛及睑缘皮肤表面有头皮屑样的鳞片。慢性者睑缘水肿、肥厚，下睑可外翻。

（2）溃疡性睑缘炎　这是由葡萄球菌感染，诱因同上。病情较鳞屑性者重，系睫毛毛囊、Zeis 腺和 Moll 腺化脓性炎症。毛囊根部充血，形成脓疱、黄痂，睫毛可脱落，痊愈后形成瘢痕，甚至引起眼睑变形、秃睫、倒睫、兔眼、下睑外翻及泪溢。

（3）眦部睑缘炎　这是由莫-阿双杆菌感染所致，维生素 B_2 缺乏或营养不良者易发病。眦部皮肤发红、糜烂，球结膜充血，常伴口角发炎。

（三）睑缘炎的治疗

本病的治疗首先是消除发病诱因。局部可用温盐水清洗，睑缘涂以抗生素眼膏。溃疡性睑缘炎可形成秃睫、倒睫、兔眼、下睑外翻及泪溢等一系列并发症，故治疗必须彻底。

三、白内障

（一）白内障的定义

人的眼睛就是一部照相机，里面有一个叫晶状体的结构是这部照相机的镜头，它不仅能将外界光线准确聚焦到视网膜上，还能通过其厚度的变化（调节作用）让我们看清远、中、近等不同距离的物体；但它必须保持高度的透明性才能完成这些功能；如果它浑浊了就会阻挡外界光线进入眼内，使我们视物模糊。古时候没有先进的设备来观察晶状体浑浊的形态，肉眼下大部分晶状体浑浊为白色，晶状体又位于眼内，这种浑浊会导致视力障碍，称之为白内障。

（二）白内障的病因

（1）老年性白内障　因机体衰老而致的白内障。许多患者在中年就出现白内障而并非老年，所以现在用"年龄相关性白内障"来称呼它更为确切。

（2）先天性白内障　主要有两个原因，一种是遗传因素引起，多为常染色体显性遗传、常染色体隐性遗传和 X 连锁隐性遗传；另一种是母亲孕早期（前 3 个月）病毒感染，最常见的是风疹病毒感染，此外还有水痘病毒、单纯疱疹病毒、麻疹病毒、带状疱疹病毒和流感病毒等。

（3）外伤性白内障　眼部挫伤、穿孔伤、化学伤、电击伤、热烧伤、辐射损伤（包括 X 射线、γ 射线）、红外线性白内障及微波性白内障等。

（4）代谢性白内障　如糖尿病性白内障、半乳糖性白内障、低血钙性白内障、肝豆状核变性白内障等。

（5）并发性白内障　多由眼部疾病引起，如角膜溃疡、青光眼、葡萄膜炎、视网膜脱离、视网膜色素变性、眼内肿瘤及高度近视都可以引起白内障。

（6）药物性白内障与中毒性白内障　药物性白内障主要有皮质类固醇性白内障、氯丙嗪性白内障、缩瞳剂性白内障。引起中毒性白内障的原因主要有：长期接触 TNT 及重金属，如铜、铁、汞、银、锌等。

（三）白内障的治疗

治疗白内障的方法有药物和手术两种，白内障的药物治疗主要有两条途径：利用药物溶解白内障或利用药物控制白内障的发生和发展。近年来白内障药物防治研究已取得一些进展，例如：醛糖还原抑制剂能阻断晶状体内葡萄糖、半乳糖转化为多元醇，为防治糖性白内障提供了新的途径。目前国内外在临床上应用的抗白内障药物有多种，从理论上讲试图防止晶状体蛋白变性而达到治疗目的，但迄今未见有严格的临床对照研究报道，其疗效尚未得到认可。

手术治疗白内障是目前全世界眼科医生共同推荐的有效治疗方法，不仅疗效确切，而且安全、简便。白内障的手术方法主要有常规白内障超声乳化术、微切口白内障超声乳化术及飞秒激光辅助的白内障超声乳化术，另外还有小切口白内障囊外摘除术、大切口白内障囊外摘除术，后两种手术为手工白内障手术，切口约 6mm 大小，随着超声乳化术的普及，正逐步淡出。常规超声乳化白内障手术与微切口超声乳化白内障手术的区别是前者切口约 3.2mm，后者切口约 1.8mm。飞秒激光辅助的白内障超声乳化术是使用飞秒激光做角膜切口、白内障前囊膜切口，劈核中不需要使用刀具。

四、睑板腺囊肿

（一）睑板腺囊肿的病因

睑板腺囊肿又称霰粒肿，是睑板腺非化脓性慢性炎性肉芽肿。由于睑板腺出口阻塞，腺体的分泌物潴留在睑板内，刺激周围组织形成一纤维结缔组织包裹的肿块。

（二）睑板腺囊肿的临床表现

睑板腺囊肿多见于青年人，一般发生于上眼睑，也可以上下眼睑或两眼同时发生，可发生 1 个或 2～3 个同时发生。表现为眼睑皮下圆形肿块，一般无疼痛，也无明显压痛，小的囊肿可自行吸收，大的可自行破溃，排出胶样内容物，在睑结膜面形成肉芽肿；如有继发感染，形成急性化脓性炎症时，临床表现与内睑腺炎相同。

（三）睑板腺囊肿的治疗

小而无症状的睑板腺囊肿无须治疗，大者可热敷，如不消退，应在局麻下行睑板腺囊肿刮除术。老年人如果在一个地方反复出现"睑板腺囊肿"样的表现，要警惕睑板腺癌的可能性，应做活体检查。

五、色盲

色盲即先天性色觉障碍，它不能分辨自然光谱中的各种颜色或某种颜色；而对颜色的辨别能力差的则称色弱，色弱者，虽然能看到正常人所看到的颜色，但辨认颜色的能力迟缓或很差，在光线较暗时，有的几乎和色盲差不多，或表现为色觉疲劳，它与色盲的界限一般不易严格区分。色盲与色弱以先天性因素为多见。男性患者远多于女性患者。

（一）色盲的病因及临床表现

1. 病因

一般认为，红绿色盲决定于 X 染色体上的两对基因，即红色盲基因和绿色盲基因。由于这两对基因在 X 染色体上是紧密连锁的，因而常用一个基因符号来表示。红绿色盲的遗传方式是 X 连锁隐性遗传。男性仅有一条 X 染色体，因此只需一个色盲基因就表现出色盲。女性有两条 X 染色体，因此需有一对致病的等位基因才会表现异常。一个正常女性如与一个色盲男性婚配，父亲的色盲基因可随 X 染色体传给他们的女儿，不能传给儿子。女儿再把父亲传来的色盲基因传给她的儿子，这种现象称为交叉遗传。

2. 临床表现

色盲分为全色盲和部分色盲（红色盲、绿色盲、蓝黄色盲等），色弱包括全色弱和部分色弱（红色弱、绿色弱、蓝黄色弱等）。

（1）全色盲　属于完全性视锥细胞功能障碍，与夜盲（视杆细胞功能障碍）恰好相反，患者尤喜暗、畏光，表现为昼盲。仅有明暗之分，而无颜色差别，而且所见红色发暗、蓝色光亮。此外，还有视力差、弱视、中心性暗点、摆动性眼球震颤等症状。它是色觉障碍中最严重的一种，较少见。

（2）红色盲　又称第一色盲。患者主要是不能分辨红色，对红色与深绿色、蓝色与紫红色以及紫色不能分辨。常把绿色视为黄色，紫色看成蓝色，将绿色和蓝色相混为白色。

（3）绿色盲　又称第二色盲，患者不能分辨淡绿色与深红色、紫色与青蓝色、紫红色与灰色，把绿色视为灰色或暗黑色。临床上把红色盲与绿色盲统称为红绿色盲，较常见。平常说的色盲一般就是指红绿色盲。

（4）蓝黄色盲　又称第三色盲。患者蓝黄色混淆不清，对红、绿色可辨，较少见。

（5）全色弱　又称红绿蓝黄色弱。其色觉障碍比全色盲程度要低，视力无任何异常，也无全色盲的其他并发症。在物体颜色深且鲜明时则能够分辨；若颜色浅而不饱和时则分辨困难，少见。

（6）部分色弱　有红色弱（第一色弱）、绿色弱（第二色弱）和蓝黄色弱（第三色弱）等，其中红绿色弱较多见，患者对红、绿色感受力差，照明不良时，其辨色能力近于红绿色盲；但物质色深、鲜明且照明度佳时，其辨色能力接近正常。

（二）色盲的治疗

1. 穴位与指压法

指压位于眼球正中央下 2 厘米处，能提高眼睛功能。指压时，一面吐气一面用食指强压6 秒。睁眼指压和闭眼指压均可。

睁眼指压时能明确判断色彩，闭眼指压时能治疗视力异常、假性近视。如果是患有强烈色彩异常的话，应重点的强压眼下。不断进行这种指压会逐渐祛除色觉异常。

2. 色盲矫正镜

色盲矫正镜的原理为，根据补色拮抗，在镜片上进行特殊镀膜，产生截止波长的作用，对长波长者可透射，对短波长者发生反射。戴色盲眼镜，可使原来色盲图本辨认不清的变为能正确辨认，达到矫正色觉障碍的效果。色盲矫正镜分隐形眼镜式和普通宽架式。

六、结膜炎

（一）常见病因

结膜是一层覆盖于眼睑后部和眼球前部巩膜表面的质地透明的黏膜组织，按部位分为睑结膜、球结膜和穹窿结膜，共同组成结膜囊。由于结膜大部分表面暴露于外界，易受外界环境的刺激和微生物感染。当人体防御能力减弱或外界致病因素增强时，可引起结膜炎。

结膜炎最常见的是微生物感染，包括细菌、病毒、衣原体、真菌等；也可由物理性刺激、化学性损伤、结膜组织过敏反应或全身代谢障碍性疾病引起；眼睑、泪器、眼眶、颜面部皮肤及鼻窦等邻近组织的炎症可直接蔓延到结膜。

（二）临床表现

（1）症状　结膜炎表现为眼部的异物感、烧灼感、痒感、流泪等。当角膜受累时，可出现疼痛和畏光。

（2）体征　眼部检查各种结膜炎的共同特点是结膜充血和分泌物增多。常见眼睑充血、水肿，结膜充血、水肿，分泌物增多，结膜下出血，乳头增生，滤泡形成，假膜形成，出血、溃疡、瘢痕等，病毒感染者可见耳前淋巴结肿大和压痛。

（三）预防和治疗

结膜炎多为传染性炎症，加强预防工作对避免发病和控制蔓延流行十分重要。微生物感染性结膜炎的传播方式是接触传染。要控制并消灭传染源和加强个人卫生，切断传播途径是最重要的方法。在结膜炎暴发流行的情况下，特别要对公用服务事业（浴池、理发店、游泳池、公用车辆等）加强卫生管理和流通货币的消毒处理，以及加强个人卫生。预防为主和积极治疗是控制结膜炎蔓延，解除患者痛苦，相辅相成的两个方面，缺一不可。治疗是消灭传染源的重要手段。

结膜炎的治疗主要是局部用药治疗，严重或特殊感染的情况下需要全身用药。局部药物有滴剂、眼膏、冲洗溶液等。滴剂有各种抗生素和磺胺类药的溶液。抗菌药物应选用对微生物针对性强、敏感度高的。但在通常情况下，临床上很少做细菌学检查，故以选用广谱抗生素或磺胺类药物为佳。肾上腺皮质激素药物对变态反应性结膜炎效果较好。对于细菌性结膜炎，肾上腺皮质激素可以与抗生素合并应用，以减少炎症渗出，降低炎症反应。对于病毒性结膜炎，肾上腺皮质激素不用或慎用。眼膏剂所含的药物与滴剂相同，作用较缓而较持久，宜于每晚睡前使用，除抗菌作用外，同时还可避免分泌物使上下睑及睫毛粘在一起。

七、眼干燥症

（一）眼干燥症的定义及类型

1. 定义

眼干燥症在眼科专业统称为干眼，是泪液和眼球表面的多因素所引起的疾病，可引起患眼不适、视觉障碍和泪膜不稳定，损害眼球表面，该病伴有泪液渗透压增高和眼表炎症。通俗地来说就是眼球表面缺水，发生了"干旱"。

2. 类型

眼干燥症可分为以下五类：

（1）蒸发过强型眼干燥症　泪膜的脂质层缺乏引起，常见疾病为睑板腺功能障碍或睑缘炎。

（2）水液缺乏型眼干燥症　水液性泪液生成不足引起，常见于类风湿关节炎、干燥综合征等全身性疾病，因而导致泪腺或副泪腺萎缩没有足够的水液生成。

（3）黏蛋白缺乏型眼干燥症　为眼表上皮受损引起的眼干燥症，当眼表有化学伤、热烧伤或一些免疫性疾病眼表分泌黏蛋白的杯状细胞被破坏导致泪膜最里层缺乏。

（4）泪液动力学异常型眼干燥症　常见于瞬目异常、泪液排出迟缓、球结膜松弛等，因而导致泪液流动不畅，泪液不能在眼球表面形成平滑的泪膜。

（5）混合型眼干燥症　有以上2种或2种以上原因引起的眼干燥症。

（二）病因

引起眼干燥症的原因很多，人的情绪、睡眠、环境、年龄、性别、戴软性隐形眼镜或文过眼线都与眼干燥症有关，但这些原因引起的眼干燥症是可逆的，以下原因所致的眼干燥症需要正确处理。

（1）眼表疾病　如眼表化学伤、热烧伤、角结膜多次手术或冷凝、眼类天疱疮及眼表严重的感染。

（2）眼部其他疾病　如眼睑位置异常、眼睑闭合不全、睑缘炎；影响瞬目的神经肌肉疾病（如帕金森病、Bell麻痹）。

（3）眼部手术　头部放疗，损伤三叉神经感觉支的手术（如准分子激光原位磨镶术、三叉神经减压术）；白内障、青光眼及玻璃体视网膜手术后。

（4）全身免疫性疾病和系统性疾病　免疫性疾病有类风湿关节炎、强直性脊柱炎、系统性红斑狼疮及韦格纳（Wegener's）肉芽肿。系统性疾病包括干燥综合征（Sjogren's Syndrome, SS）、史-约（Stevens-Johnson）综合征等。

（三）临床表现

眼干燥症有八大症状、三大体征及典型的实验室表现。

（1）八大症状　眼疲劳、干涩感、异物感、烧灼感、眼胀感、眼痛、畏光、眼红。

（2）三大体征　①结膜：球结膜血管扩张、无光泽、皱褶、增厚水肿。②角膜：1%虎红和1%荧光素染色阳性。③泪膜：泪河变窄或中断，泪膜破裂时间（BUT）、泪液分泌试验时间（ST）缩短。

（3）实验室表现　①角膜地形图检查：SRI（角膜表面规则指数）和SAI（角膜表面非对称指数）异常。②泪液渗透压：眼干燥症和接触镜佩戴者泪液渗透压较正常人高25毫渗量/升，如大于312毫渗量/升，可诊断眼干燥症，有较高的眼干燥症早期诊断价值。

（四）治疗

眼干燥症的治疗首先是对因治疗，特别是有全身免疫性疾病和系统性疾病时一定要到相关专科处理，如类风湿关节炎、干燥综合征、强直性脊柱炎等一定要治疗原发病，仅仅治疗眼干燥症的效果不佳。眼干燥症用药按其轻、中、重程度不同而不同，原则如下：

（1）轻度眼干燥症　指有症状，无裂隙灯下可见的体征，只需改善睡眠和工作环境，使用普通的人工泪液即可。

（2）中度眼干燥症　有症状，有裂隙灯下的体征，但经治疗后体征可消失或缓解，除按轻度眼干燥症用药外，适量使用低浓度糖皮质激素。糖皮质激素使用原则是少次数、低浓度、短时间，一般不超过3周，用药前要到医院检查眼压和眼底。

（3）重度眼干燥症　有症状，有裂隙灯下的体征，经治疗后体征不能完全消失；多为全身系统性疾病、免疫性疾病和严重眼表化学伤、热烧伤引起；治疗非常棘手，除了要使用不含防腐剂的人工泪液外，还要间断使用中等浓度糖皮质激素以及免疫抑制剂（如环孢霉素眼液、他克莫司眼液）来缓解眼干燥症引起的炎症。

其他治疗方法有泪小点栓塞、戴湿房眼镜、物理按摩、清洁睑板腺管口、口服刺激泪液分泌的药物及手术治疗等。泪小点栓塞目的是留住泪液不让其排泄，但因泪液冲洗眼表后有灰尘、细菌等不能排出，会有一定程度的眼部刺激症状。

八、飞蚊症与闪光感

（一）飞蚊症

正常人注视白色物体或蓝色的天空时，可发现眼前有飘动的小点状或细丝浮游物，有时闭眼亦可看到，但客观检查却不能发现任何玻璃体的病变，此种现象称为生理性飞蚊症。一般认为是由于玻璃体皮质的细胞或行走于视网膜血管内的血细胞在视网膜上投影所致，无需治疗。玻璃体液化和后脱离是飞蚊症的主要原因，约70%的患者由此引起，但约1/4可能具有威胁视力的病变，其中重要的是视网膜裂孔形成。对主诉有飞蚊症的患者，应散瞳仔细检查眼底，包括三面镜检查。仅有玻璃体后脱离的无须特殊治疗；对有危害视力的病变如视网膜裂孔等，按有关治疗原则处理。

（二）闪光感

闪光感是在外界无光刺激的情况下产生的视觉，如闪光环、线条、齿轮状等各种图形。

闪光主要是由视网膜或视神经受刺激引起的，它是神经的刺激症状，一般像飞蚊症或者视网膜牵拉，也就是玻璃体与视网膜有粘连，在转动眼球时由于牵拉视网膜，对视网膜造成刺激所引起。如果出现闪光感一般要及时到眼科就诊，进行散瞳、裂隙灯、三面镜或者全视网膜镜检查，以排除视网膜周边有变性区或者裂孔。如果是牵拉引起的裂孔，可以及时进行视网膜激光封闭裂孔，以避免后期产生视网膜脱离比较严重的后果。另外，像部分视神经炎也会有眼前闪光感，主要是通过眼底镜和电生理检查，判断是不是视神经病变。

九、眼内异物

（一）结膜异物

常见的有灰尘、煤屑、沙砾、飞虫、睫毛等，多隐藏在睑板下沟、穹隆部及半月皱襞。自觉症状为眼部异物感、流泪。结膜异物可在表面麻醉下，用无菌湿棉签拭出，然后点抗菌药滴眼液。

（二）角膜异物

以铁屑、煤屑、植物刺、爆炸伤多见，有异物感、疼痛、畏光、流泪和眼睑痉挛。铁质异物可出现锈斑，植物性异物容易引起感染。对角膜浅层异物，可在表面麻醉下，用盐水湿棉签拭去。较深的异物可用无菌注射针头或异物针剔除。如有锈斑，尽量一次刮除干净。对部分穿入前房异物，特别是异物大部分进入前房，仅角膜深层留有异物末端，缩小瞳孔后试取异物，必要时作角巩膜缘切口，在显微手术下取出异物。异物取出后包扎伤眼，预防和控制感染。

需要注意的是，眼内异物一般应及早取出。应该强调的是，手术取出必须以重建眼球结构和恢复视功能为目的。对铁、铜、铅等眼内金属异物的病理、生化进行研究的结果表明，除异物造成机械性损伤外，所引起的眼部铁、铜等金属沉着症和铅对视网膜的毒性作用，亦可导致视力丧失或损害，因此应及时将异物取出；石、玻璃和塑料等异物在眼内无明显化学损害，是否取出及何时取出应权衡利弊；植物等有机异物滞留眼内，由于其生物效应可引起眼内严重的炎性反应，因此应尽早取出；出现化脓性眼内炎时要及时施行玻璃体手术取出异物。具体如下：

（1）前房及虹膜异物　经靠近异物的方向或在相对方向作角膜缘切口取出，可用电磁铁吸出（磁性异物）或用镊子夹出（非磁性异物）。

（2）晶状体异物　若晶状体大部分透明，可不必立即手术。若晶状体已混浊，可连同异物摘出。

（3）玻璃体内或球壁异物　应根据异物的大小、位置、有无磁性、有无玻璃体及视网膜并发症，可采用巩膜外磁铁吸引法或玻璃体手术方法摘出，同时处理并发症。对位于后极部的球壁异物，采取玻璃体手术方法对视网膜损伤较小。

十、青光眼

（一）病因

眼内压的形成和保持相对稳定，是由眼球内的一种称为房水的液体所决定的。房水由眼球内睫状突不断产生，然后又回流进入血液循环，从而保持眼内压力的平衡。如果房水产生过多或排出发生障碍，眼压就会升高，于是发生青光眼。

（二）类型

根据发病原因，青光眼可分为先天性、原发性和继发性三大类。

（1）先天性青光眼　往往是双眼先后发病，有一定遗传倾向。根据眼压升高时，眼球是否发红，又可分为充血性和非充血性两种。

急性充血性青光眼是老年人常见的眼病之一，多见于50岁以上女性，男女之比为1：2。一般双眼在5年内先后发病或同时发病，起病急，常见白眼珠发红，有血丝，瞳孔散大，眼压突然升高，眼珠变得非常坚硬。病人常有剧烈头痛、恶心呕吐等症状。此时病人视力急剧下降，甚至于只剩光感，应立即送病人到医院检查，采取紧急处理，否则有迅速失明的危险。

慢性充血性青光眼，可发生于成年人的各年龄组，无明显性别差异，多数病人有反复发作病史。发作时，眼部或多或少感到不适，常有发作性视朦，看灯光有红绿圈。经过睡眠或充分休息后，眼压可恢复正常，症状亦可消失。随着病情发展和反复发作，眼压可变为持续升高，并造成视神经受损，视力下降，视野缩小等后果。本病发病原因除与眼球本身有关外，情绪激动、精神创伤、体力和脑力过度劳累、气候突变及暴饮暴食常为发病的诱因。

非充血性青光眼系因白眼球不充血而命名，也称为慢性单纯性青光眼。这类病人眼压升高比较缓慢，瞳孔扩大或者不大。患者常感视力疲劳，看灯光有红绿圈。大多数病人经休息后症状可以缓解。所以常常不引起病人重视，直到晚期或体检时才被发现。

（2）原发性青光眼　是一组以视萎缩、视野缺损和视力损害为特征的疾病。原发性青光眼根据眼压升高时前房角是闭还是开，可分为原发性闭角型青光眼和原发性开角型青光眼。原发性闭角型青光眼根据眼压升高是突然发生还是逐渐发展可分为急性闭角型青光眼和慢性闭角型青光眼。

（3）继发性青光眼　是某些眼病或全身疾病在眼部出现并发症，引起房水流通的道路障碍，致使眼压升高而发生的青光眼。可以引起继发性青光眼的眼病繁多，如虹膜睫状体炎、角膜粘连性白斑、外伤性晶体脱位、外伤性眼内出血、白内障膨胀期、白内障过熟期等均可引起继发性青光眼。

（三）治疗与护理

1. 治疗

不同类型之青光眼，其治疗原则是不同的。

对于急性充血性青光眼，必须抓紧时机，尽快控制眼压，可首先点用缩瞳孔药，疏通房水流出通道，以降低眼压；其次，还可用抑制房水生成的药物，如乙酰唑胺等；然后，通过高渗疗法可暂时减少眼球体积，也可达到降低眼压的目的。如经过保守疗法，眼压不下降者，应积极施行手术治疗，以抢救视力。

非充血性青光眼的治疗原则是用药物治疗，只有当视野已经产生病理性收缩时，才考虑手术治疗。

2. 护理

（1）中年以上的患者，特别是女性病人，若出现眼睛发胀、阵发性视物不清、看灯光有红绿圈等症状时，应立即到医院检查视力和眼压，以便作出早期诊断和治疗。

（2）已确诊为充血性青光眼的病人，应注意生活起居的规律性，避免过度劳累和情绪激动，以免诱发青光眼。

（3）注意饮食。青光眼病人平时应少吃酸辣刺激性食物，避免暴饮暴食。多吃蔬菜，保持大便通畅。不吸烟、不饮酒、不喝浓茶。

（4）黑暗可使瞳孔扩大，诱发青光眼。因此，青光眼病人应尽量避免过久停留在黑暗场所，看电视及看电影均要注意，可在看电影或看电视前用一次缩瞳孔的眼药，以预防青光眼突然发生。

（5）青光眼患者，应争取在有青光眼专科的医院建立眼科病案，以便对自己双眼的视功能进行定期监测。

十一、黄斑变性

年龄相关性黄斑变性，亦称老年性黄斑变性，是与年龄相关致盲的重要眼病之一。随着社会的老龄化，发病率增高。

（一）病因和发病机制

老年性黄斑变性的病因尚不明确。可能与遗传因素、环境影响、慢性光损害、营养失调、有毒物质的侵害、代谢、免疫性疾病、心血管系统等全身疾病等有关。一般认为是多种因素复合作用的结果。

（二）临床表现

根据临床与病理表现，老年性黄斑变性分为两型，即萎缩型与渗出型。萎缩型老年性黄斑变性，主要为脉络膜毛细血管萎缩、玻璃膜增厚和视网膜色素上皮萎缩等所致的黄斑区萎缩变性。渗出型老年性黄斑变性，主要为玻璃膜破坏、脉络膜血管侵入视网膜下形成新生血管。

1. 萎缩型老年性黄斑变性

又称干性或非渗出性老年性黄斑变性。

（1）症状　患者在早期常无任何症状。视力影响不大，少数患者有视物模糊、视物变形，可有中心相对性暗点。视力下降缓慢，随着病程进展，中心视力可严重降低。视力检查有绝对性中心暗点。

（2）眼底所见　黄斑部色素紊乱，可有色素脱失及增殖，中心凹反光减弱或消失，散在玻璃膜疣，可很小如针尖、边界清晰，或较大、密集融合、边界不甚清。RPE 改变包括大片的 RPE 脱离，最后趋于吸收萎缩。临床表现低色素，地图状萎缩为边界清晰的脉络膜视网膜萎缩区；非地图状萎缩指黄斑 RPE 斑驳状脱色素，其边界不清晰。

2. 渗出性老年性黄斑变性

又称湿性或新生血管性年龄相关性黄斑变性。特点为视网膜下或脉络膜新生血管膜形成（CNV）。

（1）症状　早期主诉为视物模糊、视物扭曲变形。有的患者自觉中心视力明显下降。视力下降较快。

（2）眼底所见　黄斑区出现浆液性和（或）出血性盘状脱离。黄斑部视网膜下新生血管膜典型表现为黄斑区中心凹，有一不规则的类圆形病灶，呈灰白色或黄白色，位于神经上皮下。出血可位于视网膜色素上皮下、神经上皮下或神经上皮内，浅层出血色较鲜红，深层者色紫暗。视网膜下出血量大而急，可突破视网膜内界膜进入玻璃体。病程已久者，渗出和出血逐渐吸收，黄斑病变瘢痕化。

（三）治疗和预后

①药物：任何药物均不能消除视网膜下脉络膜新生血管膜。可用药物促进出血与渗出的吸收。②手术：如大量出血至玻璃体可适当早期行玻璃体切割手术，以清除积血，避免机化。③激光：可用激光光凝封闭新生血管膜，以免病变不断发展、扩大。

十二、睑腺炎

（一）睑腺炎的病因及临床表现

1. 病因

由于葡萄球菌侵入睫毛根部皮脂腺（Zeis 腺）或睑板腺而致的急性化脓性炎症，通称为睑腺炎。前者为外睑腺炎，后者为内睑腺炎。当身体抵抗力降低、营养不良、眼屈光不正时容易发生。

2. 临床表现

（1）外睑腺炎　亦称外麦粒肿，又名睑缘疔。本病开始时睑局部水肿，轻度充血，自觉胀痛，近睑缘处可触及硬结，触痛明显，以后逐渐加重，形成脓肿，且在睫毛根部附近出现黄色脓头，破溃排脓后疼痛迅速消退。重者引起眼睑高度红肿，邻近球结膜水肿，耳前淋巴结肿痛，甚至全身恶寒、发热等症状。

（2）内睑腺炎　亦称内麦粒肿。因睑板腺位于致密的睑板纤维组织内，故疼痛较剧。早期发炎的睑板腺开口处充血隆起，数日后睑结膜面隐约可见黄色脓点，最后穿破睑结膜，排脓于结膜囊内。

（二）治疗与护理

1. 治疗

（1）早期应局部理疗或热敷，点抗生素眼药水及眼药膏，促使炎症消退，重病者全身应用抗生素和磺胺类药以控制炎症，防止扩散。切忌过早切开或挤压，否则炎症扩散，轻者可引起眶蜂窝组织炎，重者能导致海绵窦血栓或败血症，甚至危及生命。

（2）脓点已出现、局部有波动感时，切开排脓。外睑腺炎在皮肤面沿睑缘作横形切口，一定要将脓栓摘出。内睑腺炎，在睑结膜面作与睑缘垂直的切口，排净脓液。

（3）对多次复发的顽固病例，首先去除病因，并取脓液做细菌培养及药物敏感试验，亦可做自家疫苗注射。

2. 护理

（1）心理护理。告知患者睑腺炎治愈后一般不影响外观，消除焦虑情绪。眼睑肿胀明显，影响外观时，嘱患者在家多休息，在不压迫眼睛的情况下，外出时可佩戴墨镜。

（2）养成良好的卫生习惯，不用脏手或不洁手帕揉眼。

（3）有烟酒嗜好者，应劝其改掉不良习惯。

十三、溢泪症

（一）定义

凡因眼部炎症、异物刺激、感情冲动等使泪液分泌物过多者叫流泪。凡泪道任何部分发生功能障碍，导致泪液外溢者为溢泪。

（二）病因与临床表现

1. 病因

（1）泪小点异常　泪小点外翻、狭窄、闭塞或无泪小点时，泪液不能流入泪道。

（2）泪道异常　发育异常（先天性闭锁）、外伤、异物、炎症、肿瘤、瘢痕收缩或鼻腔疾患等使泪道狭窄或阻塞，均能发生溢泪。

2. 临床表现

长期溢泪，内眦附近皮肤潮红、粗糙、发生湿疹，因患者不断向下揩拭，可促使下睑外翻。

（三）诊断与治疗

1. 诊断

诊断方法有：荧光素液检查法、泪道冲洗法、X线碘油造影。

（1）泪道冲洗法

①正常者注入冲洗液时无阻力，冲洗液通畅地流入鼻腔或咽部。②注入冲洗液时有阻力，部分自泪小点返回，部分流入鼻腔，为鼻泪管狭窄。③冲洗液完全从注入的原路返回者为泪小管阻塞。④冲洗液自下泪小点注入，由上泪小点返回，为总泪小管阻塞。⑤冲洗液自上泪小点返回，同时有黏液或黏液脓性分泌物流出，为鼻泪管阻塞，同时合并慢性泪囊炎。

（2）X线碘油造影　用泪囊冲洗针头通过泪小管将造影剂注入，立即摄取前后位和侧位照片各一张，可了解泪道阻塞部位及泪囊的大小。

2. 治疗

矫正睑外翻，使泪小点位置恢复正常，同时治疗睑缘炎。泪小点狭窄或闭塞者行泪小点扩张术，泪点切开或咬切术。泪小管或总管阻塞者，轻者可用探针强行扩张后，进行穿线插管术；严重者可作结膜泪囊吻合术或插管术，或借自身静脉搭桥以沟通泪囊及结膜。

第八章 >>>
耳鼻咽喉疾病的诊治

一、鼻出血

鼻出血（epistaxis）是临床常见的症状之一，又称鼻血。可由鼻部疾病引起，也可由全身疾病所致。鼻出血多为单侧，少数情况下可出现双侧鼻出血；出血量多少不一，轻者仅为涕中带血，重者可引起失血性休克，反复鼻出血可导致贫血。

（一）病因

1. 局部原因

（1）鼻部损伤 ①机械性创伤：如车祸、跌伤、拳击伤及挖鼻等，是引起鼻出血常见的原因。②气压性损伤：在高空飞行、潜水过程中，如果鼻窦内外的气压差突然变化过大，会使鼻腔鼻窦内黏膜血管扩张破裂出血。③放疗性损伤：头颈部放疗期间及放疗后，鼻黏膜发生充血水肿，或上皮脱落，也可出现鼻出血。

（2）鼻中隔偏曲 多发生在骨嵴或骨棘（矩状突）附近或鼻中隔偏曲的凸面，该处黏膜较薄，空气气流的流向在此处发生改变，故黏膜变得干燥，以致血管破裂出血。存在鼻中隔穿孔的患者，由于穿孔边缘的黏膜干燥、糜烂及干痂脱落，可引起反复鼻出血。

（3）鼻部炎症 ①鼻部非特异性炎症：急性鼻窦炎、干燥性鼻炎、萎缩性鼻炎等易引起鼻出血，出血量一般不多。②鼻部特异性感染：结核、狼疮、梅毒、麻风和白喉等特异性感染，因有黏膜糜烂、溃疡、肉芽、鼻中隔穿孔，可引起鼻出血。

（4）鼻腔、鼻窦及鼻咽部肿瘤 其中最易发生鼻出血者为鼻中隔血管瘤、鼻咽纤维血管瘤、出血性鼻息肉和鼻腔鼻窦恶性肿瘤。少量鼻出血或涕中带血是恶性肿瘤的早期主要症状之一。

（5）鼻腔异物 常见于儿童，多为单侧鼻出血，因鼻腔异物长期存留于鼻腔内，可致鼻腔黏膜糜烂出血。动物性鼻腔异物，如水蛭等，可引起反复大量鼻出血。

2. 全身原因

（1）出血性疾病及血液病 ①血管壁结构和功能缺陷性疾病：如遗传性出血性毛细血管扩张症、维生素C缺乏症、过敏性紫癜、药物性血管性紫癜、感染性血管性紫癜、血管性假血友病等。②血小板数量或机能障碍性疾病：如原发性血小板减少性紫癜、各种原因引起的继发性血小板减少等。③凝血因子障碍性疾病：如各型血友病、维生素 K 缺乏症等。④血液的自身抗凝作用过强：如抗凝剂使用不当、血循环中存在抗纤维蛋白原等抗凝物质；或纤维蛋白溶解过度或加快，如弥散性血管内凝血等。

（2）急性发热性传染病　如上呼吸道感染、流感、出血热、猩红热、疟疾、麻疹及伤寒等。多因高热、血管发生中毒性损害，鼻黏膜充血、肿胀及干燥，以致毛细血管破裂出血。一般情况下出血量较少，多发生于发热期，且出血部位多位于鼻腔前部。

（3）心血管系统疾病　①高血压和动脉硬化：高血压和动脉硬化是中老年人鼻出血的重要原因，血管硬化是其病理基础。血压增高，特别是在便秘、用力过猛或情绪激动时，可使鼻血管破裂，造成鼻出血。另外，打喷嚏、用力咳嗽、猛力的经鼻呼吸或鼻腔按摩，也是鼻出血反复和难以控制的因素。②静脉压增高：肺气肿、肺源性心脏病、二尖瓣狭窄、颈部或纵隔占位性病变等疾病，可致上腔静脉高压，这些患者的鼻腔及鼻咽静脉常怒张瘀血，当患者剧烈咳嗽或其他诱因，血管则可破裂出血，出血部位多位于后鼻孔处的鼻咽静脉丛分布区。

（4）其他全身性疾病　妊娠、绝经前期、绝经期均可引起鼻出血，可能与毛细血管脆性增加有关。严重肝病患者可因肝脏合成凝血因子障碍引起鼻出血。尿毒症也可引起鼻出血。鼻出血可以是风湿热的早期表现之一。

（二）诊断

（1）详细询问病史及出血情况，确认出血源于鼻腔或相邻组织，排除咯血和呕血。

（2）确定出血部位，结合前鼻镜、鼻内镜及/或 CT、MRI 检查，判断出血部位。

（3）血常规检查，对于出血量较大及怀疑为血液病的病人必不可少。对应用抗凝药物及怀疑凝血功能异常的病人，需要检查出凝血功能。

（4）估计出血量，评估患者当前循环系统状况，有无出血性休克，必要时尚须与相关科室会诊。根据每次出血情况及发作次数、患者的血压、脉搏、一般情况及实验室检查来综合判断出血量。失血量达 500mL 时，可出现头昏、口渴、乏力、面色苍白等症状；失血量达 500～1000mL 时可出现出汗、血压下降、脉速而无力；若收缩压低于 80mmHg，则提示血容量已损失约 1/4。

（5）排查全身性疾患。

（三）治疗

鼻出血属于急症，治疗时应首先维持生命体征，尽可能迅速止血，并对因治疗。

1. 一般处理

首先对紧张、恐惧的患者和家属进行安慰，使之镇静，以免患者因精神因素引起血压升高，使出血加剧，并及时测血压、脉搏，必要时予以补液，维持生命体征平稳。如患者已休克，则应先针对休克进行急救。询问病史时，要询问以下情况：哪一侧鼻腔出血或哪一侧鼻腔先出血，出血的速度和出血量，过去有无反复鼻出血，此次出血有无诱因，有无其他伴随症状等。

2. 寻找出血点

根据具体情况，进行鼻腔局部和全身检查。检查鼻腔时清除鼻腔内凝血块，应用 1% 麻黄素及丁卡因充分收缩并麻醉鼻黏膜，尽可能找到出血部位，以便准确止血。如有条件，最好是在鼻内镜下寻找出血点，并实施止血治疗。

3. 鼻腔止血方法

根据出血的轻重缓急、出血部位、出血量及病因，选择不同的止血方法。

（1）指压法　患者可用手指捏紧双侧鼻翼或将出血侧鼻翼压向鼻中隔10～15分钟；也可用手指横行按压上唇部位，同时冷敷前额和后颈部。此方法适用于出血少量且出血在鼻腔前部的患者，患者在家中发生鼻出血时可采取此方法。

（2）局部止血药物　适用于较轻的鼻腔前段出血，此方法简单易行，患者痛苦较小。对于出血区域，可应用棉片浸以1%麻黄素、3%过氧化氢溶液或凝血酶，紧塞鼻腔数分钟至数小时，可达到止血的目的。

（3）烧灼法　常用的有化学药物烧灼和物理烧灼（包括电烧灼、激光烧灼和微波烧灼等）。位于鼻中隔前下方的出血，在充分收缩和麻醉鼻黏膜后，出血部位明确可见，可用卷棉子蘸少许30%～50%硝酸银或30%三氯醋酸烧灼出血点，压在出血点处片刻直至局部形成白膜。

（4）前鼻孔填塞术　前鼻活动性出血剧烈或出血部位不明确时可应用。但此法患者痛苦较大，易复发，目前有许多改良的方法，如止血套填塞术。止血套填塞术：将涂有油剂或软膏的指套置入鼻腔，然后用纱条做套内填塞，此方法在填入及取出纱条时痛苦较小。气囊或水囊压迫止血法：用橡皮膜制成各种形状的止血气囊，置于鼻腔出血部位，套内充气或充水压迫止血。另外，可选用其他的填塞止血材料，如膨胀海绵、藻酸钙纤维等，适用于鼻黏膜弥漫、较小量的出血，具有止血效果好、痛苦小的优点。

4. 全身治疗

引起鼻出血的病因很多，出血的程度亦有不同。鼻出血的治疗及处理不能只是鼻腔止血，要根据病情采取必要的全身基本和特殊治疗，即止血期间要积极治疗原发病，寻找出血病因，进行病因治疗。

二、急性咽炎

急性咽炎（acute pharyngitis）为咽黏膜、黏膜下组织的急性炎症，常为上呼吸道感染的一部分，多由急性鼻炎向下蔓延所致，也有开始即发生于咽部者。病变常波及整个咽腔，也可局限于一处。本病常见于秋冬及冬春之交，病毒感染居多，以柯萨奇病毒、腺病毒、副流感病毒为主，鼻病毒、流感病毒次之，通过飞沫和密切接触传染。细菌感染也较常见，并可继发于病毒感染，致病菌以链球菌、肺炎双球菌多见。此外，经常在高温环境中工作或接触有刺激性的物质，如粉尘、烟雾、吸烟、氯、溴、氨及化学毒气也可引起咽部发炎。

（一）临床表现及诊断

1. 临床表现

症状轻重与机体免疫力，病毒、细菌毒力等有关。一般起病较急，初为咽干、灼热，继而疼痛，吞咽时尤其明显；全身症状一般较轻，如为脓毒性咽炎，则全身及局部症状都较严重；畏寒、发热，体温 37.8～40.5℃，四肢酸痛、头痛、恶心、呕吐。咽部肿胀甚剧者则语言含糊；如病变侵及喉部则有咳嗽、声嘶、呼吸困难等症状。检查口咽及鼻咽黏膜充血肿胀，腭弓、悬雍垂水肿，咽后壁淋巴滤泡及咽侧索亦可红肿；在肿胀的淋巴滤泡中央出现黄白色点状渗出物；颌下淋巴结肿大且有压痛；重者会厌软骨及构会厌皱纹增厚、水肿，以致呼吸困难。还可引起中耳炎、鼻炎、鼻旁窦炎、喉炎、气管炎、支气管炎及肺炎等。

2. 诊断

根据病史、症状和检查所见，一般诊断不难，但应和疱疹性咽炎、急性白血病、颗粒性白细胞减少症等病相鉴别。麻疹、百日咳、猩红热等急性传染病的前驱期常有急性咽炎表现，应注意典型体征的出现，加以鉴别。

（二）治疗

1. 病因治疗

清除邻近病灶，治疗全身疾病，戒除烟酒，预防急性咽炎发作等。加强身体锻炼、增强体质至关重要。

2. 局部治疗

咽部黏膜肥厚者可用 3％硼酸溶液或 2％～5％硝酸银局部涂布，有收敛及消炎作用。咽后壁淋巴滤泡增生及咽侧索肥厚者，可用冷冻、微波或激光等疗法以消除增生的病变组织。用各类喉片，如度米芬喉片、熊胆舒喉片等含化，对改善局部症状有一定效果。

3. 全身治疗

早期可选用抗病毒药，如阿昔洛韦：静脉滴注，5mg/kg，隔 8h 一次，每次 1h 以上，连续给药 7d；口服，每次 0.2g，每日 5 次，疗程 5～10d。感染较重、发热较高、症状显著者需卧床休息，加强对症处理，同时给予抗生素或抗炎类药物治疗，如青霉素，肌内注射，一般感染，40 万～80 万 U/次，每日 2 次，严重感染可增至每日 4 次；静脉滴注，用生理盐水或 5％葡萄糖溶液稀释至 1 万 U（1mL），每日 200 万～2000 万 U；头孢呋辛酯，口服。庆大霉素，肌内注射、静脉注射，成人 16 万～24 万 U/d，儿童 0.3 万～0.5 万 U/(kg·d)，分 3～4 次注射。

4. 耳鼻喉综合治疗

耳鼻喉综合治疗采用局部喷雾的方法。咽炎患者经喷雾后，当天症状缓解率高，绝大多数患者 3 日内症状明显缓解，甚至消失。比单纯疗程缩短，可以短时间内，使急性咽炎得以痊愈。进行局部喷雾治疗时，强调让患者多休息、多饮水，进食易消化、高能量富含维生素食物，注意自身体质提高，以增强本身抗病能力，促进病体康复。

三、慢性咽炎

慢性咽炎（chronic pharyngitis）为咽部黏膜、黏膜下及淋巴组织的慢性弥漫性炎症，可为上呼吸道慢性炎症的一部分。急性咽炎反复发作，鼻炎、鼻旁窦炎的脓液刺激咽部，或鼻塞而张口呼吸，均可导致慢性咽炎的发生。成年人多见，病程长，症状较顽固，治疗有时困难。此病为多种因素导致，包括局部因素——急性咽炎、扁桃体炎反复发作、鼻部疾病、阻塞性睡眠呼吸暂停低通气综合征等所致长期张口呼吸、龋齿、牙周炎、烟酒刺激、粉尘、有害气体、刺激性食物等对咽部的刺激。全身因素——贫血、消化不良、呼吸道慢性炎症、内分泌功能紊乱、糖尿病、维生素缺乏、免疫功能低下等。根据病理可将其分为慢性单纯性咽炎、慢性肥厚性咽炎、萎缩性咽炎与干燥性咽炎等。

（一）临床表现和诊断

1. 临床表现

一般无明显全身症状，常有咽部异物感、痒感、灼热感、干燥感，常有黏稠分泌物附着于咽后壁，使患者是起时出现频繁的刺激性咳嗽，伴恶心、无痰或仅有颗粒状分泌物咳出。萎缩性咽炎患者有时会咳出带臭味的痂皮。

（1）慢性单纯性咽炎　咽部黏膜弥漫性充血，黏膜下组织增生，咽后壁有散在充血的淋巴滤泡。

（2）慢性肥厚性咽炎　咽部黏膜色暗红，增厚明显，咽后壁淋巴滤泡明显增生肿大，甚至融合成片，咽侧索呈条状肥厚。

（3）慢性萎缩性咽炎　多继发于萎缩性鼻炎，表现为咽黏膜变形，如蜡纸状，可有干痂附着。

2. 诊断

诊断慢性咽炎应特别谨慎，以防遗漏某些疾病。食管癌早期可有类似的咽不适及轻度咽下困难，对于中、老年人及食管癌多发地区尤应注意排除。会厌肿物及声门上型癌早期主诉咽部不适，逐渐加重，行喉镜检查可明确诊断。临床上另有咽异感症，是指不伴有局部器质性病变的咽部感觉异常，多发生于中年女性，中医谓之"梅核气"，主要与精神因素有关。咽异感症患者常诉咽部梗阻感，但进食无碍，均为空咽时明显。此类患者用暗示疗法进行心理疏导，酌用镇静剂治疗有效。

（二）治疗

1. 病因治疗

坚持户外活动，保持室内空气清新，戒烟酒等不良嗜好。积极治疗鼻炎、气管支气管炎等呼吸道慢性炎症及其他全身性疾病。

2. 局部治疗

（1）慢性单纯性咽炎　保持口腔、口咽清洁，用生理盐水、复方硼砂溶液、呋喃西林溶液、2％硼酸液等含漱；含服华素片、度米芬喉片、中药制剂含片等；用复方碘甘油、2％硼酸甘油、5％硝酸银溶液涂于咽后壁，有收敛及消炎作用。

（2）慢性肥厚性咽炎　除上述治疗慢性单纯性咽炎的方法外，还可用电凝固法、液氮冷冻、激光、微波、25％～50％硝酸银烧灼等处理淋巴滤泡。但应注意分多次进行治疗，切忌局部破坏过重，形成瘢痕甚至萎缩性咽炎。

（3）干燥性及萎缩性咽炎　一般治疗可参考慢性单纯性咽炎。含漱可改为咽部清洗，以使药液达到咽腔并消除咽部痂皮；用黏液促排剂、糜蛋白酶等雾化吸入，可改善症状，减轻咽部干燥；口服小剂量碘化钾（0.11～0.2g，每日2～3次，多饮水）可促进咽分泌物增加，减轻咽干；同时可服用及局部应用润燥利咽中药，如金嗓利咽丸。

四、急性化脓性中耳炎

急性化脓性中耳炎（acute suppurative otitis media）是中耳黏膜的急性化脓性炎症。主要致病菌为肺炎链球菌、流感嗜血杆菌、乙型溶血性链球菌及葡萄球菌、绿脓杆菌等，前两者在小儿多见。

（一）病因和感染途径

由各种原因引起的身体抵抗力下降。全身慢性疾病以及相邻部位的病灶疾病（如慢性扁桃体炎、慢性化脓性鼻窦炎等），小儿腺样体肥大等是本病的诱因。致病菌进入中耳的主要途径有咽鼓管途径和外耳道鼓膜途径，其中咽鼓管途径最常见。

1. 咽鼓管途径

（1）急性上呼吸道感染时，如急性鼻炎、急性鼻咽炎、急性扁桃体炎等，炎症向咽鼓管蔓延，咽鼓管黏膜发生充血、肿胀、纤毛运动障碍，局部免疫力下降，此时致病菌乘虚侵入中耳。

（2）急性传染病期间，如猩红热、麻疹、百日咳、流行性感冒、肺炎、伤寒等，致病微生物可经咽鼓管侵入中耳；亦可经咽鼓管发生其他致病菌的继发感染。

（3）在不洁的水中游泳或跳水，不适当的擤鼻、咽鼓管吹张、鼻腔冲洗以及鼻咽部填塞等，致病菌可循咽鼓管侵犯中耳。

（4）婴儿哺乳位置不当，如平卧吮奶，乳汁可经短而宽的咽鼓管流入中耳。

2. 外耳道鼓膜途径

因鼓膜外伤，不正规的鼓膜穿刺或鼓室置管时的污染，致病菌可从外耳道侵入中耳。

（二）临床表现和诊断

1. 临床表现

本病之症状在鼓膜穿孔前后迥然不同。常见症状为：

（1）全身症状　鼓膜穿孔前，全身症状较明显，可有畏寒、发热、倦怠及食欲减退；小儿全身症状通常较成人严重，可有高热、惊厥，常伴呕吐、腹泻等消化道症状。鼓膜穿孔后，体温逐渐下降，全身症状亦明显减轻。

（2）耳痛　为本病的早期症状。患者感耳深部钝痛或搏动性跳痛，疼痛可经三叉神经放射至同侧额、颞、顶部及牙或整个半侧头部，吞咽、咳嗽、打喷嚏时耳痛加重。耳痛剧烈者夜不成眠、烦躁不安，婴幼儿则哭闹不休。一旦鼓膜出现自发性穿孔或行鼓膜切开术后，脓液向外宣泄，疼痛顿减。

（3）耳鸣及听力减退　患耳可有搏动性耳鸣，听力逐渐下降。耳痛剧烈者，轻度的耳聋可不被患者察觉。鼓膜穿孔后听力反而提高。如病变侵入内耳，可出现眩晕和感音性聋。

（4）耳漏　鼓膜穿孔后耳内有液体流出，初为浆液血性，以后变为黏液脓性乃至脓性。如分泌物量甚多，提示分泌物不仅来自鼓室，亦源于鼓窦、乳突。

2. 诊断

根据病史和检查，不难对本病做出诊断。但应注意和外耳道疖鉴别。因外耳道无黏液腺，故当分泌物为黏液脓性时，提示病变在中耳而不在外耳道，或不只位于外耳道。本病全身症状较重，鼓膜穿孔前可高烧不退、耳痛持续、鼓膜弥漫性充血，一旦穿孔便溢液不止，此点可与分泌性中耳炎鉴别。

（三）治疗

本病的治疗原则为抗感染，畅引流，去病因。

1. 全身治疗

（1）尽早应用足量的抗菌药物控制感染，务求彻底治愈，以防发生并发症或转为慢性。一般可将青霉素 G 与氨苄西林合用，在头孢菌素中可用第一代头孢菌素头孢拉啶、头孢唑啉，或第二代中的头孢呋辛纳。鼓膜穿孔后应取脓液做细菌培养及药敏试验，参照其结果选用适宜的抗菌药，直至症状完全消失，并在症状消失后仍继续治疗数日，方可停药。

（2）鼻腔充血剂滴鼻或喷雾于鼻咽部，可减轻鼻咽黏膜肿胀，有利于恢复咽鼓管功能。

（3）注意休息，调节饮食，疏通大便。重症者应注意支持疗法，如静脉输液、输血或血浆，应用少量糖皮质激素等。必要时请儿科医师协同观察处理。

2. 局部治疗

（1）鼓膜穿孔前：①2%苯酚甘油滴耳，可消炎、止痛。因该药遇脓液即释放苯酚，可腐蚀鼓膜及鼓室黏膜，当鼓膜穿孔后应立即停药。慢性化脓性中耳炎忌用此药。②鼓膜切开术：适时的鼓膜切开术可通畅引流，有利于炎症的迅速消散，使全身和局部症状迅速减轻。炎症消退后，穿孔可迅速封闭，平整愈合，减少瘢痕形成和粘连。

（2）鼓膜穿孔后　在0.3%氧氟沙星（泰利必妥）滴耳液、0.25%～1%氯霉素液、复方利福平液、0.5%金霉素液等滴耳液中择一滴耳。炎症完全消退后，穿孔多可自行愈合。穿孔长期不愈者，可做鼓膜成形术。

3. 病因治疗

积极治疗鼻部及咽部慢性疾病。

第九章 >>>
过敏性疾病的诊治

一、过敏性鼻炎

（一）定义及概况

过敏性鼻炎，也就是变态反应性鼻炎的俗称，它是过敏原通过呼吸道进入体内，主要与鼻腔黏膜发生过敏反应炎症，而引发的鼻部慢性疾病。目前，随着工业化的进程加快和人们生活水平的提高，过敏性鼻炎的发病率逐年上升，目前已达正常人群的 $10\%\sim20\%$。过敏性鼻炎只是过敏反应性疾病中的一种，它的发生机制与其他过敏反应性疾病是一致的，因其主要表现在鼻部，所以在临床表现上有其一定特殊性。

过敏性鼻炎的发病原因，有遗传因素（内在因素）、环境因素（外在因素），以及精神、情绪等因素。另外，鼻腔局部结构因素如鼻中隔偏曲也可以加重过敏性鼻炎的症状。

（二）诊断

过敏性鼻炎的过敏原诊断分为体内诊断和体外诊断两种。体内诊断主要包括皮肤试验和鼻激发试验两种，体外试验主要是检测血清中的特异性 IgE 抗体。

1. 皮肤试验

这是指将过敏原提纯物少量注入体内，或者与皮肤、黏膜接触，然后再观察反应情况的特异性诊断方法。皮肤试验中应用最广、结果较可靠、测试剂量控制较严格的是皮内试验和点刺试验方法。皮肤试验一般可同时检测 10 多组常见过敏原，通常皮试后 20 分钟观察结果。因为皮试敏感性高，并且当时就有结果，所查过敏原种类多，所以该法为过敏原特异性检查的主要方法。

2. 体外诊断

这是通过检测血清的特异性 IgE 抗体来检测病人过敏情况的方法。该方法需抽取少量血液（一般 2mL 左右），整个检测过程需几个小时。

（三）预防与治疗

1. 预防

（1）要预防过敏性鼻炎，首先要明确自身对哪些过敏原过敏，然后有针对性地进行预防。

（2）对于季节性过敏的患者，在发病季节采取相应的预防措施。

一是，在季节性发病时期之前的半月左右，在鼻腔内滴入色甘酸钠可以预防和减轻发作期症状，每日 1～2 次。二是，在发病季节期间，外出时可戴口罩，以防止鼻腔接触空气飘尘中的花粉过敏原。

（3）对于常年性过敏性鼻炎患者来说，要做好室内过敏原的预防清理。

（4）过敏性鼻炎的诱发因素除了特异性的过敏原以外，许多非特异性因素如灰尘、冷空气、冷风、刺激性气味等都可引起症状的发作或加重，所以对于这些非特异性的刺激因素，亦应注意采取相应的预防措施，最好尽量避免接触。

（5）减少感冒也是过敏性鼻炎预防的重点之一，因为过敏性鼻炎患者鼻腔内有一定程度的慢性炎症，黏膜免疫功能有一定缺陷，因感冒时极易继发细菌感染，使鼻腔黏膜功能进一步受损，从而导致鼻塞、流涕等症状加重，若未及时有效控制，甚至会引起化脓性鼻窦炎。现有研究已表明，过敏性鼻炎患者鼻窦炎的发生率是正常者的 3～4 倍。

2. 治疗

目前过敏性鼻炎还没有快速有效的根治性方法，其治疗方法主要有"治标"和"治本"两种，治标即对症治疗，主要为药物治疗，目的是减轻过敏性鼻炎症状，而不改变过敏性体质。药物疗效过后，症状可能再发作，需持续给药或治疗方可控制。治本即针对过敏体质和过敏反应根本进行治疗，从而扭转或抑制异常的过敏反应，最终达到治疗目的。具体如下：

（1）药物治疗　主要为对症治疗，即针对病人的症状进行治疗，主要包括抗组胺药和激素类药物等。

（2）免疫调节治疗　它是应用一些免疫调节剂来调节机体的免疫功能，调节过敏性体质因素来进行治疗。这一类治疗方法中常用的注射剂为卡介苗的提取液，常规 3 个月为 1 个疗程，一周注射 2 次，与脱敏治疗配合进行，效果尤为显著。

（3）脱敏治疗　脱敏治疗目前在过敏反应学界尚存在一定争议，反对的理由是注射时间长，有一定危险性（过敏性休克），疗效有时不太理想。脱敏治疗严格地说，应该称为减敏治疗，它是将病人的过敏原提纯后微量注射入病人体内，通过免疫系统的作用，最终使病人对这种过敏原敏感性降低，同时对其他过敏原的敏感性也可降低。脱敏治疗是目前唯一一种治本的方法，但并不意味着它可使过敏性鼻炎完全治愈。

（4）微波及手术治疗　微波治疗是利用微波透热烧灼的原理，烧灼局部神经纤维或神经敏感区，以及鼻腔敏感部位的鼻黏膜，使局部敏感性降低，最终达到治疗过敏性鼻炎的目的。这是一种局部治疗方法，并不针对过敏性体质因素本身。

二、过敏性哮喘

过敏性哮喘即支气管哮喘，通常简称为哮喘，是气道的慢性炎症性疾病，也是一种常见过敏反应性疾病。它是由嗜酸性细胞、肥大细胞、T 淋巴细胞等多种炎症细胞的参与，引起的气道高反应性、可逆性气流阻塞的肺部疾病。近年来，美国、英国、澳大利亚、新西兰等国家报道，该病患病率和死亡率具有上升趋势，全世界约有一亿五千万哮喘患者。我国哮喘的患病率也有升高趋势，成人患病率约为 1%，儿童可达 3%，全国约有 1500 万患者。已成为严重威胁全球人类健康的慢性疾病之一。

（一）诊断

1. 诊断要点

（1）反复发作性喘息，呼吸困难，胸闷或咳嗽，多与接触变应原、病毒感染、运动或接触某些刺激物有关。

（2）发作时双肺可闻及以呼气期为主的哮鸣音。

（3）上述症状可经治疗缓解或自行缓解。

（4）排除可引起喘息或呼吸困难的其他疾病。

（5）对症状不典型者（如无明显喘息或体征），应最少具备以下试验阳性：第一种，基础 FEV1（或 PEF）<80% 正常值，吸入 β_2 激动剂后 FEV1（或 PEF）增加 15% 以上；第二种，PEF 变异率（用呼气峰流速仪测定，清晨及入夜各测一次）≥20%，支气管激发试验（或运动激发试验）阳性。

2. 诱发原因的分型

（1）外源性哮喘　包括变应性哮喘、职业性哮喘、药物性哮喘、食物性哮喘、运动性哮喘。这类患者多系特应体质，有药物过敏史或有家族遗传过敏史，通常伴有湿疹、鼻炎、荨麻疹等过敏性疾病。发病与季节有关，并可找到明确的病因。

（2）内源性哮喘　包括感染性哮喘、月经性哮喘和妊娠性哮喘。这类患者很少有家族过敏史及个人过敏史，一般不能从外界找到致敏物。通常呈常年发作，与季节关系不大。

3. 发病速度的分类

第一类，速发性哮喘反应：临床特点是再次接触过敏原后，10 分钟发病，10～30 分钟达高峰，持续 1.5～3 小时后缓解。吸入过敏原特异性激发试验时，15～30 分钟内产生的 FEV1 下降到 15%～20%，做过敏原皮试检查即刻出现局部皮肤风团。

第二类，迟发性哮喘反应：速发性哮喘反应后数小时病人哮喘再次发作，或表现为顽固性夜间哮喘。吸入过敏原特异性激发试验时，开始于 15～30 分钟内 FEV1 下降，恢复后 6～8 小时再次下降，做过敏原皮试可看到，从开始出现风团至风团消失，在 3～12 小时后再次出现注射部位的皮肤红斑。这些迟发性反应发生于速发性哮喘反应后，称双相反应，也可以只出现迟发性哮喘反应。

4. 发作程度的分期

（1）急性发作期　咳嗽、气喘和呼吸困难症状明显，其持续时间和严重程度不一，多数需要应用平喘药物治疗。

（2）临床缓解期　喘息症状和体征基本消失达 4 周以上，肺功能基本恢复到发作前的水平，仍有少部分病人小气道功能低于正常，气道内仍存在着一定程度的变态反应性炎症。

5. 其他类型的哮喘

（1）咳嗽变异性哮喘　咳嗽持续或反复发作 1 个月以上，常在夜间或清晨发作，运动后加重，痰少，临床无感染征象，经抗感染治疗无效；抗过敏药和气管扩张剂可使咳嗽发作缓解；除外其他原因引起的慢性咳嗽。以个人或家族过敏史、变应原试验阳性、支气管激发试验阳性作为辅助诊断。

（2）老年哮喘 大多有长期咳嗽、咳痰、胸闷、气短、喘息；有肺功能减退；上感或胃食管反流常可促使哮喘加重；常并发肺心病、高血压、冠心病。

（3）婴幼儿哮喘 年龄小于3岁；发作时双肺可闻及哮鸣音；有湿疹、过敏性鼻炎史，有家族过敏史。

（二）治疗

由于哮喘是慢性病，具有反复发作的特点，因此对于哮喘的治疗目标，主要是控制症状，合理用药，减轻或减少发作，提高生活质量，而不是根治。控制哮喘，除了避免变应原和药物治疗外，还有一个重要的方法就是团队合作，如患者、家人、医生，在一起紧密合作，哮喘病就不至于发展到严重程度。

1. 控制哮喘的方法

（1）消除病因，了解哮喘症状，避免或消除发病的过敏原和其他非特异性刺激，积极采取预防措施，去除诱发因素。

（2）要学会应用家庭便携式呼气流量测试仪，可自行在家中测量肺部呼气流量，有助于监测治疗效果。

（3）应用吸入性肾上腺皮质激素，该药作用快，携带方便，具有防止复发作用，早期应用比较安全。

（4）口服抗组胺类药物，缓解过敏症状；使用平喘类药物，如氨茶碱、博利康尼等，解除支气管痉挛；用钙拮抗剂及肾上腺皮质激素。

（5）家庭成员积极参加，共同配合，给患者提供一个良好的生活环境。

哮喘一般分为急性发作期与缓解期两个阶段，由于各个阶段的治疗原则不同，其治疗方法也不同，下面予以分别描述。

2. 哮喘急性发作期的治疗

（1）自我评估

自我评估对哮喘患者来说，家庭往往是急性发作的常见地点及场所。首先患者及家人对该病有一个及时正确的自我判断是非常重要的。一般用临床症状、药物用量、第一秒用力呼气量、气道反应性作为评估哮喘病人的病情轻重、疗效好坏、预后优良的指标。

① 轻度哮喘急性发作时，患者在行走及上楼时常感气短、胸闷，休息后可好转。这时精神较为焦虑，呼吸频率加快，肺部可有哮鸣音，心率增快小于100次/分，无奇脉的出现。进行肺功能检查时，在使用支气管扩张剂后PEF占正常预计值或本人最高值的百分比大于70%，血气分析PaO_2正常，$PaCO_2 < 40mmHg$，$SaO_2 > 95\%$。

② 中度哮喘急性发作时，可以在家中治疗，但要做好去医院的准备。通常可见患者气喘，讲话时语气中断，精神焦虑，出汗，呼吸急促，吸气时有胸骨凹陷症，双肺有弥漫性哮鸣音，心率在100～120次/分，可有奇脉。进行肺功能检查时，在使用支气管扩张剂后的PEF占正常预计值或本人最高值的百分比小于50%～70%，血气分析PaO_2 60～80mmHg，

$PaCO_2 \leqslant 45mmHg$。重度哮喘发作时，一定要住院治疗。

（2）治疗方法

急性期发作的治疗重点主要放在缓解哮喘发作，解除哮喘症状。对于哮喘一般是分级治疗。而家庭治疗的哮喘一般为轻、中度的发作，此时的治疗方法为：

① 最初治疗　对有咳嗽、气短、胸闷和喘息者，且 PEF 小于正常预计值 80% 的哮喘者应用快速缓解剂：如 β_2 受体激动剂喘乐宁。日常用药：可以服用抗组胺药。

② 轻度发作　上述治疗即能控制，且 PEF 小于正常预计值 80% 以上。快速缓解剂：一般 3～4 小时使用一次 β_2 受体激动剂，持续 24 小时治疗即可。日常用药：应通知医生，在其指导下用抗组胺药、抗白三烯类药、平喘祛痰药及消炎药。

③ 中度发作　通过上述治疗，哮喘只能得到部分控制。疗效不足 4 小时，且 PEF 小于正常预计值 50%～80%。快速缓解剂：吸入 β_2 受体激动剂。日常用药：口服糖皮质激素、氨茶碱，并请医生指导进一步治疗。

经以上治疗，哮喘未能得到控制，PEF 小于正常预计值 50%，应立即送往医院急诊室治疗。

3. 慢性哮喘的治疗

慢性哮喘是指间断发作的哮喘，其治疗方案应根据发作频率和轻重程度、触发因素制定个性化方案。有一份关于支气管哮喘诊断和治疗的国际协议报告提出哮喘治疗的六个方面：①教育患者主动参与哮喘的治疗；②通过客观监测肺功能以监护哮喘发作的轻重程度；③避免和控制引起哮喘的触发因素；④制定长期治疗方案，包括脱敏治疗；⑤制定治疗急性发作方案；⑥保证定期随访。

（1）消除过敏原　这是整个治疗计划的一部分。控制哮喘最基本的方式，就是减少或避免暴露于可能引发哮喘的过敏原或刺激物。大量消除过敏原和刺激物，是预防哮喘最有效的方法，也是最安全的治疗方式。

（2）药物治疗　日常用药包括：抗过敏类的酮替芬片；平喘类有氨茶碱、复方氯喘片；糖皮质激素类的地塞米松等，需根据病情用药。快速缓解剂为 β_2 受体激动剂。

（3）脱敏治疗　采用减敏方法，用脱敏疫苗对患者进行反复多次、剂量由小到大的皮下注射，使机体产生抗体，达到免疫耐受的目的。

（4）免疫治疗　对哮喘患者，可联合应用免疫调节剂如卡介菌多糖核酸注射液等，通过调节 T 淋巴细胞功能，增加机体的免疫力。

三、过敏性紫癜

过敏性紫癜是一种以小血管炎症为主要病变的变态反应性疾病。IgA 免疫复合物在皮肤、关节、胃肠道等处小血管的血管壁内沉积，导致血管损伤，形成具有本病特点的免疫性小血管炎。表现为典型的皮肤紫癜、关节肿痛、腹痛、便血、肾炎等改变。

（一）病因

引起过敏性紫癜的过敏原可以分为四组：

（1）感染组 有细菌、病毒、寄生虫等。溶血性链球菌感染所致的上呼吸道感染、化脓性扁桃体炎是公认的过敏原，约占全部过敏原的1/3以上。

（2）食物组 牛奶、鸡蛋、鱼、虾、蟹，以及某些水果等均可作为食物过敏原引起过敏性紫癜。

（3）药物组 对抗生素、磺胺类药物、巴比妥、阿司匹林等药物过敏。

（4）其他组 如对生物制品、昆虫叮咬、寒冷刺激等的过敏。

另外，劳累、活动过度，如久走、久跑、久站，往往可以加重下肢毛细血管的渗出，使紫癜加重或复发。

（二）临床特点

（1）多发生于儿童和青年，男性略多见。

（2）前驱症状为周身不适、乏力、低热、食欲不振或上呼吸道感染等。

（3）多见于双下肢，常出现皮肤损害，典型表现为带有水肿性的瘀点和瘀斑，散在分布或融合成片，严重者产生血疱、坏死和溃疡等。

（4）关节损害，多见于膝、踝、肘等处，表现为疼痛、肿胀、活动受限，也可以呈游走性。

（5）胃肠道症状，常见脐周和右下腹阵发性疼痛，也可以波及全腹，伴恶心、呕吐、便血、黏液便，小儿可发生肠套叠。

（6）肾脏症状，多发生在上呼吸道感染后，为肾炎样表现，部分病例可发生高血压，严重者可发展成慢性肾炎。

（7）少数病例出现神经系统和呼吸道症状，如头痛、头昏及咯血和肺部炎症等。

（8）实验室检查 细菌感染时，白细胞可增加；寄生虫感染时，嗜酸性细胞增加；血中IgA增加；出凝血时间、血小板计数和抗"O"检查均正常。

（9）病理学提示，血细胞破碎性血管炎。

（三）预防

对于过敏性紫癜及肾炎已经发现过敏病因的患者，应该严格遵循过敏原的避、忌、替、移四项预防原则。另外，患者应注意休息，防寒等。

（1）避 避免一切已知及可疑变应原的再度接触。

（2）忌 如果发现由于进食某种食物、药物等导致发病者，应忌用此类食品或药物。

（3）替 如果发现对磺胺类药物过敏者，但病情又不允许停药时，可用其他的抗生素代替。

（4）移 如果病人每次发病均由于扁桃体炎症而诱发时，应于适当时将扁桃体摘除，消除病灶。

（5）注意休息，避免劳累。一般学龄儿童要休学一段时间，待紫癜静止至少3个月，尿检也恢复正常3个月以上时，才能复学。

（6）避免受凉、感冒等。

（7）平时可以长期服用过敏介质阻释剂，如酮替芬、色甘酸钠等，亦可酌情服用维生素C、维生素K等。

（四）治疗

（1）口服抗组胺药。

（2）口服或静脉注射维生素 C。

（3）口服安络血。

（4）应用皮质类固醇激素。

（5）肾脏损害者可用环磷酰胺等免疫抑制剂。

（6）雷公藤治疗。

第十章 >>>
新生儿疾病的诊治

一、新生儿黄疸

新生儿黄疸是新生儿时期血清胆红素浓度增高而引起皮肤、巩膜及黏膜黄染的症状。新生儿黄疸是新生儿早期最常见的症状之一，有生理性和病理性之分；部分病理性黄疸可致中枢神经系统受损，产生胆红素脑病，故应加强对新生儿黄疸的临床观察，尽快找出原因，及时治疗。

（一）新生儿黄疸的分类

1. 生理性黄疸

由于新生儿胆红素代谢特点，50%~60%的足月儿和>80%的早产儿于生后2~3天内出现黄疸，4~5天达高峰；一般情况良好，足月儿在2周内消退，早产儿可延到3~4周。目前对既往沿用的新生儿生理性黄疸的血清胆红素上限值，即足月儿<205.2μmol/L（12mg/dL）和早产儿<257μmol/L(15mg/dL)，已经提出异议，因较小的早产儿即使胆红素<171μmol/L（10mg/dL），也可能发生胆红素脑病。国外已规定足月儿血清胆红素<220.59μmol/L(12.9mg/dL)为生理性黄疸的界限；国内学者通过监测发现正常足月儿生理性黄疸的胆红素值上限在205.2~256.5μmol/L（12~15mg/dL）之间，超过原定205.2μmol/L者占31.3%~48.5%，早产儿血清胆红素上限超过256.2μmol/L者也占42.9%，故正在通过全国性协作调研拟重新修订我国生理性黄疸的诊断标准。

2. 病理性黄疸

常有以下特点：①黄疸在出生后24小时内出现；②重症黄疸，血清胆红素>205.2~256.5μmol/L，或每日上升超过85μmol/L(5mg/dL)；③黄疸持续时间长，（足月儿>2周，早产儿>4周）；④黄疸退而复现；⑤血清结合胆红素>26μmol/L（1.5mg/dL）。

有病理性黄疸时应引起重视，因为它常是疾病的一种表现，应寻找病因。此外未结合胆红素浓度达到一定程度时，会通过血脑屏障损害脑细胞（常称核黄疸），引起脑性瘫痪、智能障碍等后遗症，甚至死亡。所以一旦怀疑小儿有病理性黄疸，应立即就诊。

常见的几种新生儿病理性黄疸。

（1）溶血性黄疸　溶血性黄疸最常见原因是 ABO 溶血，它是因为母亲与胎儿的血型不合引起的，以母亲血型为 O、胎儿血型为 A 或 B 最多见，且造成的黄疸较重；其他如母亲血型为 A、胎儿血型为 B 或 AB；母亲血型为 B、胎儿血型为 A 或 AB 较少见，且造成的黄疸较轻。这样一来，一些父母会十分紧张，担心孩子会发生 ABO 溶血，其实要说明的一点是，不是所有 ABO 系统血型不合的新生儿都会发生溶血。据报道，新生儿 ABO 血型不合溶血的发病率为 11.9%。新生儿溶血性黄疸的特点是生后 24 小时内出现黄疸，且逐渐加重。

（2）感染性黄疸　感染性黄疸是由于病毒感染或细菌感染等原因主要使肝细胞功能受损害而发生的黄疸。病毒感染多为宫内感染，以巨细胞病毒和乙型肝炎病毒感染最常见，其他感染有风疹病毒、EB 病毒、弓形体等较为少见。细菌感染以败血症黄疸最多见。黄疸的特点是生理性黄疸后持续不退或生理性黄疸消退后又出现持续性黄疸。

（3）阻塞性黄疸　阻塞性黄疸多由先天性胆道畸形引起的，以先天性胆道闭锁较为常见。其黄疸特点是生后 1～2 周或 3～4 周又出现黄疸，逐渐加深，同时大便颜色逐渐变为浅黄色，甚至呈白陶土色。

（4）母乳性黄疸　这是一种特殊类型的病理性黄疸。少数母乳喂养的新生儿，其黄疸程度超过正常生理性黄疸，原因还不十分明了。其黄疸特点是：在生理性黄疸高峰后黄疸继续加重，胆红素可达 10～30mg/dL，如继续哺乳，黄疸在高水平状态下持续一段时间后才缓慢下降，如停止哺乳 48 小时，胆红素明显下降达 50%，若再次哺乳，胆红素又上升。

病理性黄疸不论何种原因，严重时均可引起核黄疸，其预后差，除可造成神经系统损害外，严重的可引起死亡。因此，新生儿病理性黄疸应重在预防，如孕期防止弓形体、风疹病毒的感染，尤其是在孕早期防止病毒感染；出生后防止败血症的发生；新生儿出生时接种乙肝疫苗等。家长要密切观察孩子的黄疸变化，如发现有病理性黄疸的迹象，应及时送医院就诊。

（二）诊断

1. 生理性黄疸

生理性黄疸是由于胎儿在宫内低氧环境下，血液中的红细胞生成过多，生后低氧得到改善，大量红细胞破坏，生成 2 倍于成人的胆红素，而新生儿肝脏不成熟，胆红素代谢受限等造成了新生儿一段时间的黄疸现象。

诊断要点：

① 生理性黄疸一般黄染不深，皮肤颜色为淡黄色，黄疸常限于面部和上半身［血清总胆红素 170mmol/L(10mg/dL)］，黄疸时孩子一般情况良好、体温正常、食欲好、大小便的颜色正常、生长发育正常。②黄疸一般在生后 2～3 日开始出现。③黄疸逐渐加深，在第 4～6 日达高峰，以后逐渐减轻。④足月新生儿黄疸一般在生后 2 周消退，早产儿一般在生后 3 周消退。⑤化验血清总胆红素一般在 205μmol/L(12mg/dL) 左右。

2. 病理性黄疸

病理性黄疸是由于疾病引起胆红素代谢异常，以下任何一项均诊断为病理性黄疸：

①黄疸出现时间过早，生后 24 小时内出现，或早产儿 48 小时内出现明显黄疸（黄染范围超过面部及上半身）；②黄疸持续时间长，消退时间过晚，足月儿大于 2 周，早产儿大于 3 周，或退而又现；③黄疸程度过重，黄染达躯干及肘膝关节以下，血清总胆红素约 15mg（256μmol/L），明显黄染波及手足心，血清总胆红素约在 20mg（342μmol/L），或血清总胆红素超过 12mg（205μmol/L），每日上升速度超过 5mg（85μmol/L）。

除黄疸外，伴有其他异常情况：

①黄疸 24 小时内出现，伴有面色苍白，贫血和肝脾肿大，考虑母子血型不合溶血——ABO 或 RH 溶血病，多见于母亲血型为 O 型，子为 A 型或 B 型。②黄疸伴有患儿反应差、不吃、不哭，体温不升（或少吃、少动、少哭）或发热、有呕吐、肝脾肿大，多可找到感染灶（皮肤、脐部、呼吸道、消化道等），为感染性黄疸，如败血症。可分为宫内或生后感染；可见于细菌和病毒感染。③黄疸伴有消化道症状及肝脾大，而母亲有肝炎病史或为病毒携带者（一般母亲产前都进行过各种病毒的检查），检查婴儿肝功能异常，患儿为肝炎。④黄疸进行性加重，皮肤颜色黄色夹有暗绿色，大便为灰白色，肝脏进行性增大，但食欲和生长发育均好，考虑先天性胆道闭锁。⑤黄疸伴有头颅血肿及颅内出血。⑥纯母乳喂养的新生儿在生理性黄疸高峰后，若黄疸持续加深，并持续时间长达数周或数月，但患儿食欲及生长发育均好，为母乳性黄疸。

（三）治疗

1. 病因治疗

首先应明确病理性黄疸的原因，有针对性地去除病因。

2. 药物治疗

（1）酶诱导剂　苯巴比妥每日 4～8mg/kg，副作用有嗜睡及吮奶缓慢。

（2）糖皮质激素　可用泼尼松每日 1～2mg/kg 或地塞米松每日 0.3～0.5mg/kg，但应根据引起黄疸的病因慎重使用。

3. 光疗

凡各种原因引起的间接胆红素升高均可进行光疗，一般血清总胆红素达 205.2～256.5μmol/L（12～15mg/dL）以上时使用。若已确诊为母子血型不合溶血症时，一旦出现黄疸即可使用光疗。

4. 换血疗法

换血疗法的作用：①换出部分血中游离抗体和致敏红细胞，减轻溶血；②换出血中大量胆红素，防止发生胆红素脑病；③纠正贫血，改善携氧，防止心力衰竭。

二、新生儿溶血病

新生儿溶血病（母子血型不合溶血病）是由于孕妇与胎儿血型不符，母体的抗体与胎儿的红细胞发生反应而引起的同种免疫溶血性疾病。新生儿溶血病是母亲对胎儿红细胞发生同种免疫反应引起的溶血性疾病。目前已发现 26 个血型系统，160 种血型抗原。在我国以 ABO 血型不合溶血病发生率最高，Rh 血型不合溶血病发生较少，但 Rh 溶血临床表现比 ABO 血型不合溶血病重。MN 溶血最为罕见。

(一) 诊断

1. 产前诊断

对既往不明原因的死胎、流产及曾分娩重度黄疸儿的孕妇均应进行产前检查。

(1) 血型及血型抗体测定　先查孕妇血型，再查丈夫血型，如夫妻 Rh 血型不合或有可能引起 ABO 溶血可能的 ABO 血型不合时，则应检测孕妇血型抗体，必要时再做特殊性抗体。如连续检查发现效价明显上升，提示胎儿常受累；如妊娠后期效价明显下降，提示胎儿已有严重溶血。

(2) 羊水检查　测定羊水胆红素水平，估计胎儿溶血程度。

(3) B 型超声检查　了解胎儿有无水肿。

2. 出生后诊断

(1) 新生儿溶血检查　外围红细胞、血红蛋白下降；网织细胞及有核红细胞增高；血清胆红素增高，其中以未结合胆红素为主。

(2) 新生儿血型及血型抗体检查　新生儿血型检查、新生儿血型抗体检查、新生儿红细胞致敏检查。

(3) 检查母亲血中有无抗体存在　具有参考价值。

(4) 辅助检验　血清胆红素浓度上升每日超过 $85\mu mol/L(5mg/dL)$；Rh 溶血早期常每小时超过 $8.5\mu mol/L(0.5mg/dL)$。足月儿血清胆红素 $>221\mu mol/L(12mg/dL)$，未成熟儿 $>257\mu mol/L(15mg/dL)$；结合胆红素过高，超过 $26\sim34\mu mol/L(1.5\sim2.0mg/dL)$。

(二) 治疗

原则是纠正贫血，防止心力衰竭，降低血清胆红素水平，防止胆红素脑病的发生。

1. 光照方法

未结合胆红素在光的作用下，变成水溶性异构体，随胆汁和尿排出体外，从而降低血清胆红素水平，治疗时婴儿用黑布遮眼，除尿布外，全身皮肤裸露持续光照 1～2 天，少数可延长 3～4 天，可获得满意疗效。

2. 换血疗法

换出新生儿体内致敏的红细胞及抗体，阻止溶血进一步发展；换出血清胆红素，防止发生胆红素脑病；纠正贫血，防止心力衰竭发生。

如果 Rh⁻ 孕妇过去输入过 Rh⁺ 血，第一胎也可能发生 Rh 新生儿溶血病。给分娩 72 小时内的 Rh⁻ 初产妇注射抗 Rh（抗 D）免疫球蛋白，可防止其在第二胎发生 Rh 新生儿溶血病。也可用换血疗法治疗。

3. 其他疗法

补充白蛋白、纠正酸中毒可减少血中游离的未结合胆红素，可减少胆红素脑病的发生。

4. 输血治疗

如贫血严重需输血治疗时，开始应少量输血，确认输血后未加重溶血，方可继续按需要量输入。

三、新生儿败血症

新生儿败血症（neonatal septicemia）指新生儿期细菌侵入血液循环，并在其中繁殖和产生毒素所造成的全身性感染，有时还在体内产生迁移病灶。仍是目前新生儿期很重要的疾病，其发生率占活产婴儿的 $1‰\sim10‰$，早产婴儿中发病率更高。菌血症（bacterimia）指细菌侵入人体循环后迅速被清除，无毒血症，不发生任何症状。

（一）诊断

1. 常规检查

（1）母亲多有产前或临床感染、胎膜早破、羊水污染、产程延长等病史；患儿常有脐部感染或皮肤黏膜破损史。

（2）症状常不典型，可见拒奶、吐奶、面色苍白、呼吸不规则、腹胀或腹泻、精神萎靡等。如有黄疸、肝脾肿大、出血倾向和局部感染灶，即应考虑本病。

（3）血培养 2 次或 2~3 个标本均有同一细菌，且与药物敏感试验一致。

（4）杆状核中性粒细胞比值 $\geqslant0.2$；白细胞数 $<5\times10^9/L$ 或出生 3 日后 $>20\times10^9/L$；C 反应蛋白 $\geqslant15\mu g/mL$；血沉 $\geqslant15mm/h$。

（5）脐血 IgM$>20mg/L$，提示为宫内感染可能。

2. 实验室检查

（1）外周血白细胞计数和分类　血白细胞计数 $<5\times10^9/L$，未成熟白细胞和中性粒细胞比大于 0.2，提示有细菌感染。

（2）血小板计数　血小板 $<100\times10^9/L$，提示新生儿败血症的可能。

（3）急相蛋白　C-反应蛋白 $>15\mu g/mL$，提示有细菌感染；或 ESR$>15mm/h$。

（4）血培养检查　血培养阳性可确立病因诊断，疑有感染的患儿均需在入院后用抗生素前取周围血做培养，并应严格遵守无菌操作，防止污染。如患儿用过作用于细胞壁的抗生素，如青霉素、头孢菌素，可用高渗培养基作 L 型细菌培养，怀疑有厌氧菌感染时，可作厌氧菌培养。

（5）其他部位培养　脐部、尿液、大便或其他局部感染灶的培养。

（6）放射学的检查　有呼吸系统症状的患儿均应进行胸部 X 线检查。

（7）病原菌抗原检测　如对流免疫电泳、乳胶凝集试验、血凝抑制试验等方法。

（8）部分黄疸儿其血清总胆红素、直接胆红素等可升高。

3. 辅助检查

（1）周围血白细胞计数　高低不一，也可正常，因此意义不大，但杆状核白细胞与中性粒细胞之比 $\geqslant0.2$ 有参考价值。

（2）血培养　最好在用抗生素前作血培养，皮肤消毒和操作必须严格无菌，以免培养出污染菌。如已用过青霉素或头孢霉素治疗，可用高渗培养基作 L 型细菌培养。迁移性病灶的脓液培养如阳性，有很大诊断意义。

（3）快速诊断　可选用酶联免疫吸附法。

（4）直接涂片找细菌　如疑有宫内感染，于出生后 1 小时内取外耳道内液体或胃液作涂片找细菌，若阳性表示宫内羊水被污染，但小婴儿不一定发病。

（二）治疗

1. 抗生素治疗

新生儿败血症在未获得血培养结果之前即要选用抗生素治疗、以后根据血培养结果及细菌药敏试验选用抗生素，通常联合应用一种青霉素类和一种氨基糖甙类抗生素作为初选药物。因为这二种抗生素的配伍具有较广泛的抗菌谱并能产生协同作用。严重感染的病例可选用第三代头孢菌素和青霉素类联合应用。

2. 一般治疗

注意保暖，维持水、电解质平衡及补充热量，及时纠正酸中毒及缺氧，局部感染灶如脐部及皮肤的处理等。

3. 对症治疗

有抽痉时用镇静止痉药，有黄疸给予照蓝光治疗，有脑水肿及时给予降颅压处理。

4. 支持治疗

少量多次输血或输血浆以增加机体的抵抗力。

5. 免疫疗法

新生儿出生时免疫系统发育不完善，特别是低出生体重儿更明显，生后对各种抗原的刺激反应不敏感，感染后更削弱了自身免疫力。因此免疫治疗可提高新生儿的免疫力，增强抗感染能力。

（1）免疫球蛋白治疗　早产儿因免疫球蛋白水平低，生后极易发生低免疫球蛋白血症而致严重感染，败血症的发生率和病死率均较成熟新生儿为高，足月儿虽无明显的低免疫球蛋白血症，但也可因母体产生的免疫球蛋白缺乏某些特异性抗体如大肠杆菌、沙门菌抗体而不能控制这类感染。静脉用丙种球蛋白含有大量免疫球蛋白和特异型抗体，因此可用于败血症的辅助治疗。

（2）白细胞的输入　重症败血症患儿，若血中中性粒细胞数降低而骨髓储备白细胞又不能补充粒细胞的缺乏时，输入从正常成人血液中分离出来的多形核白细胞，可增强白细胞对病菌的吞噬功能和杀菌活性，从而降低病死率。

（3）交换输血　重症败血症患儿可通过换血除去血液中的细菌、毒素和酸性代谢产物；清除异常血凝物质，纠正异常血凝过程，供给大量新生儿所缺乏的抗体、补体以及吞噬细胞等，增强机体的抵抗力。交换输血主张用新鲜全血，换血量为160mL/kg，但要注意换血后可能发生的并发症，如电解质平衡紊乱、感染、移植性抗宿主反应等。换血疗法适应于经抗生素治疗无效的重症新生儿败血症。

第十一章 >>>
生长发育

一、维生素 D 缺乏性佝偻病

维生素 D 缺乏性佝偻病是由于缺乏维生素 D，致使体内钙、磷代谢失常，从而引起以骨骼生长障碍为主的全身性疾病，为我国儿科重点防治的四种疾病之一，多见于婴幼儿。本病虽很少直接危及生命，但可致生长发育受阻，免疫功能降低，心肺和消化功能障碍等，且往往迁延不愈，严重影响小儿的正常发育。在城市及部分地区患病率逐渐下降，重度佝偻病已明显减少，但在广大农村地区，尤其老、少、边、穷地区，佝偻病患病率仍较高，重度病例仍未控制。因此，积极开展佝偻病的防治工作，降低患病率，是妇幼保健工作的一项重要而艰巨的任务。

（一）病因

（1）日光照射不足　人体日常所需的维生素 D 主要是利用日光中紫外线照射皮肤而获得。因阴雨或天气炎热不常带孩子进行户外活动，居室朝阴，窗户紧闭（因玻璃不能透过紫外线），以及城市高层建筑多，空气尘埃多而阻挡紫外线的通过等，均是小儿易患佝偻病的因素。

（2）维生素 D 和钙、磷摄入不足　天然食物包括乳类（母乳和牛乳）中维生素 D 的含量都很少，不能满足小儿生长发育的需要。加之牛乳中钙、磷比例不当（1.2∶1），不利于钙、磷的吸收，所以牛乳喂养较母乳喂养更易患佝偻病。人工喂养多以米糊、稀饭等淀粉类食物为主，因谷类食品含大量植酸和纤维，可与小肠中的钙、磷结合成不溶性植酸钙，也可影响钙、磷的吸收。

（3）围生期维生素 D 不足　母亲孕期，特别是妊娠后期维生素 D 不足，以及早产、双胎均可使婴儿出生时体内的维生素 D 储备不足。

（4）生长过速　生长速度快的婴儿，骨骼发育快，对钙的需要量也多，故易致钙缺乏。早产儿则因体内钙和维生素 D 储备不足，出生后生长速度较快，也易患佝偻病。2 岁后生长速度渐慢，且户外活动增多，故佝偻病的患病率和活动性佝偻病较少。重度营养不良患儿因生长迟缓而少患佝偻病。

（5）其他疾病的影响　慢性胃肠道疾病可影响维生素 D 和钙、磷的吸收和利用。肝和肾是羟化维生素 D 的器官，患病时可影响维生素 D 的羟化过程，也可影响钙、磷的吸收和利用。另外，长期服用苯妥英钠、苯巴比妥类药物，可促进肝氧化酶的作用，使维生素 D 和 25-(OH)D$_2$ 分解失去活性，导致佝偻病。

（二）临床表现

佝偻病主要为骨骼病变，同时有肌肉松弛、非特异性神经精神症状、生长迟缓、免疫力低下及相应的血液生化改变。临床上分为四期：

第一期，活动早期（初期）：多数自 3 个月左右开始发病，主要表现为神经精神症状。

第二期，活动期（激期）：早期未经治疗继续加重，除了神经精神症状更为明显外，出现骨骼改变，常见于 3 个月至 2 岁的小儿。

第三期，恢复期：经合理治疗后，上述症状、体征逐渐好转而至消失，血清钙、磷恢复正常，钙磷乘积随之正常，碱性磷酸酶下降，4～6 周可达正常。骨骼 X 线改变也于 2～3 周后改善并逐渐恢复，骨骺处重新出现临时钙化带，杯口状渐消失，骨密度增浓。

第四期，后遗症期：多见于 3 岁后小儿。经治疗或自行恢复，临床症状消失，血液生化和 X 线检查均恢复正常。重度病例可遗留不同部位、不同程度的骨骼畸形，如"O"形或"X"形腿、方颅及鸡胸等。

除了以上典型的佝偻病外，尚有以下两种临床类型。第一种，先天性佝偻病。母亲孕期食物中维生素 D 明显不足，使母体内维生素 D 极度缺乏，或有严重的软骨病病史。新生儿期就出现明显的佝偻病症状和体征，常伴低钙惊厥，血钙、磷降低，碱性磷酸酶增高，骨骺 X 线检查可见典型的佝偻病骨骼改变。第二种，晚发性佝偻病（儿童期佝偻病）。多见于北方寒冷地区，10 岁以后儿童也有发生活动期佝偻病，主要症状有下肢酸痛和无力，还有多汗、倦怠、下肢麻木、腓肠肌痉挛及睡眠不稳等，而体征不明显。X 线检查可见典型的佝偻病骨骼改变。维生素 D 治疗有效。

（三）治疗

1. 一般治疗

加强护理，合理喂养，供给丰富的营养，及时添加富含维生素 D 的辅食。增加户外活动，让皮肤多晒太阳。不宜久坐、久站，不要太早行走，积极防治并发症。

2. 维生素 D 疗法

（1）普通疗法　①活动早期：给予维生素 D 每日 125～250μg（0.5 万～1 万 U），口服，持续 1 个月后改为预防量。②活动激期：给予维生素 D 每日 250～500μg（1 万～2 万 U），口服，持续 1 个月后改为预防量。③恢复期：一般用预防量的维生素 D 维持。如需长期大量服用时，宜用纯维生素 D 制剂，不宜用鱼肝油，以免发生维生素 A 中毒。

（2）突击疗法　对于重症、有并发症或拒绝口服的患儿，可考虑采用肌内注射维生素 D$_2$ 或维生素 D$_3$ 突击疗法。①活动早期：维生素 D$_3$ 7500μg（30 万 U），肌内注射，一般注射 1 次即可。②活动激期：维生素 D$_3$ 7500μg（30 万 U），肌内注射，连用 2 次，每次间隔 2～4 周。③重度佝偻病：可给维生素 D$_2$ 或维生素 D$_3$ 肌内注射，连用 3 次，每次间隔 2～4 周。突击疗法后 2～3 个月给预防量口服，直至 2 岁。

英康利（胆维丁乳剂），每支 8mL，含维生素 D_3 30 万 U，口服，可代替肌内注射。

（3）其他　怀疑维生素 D 依赖性或肾性佝偻病，可每日给 1α-$(OH)D_3$ 0.5～2μg 或每日 1,25-$(OH)_2D_3$ 0.35～2.7μg。

3. 钙剂

在应用维生素 D 治疗的同时给予适量的钙剂，可用 10% 氯化钙或葡萄糖酸钙（每日2～3g）、活性钙等以元素钙剂量单位计算，每日 400～600mg。如有手足搐搦症病史者，肌内注射维生素 D 前宜先口服钙剂 2～3 日。

4. 手术矫形疗法

较轻的骨骼畸形，3 岁前经维生素 D 及钙剂治疗多能自行矫正；严重骨骼畸形者，待 4 岁后佝偻病痊愈时进行手术矫形。

二、维生素 A 缺乏症

维生素 A 缺乏症是一种体内缺乏维生素 A 而引起的全身性疾病，多见于婴幼儿。其主要临床表现为全身上皮组织角化变性而造成皮肤、黏膜、眼结膜、角膜的损害，视觉功能异常及身体发育障碍。

（一）病因

（1）摄入不足　婴儿从母乳及牛乳中一般获得足够的维生素 A，如能按时添加辅食则很少发生维生素 A 缺乏症。断乳后，长期单纯淀粉类食物喂养，或长期应用炼乳、脱脂乳，且不加任何富含蛋白质和脂肪类辅食者，则可发病。麻疹后"忌嘴"发生本病，以致双目失明者亦不少见。

（2）吸收障碍　消化系统疾病，如慢性肠炎、迁延性肠炎、肠结核、先天性胆管梗阻等均可影响脂溶性维生素 A 的吸收。

（3）需要量增加　患急性或慢性感染性疾病，如肺炎、结核病及肿瘤等使维生素 A 的消耗增多，且易吸收不良，故易发生维生素 A 缺乏。早产儿体内维生素 A 贮量不足，生长发育迅速，更易发生维生素 A 缺乏症。

（4）代谢障碍　严重肝脏疾病、糖尿病及甲状腺功能不足时，可使维生素 A 的转变发生障碍或不能在体内充分利用而排出体外，引起维生素 A 缺乏。体内蛋白质缺乏或低脂肪饮食皆可影响维生素 A 的吸收和转运。缺锌及缺铁对维生素 A 的利用亦有影响。

（二）诊断

1. 临床表现

（1）眼部症状　儿童时期最先出现的症状为夜盲症，暗适应能力下降，患儿常诉黄昏后视物不清。婴儿夜盲症状不易发现。数周至数月后出现眼结膜干燥，失去光泽，称为干眼病，由于泪腺管被脱落的上皮细胞堵塞而使眼泪减少。由于眼结膜失去弹性，在眼球左右转动时，角膜两侧的结膜可形成皱褶。角化上皮细胞堆积，以结膜颈侧角膜边缘多见，形成大小不等、形状似泡沫样的三角形白斑，称为毕脱斑。继之，出现角膜干燥、浑浊、畏光、眼痛，有异物感，常用手揉眼，易合并感染。最后出现角膜溃疡、坏死、穿孔，虹膜和晶状体脱出，造成失明。

（2）皮肤黏膜改变　皮肤干燥、粗糙、脱屑，毛囊腔内被角化物充填而呈棘状丘疹，抚摸之有"鸡皮疙瘩"感，以四肢伸面及肩部为著。毛发干、脆，易脱落；指甲脆、薄、多纹，失去光泽，且易折裂。由于黏膜上皮病变，可反复发生呼吸道及泌尿道感染，且迁延不愈。

（3）其他症状　维生素 A 缺乏的患儿，体格发育落后，常伴有其他维生素缺乏的症状。

2. 辅助检查

（1）血浆维生素 A 含量测定　是最可靠的指标，低于 $0.68\mu mol/L$ 为维生素 A 缺乏。

（2）尿液检查上皮细胞　取 10mL 新鲜、清洁中段尿，加 1% 龙胆紫溶液数滴。计数上皮细胞超过 3 个/mm^2，在除外尿路感染后，可认为是维生素 A 缺乏症。

（3）眼结膜涂片镜检　小棉拭子蘸生理盐水，轻刮眼结膜做涂片镜检，可见角化上皮细胞。

（三）治疗

1. 一般治疗

去除病因，治疗原发病，纠正不合理的喂养方式。供给富含维生素 A 及胡萝卜素的食物。加强护理，同时治疗并存的其他营养缺乏症。

2. 维生素 A 治疗

（1）轻症病例　可给予维生素 A 每日 $7500\sim15000\mu g$（2.5 万～5 万 U），分 2～3 次口服。

（2）重症或有消化功能障碍者　可给予维生素 AD 注射液 $0.5\sim1mL$（每支 0.5mL，含维生素 A $7500\mu g$，即 2.5 万 U，维生素 D $62.5\mu g$，即 2500U），每日 1 次，深部肌内注射，3～5 日后改为口服。

经治疗，夜盲症可于数小时内明显好转，干眼病及角膜浑浊于 3～5 日后好转，但皮肤角化需 1～2 个月方能恢复。眼部症状消失后可改为预防量，并用维生素 E 可提高疗效。

3. 高剂量疗法

世界卫生组织、联合国儿童基金会和国际维生素 A 顾问组共同推荐的高剂量治疗法，已证明是控制干眼病、预防失明及减少某些感染，尤其是麻疹和腹泻的好方法。具体用法及用量：确诊当日，6 个月以内，给维生素 A 5 万 U；6～12 个月，给予维生素 A 10 万 U；12 个月以上，给予维生素 A 20 万 U。第二日，重复用药 1 次，用量与第一日相同。至少 2 周后，再重复用药 1 次，用量仍与前 2 次相同。

4. 眼部治疗

①患干眼病时，用消毒鱼肝油滴眼，局部应用 0.25% 氯霉素滴眼液或 0.5% 红霉素眼膏，防止继发感染。②角膜软化溃疡时，检查及治疗动作应轻柔，切忌挤压眼球，以免角膜穿孔。

三、维生素 C 缺乏症

维生素 C 缺乏症，又称坏血病，是由于人体长期缺乏维生素 C（抗坏血酸）所引起的出血倾向及骨骼病变的疾病。本病多见于婴幼儿。

维生素C为水溶性，人体自身不能合成，需由食物供给，维生素C广泛存在于新鲜水果和绿叶蔬菜中。食物烹调时加热、遇碱或金属，维生素C易被氧化分解失去活性。蔬菜切碎、浸泡、挤压、腌制，可使维生素C损失。母乳中维生素C含量（正常含4～6mg/dL）与乳母膳食有关，一般可满足婴儿生理需要。谷类及牛乳中含量极少，经煮沸后则大多被破坏。

（一）病因

（1）摄入不足　母乳膳食长期缺乏维生素C，或以牛乳或单纯谷类食物长期人工喂养，而未添加富含维生素C辅食的婴儿，则易患本病。

（2）吸收障碍　慢性消化功能紊乱，长期腹泻等可致维生素C吸收减少。

（3）需要量增加　婴儿和早产儿生长发育快，需要量增多；患感染性疾病、严重创伤等消耗增多，需要量亦增加，若不及时补充，易引起维生素C缺乏。

（二）临床表现

多见于6个月至2岁的婴幼儿，母孕期摄入足量维生素C，则生后2～3个月婴儿体内储存的维生素C可供生理需要；若孕母患本病，则新生儿出生后即出现症状。

（1）一般症状　维生素C缺乏需3～4个月方出现症状。早期表现易激惹、厌食、体重不增、面色苍白、倦怠无力，可伴低热、呕吐、腹泻等，易感染或伤口不易愈合。

（2）出血症状　常见长骨骨膜下、皮肤及黏膜出血，牙龈肿胀、出血，继发感染局部可坏死。亦可有鼻出血，眼眶骨膜下出血可引起眼球突出，偶尔消化道出血、血尿、关节腔内出血，甚至颅内出血。

（3）骨骼症状　长骨骨膜下出血或骨干骺端脱位可引起患肢疼痛，尤其当抱起患儿或换尿布时大声哭叫。因肢痛可致假性瘫痪，患肢固定位置呈"蛙腿"状。患肢沿长骨干肿胀、压痛明显、微热而不发红，不延及关节。肋骨、软骨交界处，因骨干呈半脱位可隆起，排列如串珠，称"坏血病串珠"，可出现尖锐突起，内侧可扪及凹陷，因而与佝偻病肋骨串珠不同，后者呈钝圆形，内侧无凹陷。因肋骨移动时致疼痛，呼吸可表现浅快。

（4）晚期常伴贫血　一般为小细胞性贫血；当叶酸代谢障碍时，可出现巨幼红细胞性贫血。

（三）治疗

轻症口服维生素C，每次100～150mg，每日3次。重症静脉注射维生素C，每次500mg，每日1次，待症状减轻后改为口服，一般需持续用药2～3周，其后应保证每日饮食需要量。同时应供给含维生素C丰富的水果或蔬菜，如橘汁、番茄汁等。有骨骼病变者应固定患肢。本病应用维生素C疗效显著，治疗后24～48小时症状改善，1周后症状消失，1年后骨结构恢复正常。治愈后一般不遗留畸形。如合并贫血，可加大维生素C剂量，并视情况补充铁剂或叶酸。

四、锌缺乏症

锌缺乏症是人体长期缺乏微量元素锌引起的营养缺乏病，表现为味觉迟钝、食欲差、异食癖、生长发育迟缓、皮炎或伤口不易愈合等。动物性食物中锌的含量丰富，且利用率高。植物性食物含锌少。

（一）病因

（1）摄入不足　锌摄入不足是小儿锌缺乏的主要原因。大多数食物含锌量很低，营养不良，特别是长期缺少动物性食物者易致锌缺乏；长期应用全部肠外营养患儿，如溶液中缺乏锌，亦易发生本病；肠道吸收不良可见于脂肪泻、肠炎等疾病，以及长期进食含有过多植酸盐或纤维素食物，均可影响锌的吸收利用。

（2）丢失过多　常见于慢性失血、溶血（红细胞内有大量的锌，随红细胞破坏而丢失）；长期多汗，组织损伤（创伤、烧伤的渗出液含锌）；肝、肾疾病，脂尿病及使用噻嗪类利尿药等（尿中锌排泄量增加）；长期使用金属螯合剂，如青霉胺等药物（与锌形成不溶性复合物）；单纯牛奶喂养者（牛奶内有干扰锌吸收的络合物）。

（3）需要量增加　小儿生长发育迅速，尤其是婴儿对锌的需要量相对较多，易出现锌缺乏，如早产儿可因体内锌贮量不足，加之生长发育较快，而发生锌缺乏。此外，营养不良恢复期、外科术后与创伤后恢复期等锌的需要量亦增加，若未及时补充易致锌缺乏。

（4）先天性代谢障碍　见于肠病性肢端皮炎，为遗传性锌吸收障碍性疾病，临床主要特征为腹泻、皮炎和脱发，患儿多于婴儿期起病。

（二）诊断

多发生于 6 岁以下小儿，起病缓慢。锌缺乏开始表现为食欲缺乏、厌食或拒食，常伴有味觉减退、异食癖及复发性口腔溃疡等。而后，生长迟滞或停止，身材矮小、性发育延迟。视觉暗适应能力下降，重症者可出现角膜浑浊、免疫力差、反复感染、伤口不易愈合。皮损呈特征性分布，主要分布于口、肛周围等处。亦可出现牙龈炎、舌炎、结膜炎等。孕妇饮食中长期缺锌可影响胎儿生长发育。儿童严重缺锌可影响脑功能，表现为急躁、嗜睡、抑郁或学习能力差等。

（三）治疗

（1）首先应查明病因，治疗原发病，同时给予补锌治疗。一般补锌剂量按元素锌每日0.5～1.5mg/kg。元素锌 1mg 等于硫酸锌 4.4mg，葡萄糖酸锌 7mg。疗程可视病情及病种而定，一般疗程以 2～3 个月为宜。小儿可给予 1‰ 硫酸锌溶液，分次口服。当严重缺锌、胃肠道疾病等原因不能进行口服或口服达不到治疗目的时，可静脉注射锌剂，常用静脉制剂是氯化锌，元素锌 1mg 等于氯化锌 2.1mg。

（2）锌治疗的同时，应摄入足量动物蛋白质，使症状更快改善。药物锌不宜过量，否则可致急性锌中毒，表现为腹泻、呕吐和嗜睡等。长期过量服用还可引起铜缺乏，需予注意。

第十二章 >>>
儿科疾病的诊治

一、小儿腹泻

小儿腹泻或称腹泻病，由多种病原、多种因素引起，临床特征是大便次数增多、大便性状改变，可同时伴脱水及酸中毒。是儿科常见病、多发病，尤其以 2 岁以下婴幼儿多见。可呈流行性，但多为散发，四季均可发病。由轮状病毒感染所致者多见于秋冬季节，大肠杆菌感染等引起者以夏季多见。

（一）诊断

（1）粪便常规检查　大便显微镜检查，注意有无脓细胞、白细胞、红细胞与吞噬细胞，还应注意有无虫卵、寄生虫、真菌孢子和菌丝。有时需反复几次才有意义，有助于腹泻病的病因和病原学诊断。

（2）大便培养　对确定腹泻病原有重要意义。一次粪便培养阳性率较低，需多做几次，新鲜标本立即培养可提高阳性检出率。

（3）大便乳胶凝集试验　对某些病毒性肠炎有诊断价值，如轮状病毒、肠道腺病毒等。有较好敏感性和特异性，对空肠弯曲菌肠炎的诊断有帮助。

（4）酶联免疫吸附试验　对轮状病毒有高度敏感性、特异性。有助于轮状病毒肠炎和其他病毒性肠炎诊断。

（5）聚丙烯酰凝胶（PAGE）电泳试验　此法可检测出轮状病毒亚群及不同电泳型，有助于轮状病毒分类和研究。

（6）粪便还原糖检查　双糖消化吸收不良时，粪便还原糖呈阳性，pH＜6.0。还原糖检查可用改良斑氏试剂或 Clinitest 试纸比色。继发性双糖酶缺乏远较原发性多见，原发性者以蔗糖-异麦芽糖酶缺乏最常见。

（7）粪便电镜检查　对某些病毒性肠炎有诊断价值，如轮状病毒性肠炎、诺沃克病毒性肠炎等。

（8）血白细胞计数和分类　病毒性肠炎白细胞总数一般不增高。细菌性肠炎白细胞总数可增高或不增高，半数以上的患儿有杆状核粒细胞数增高，杆状核粒细胞数大于 10％，有助于细菌感染的诊断。

（9）血培养　对细菌性痢疾、大肠埃希菌和沙门菌等细菌性肠炎有诊断意义，血液细菌培养阳性者有助于诊断。

（10）血生化检查　对腹泻较重的患儿，应及时检查血 pH 值、二氧化碳结合力、碳酸氢根、血钠、血钾、血氯、血渗透压，对于诊断及治疗均有重要意义。

（11）其他　对迁延性和慢性腹泻者，必要时作乳糖、蔗糖或葡萄糖耐量试验，呼气氢试验（一种定量非侵入性测定碳水化合物吸收不良的方法，有条件可以应用），也可作纤维结肠镜检查。

低钾血症者应做心电图检查；病程迁延者、营养障碍者及感染中毒症状重者，应做 X 线、B 超检查。低钾血症者心电图检查显示 T 波低平、双向或倒置和出现 U 波。

（二）治疗

治疗原则：调整饮食，预防和纠正脱水，合理用药，加强护理，防止并发症。

1. 一般治疗

加强护理，调整饮食。母乳喂养的婴儿继续哺乳，暂停辅食；人工喂养者可喂以等量米汤或稀释牛奶。严重呕吐者暂禁食 4～6 小时，但不禁饮。病情好转逐步恢复病前饮食。

2. 液体疗法

轻中度脱水可口服补液，用口服补液盐（ORS）或改良 ORS 液（即米汤＋食盐，或菜汤）。有呕吐致中度以上脱水需静脉补液，定量、定性、定时，缺多少，补多少，累积损失量补足后病儿病情好转可继续口服补液。

3. 药物治疗

感染性腹泻应针对病原治疗，如细菌感染选用敏感的抗菌药口服，不能口服者可静脉滴注，病毒感染可用利巴韦林；非感染性腹泻者治疗原发病。微生态疗法有助于恢复肠道正常菌群的生态平衡，抑制病原菌定植和侵袭。肠黏膜保护剂可吸附病原体和毒素，增强肠黏膜屏障功能。

①保护肠黏膜，调节肠道环境，适用于感染性和非感染性腹泻，如蒙脱石粉（必奇）、双歧三联活菌制剂（培菲康）。②抗病毒性感染，可用利巴韦林（病毒唑）或更昔洛韦 5mg/kg＋10％葡萄糖注射液 100mL，静脉滴注，每日 2 次。③抗细菌感染，可用诺氟沙星（氟哌酸），或头孢噻肟钠 100mg/kg（皮试阴性）＋10％葡萄糖注射液 100mL，静脉滴注，每日 2 次。④纠正水、电解质紊乱，轻度脱水：ORS50～80mL/（kg·d）；中度脱水：ORS80～100mL/（kg·d）。⑤如呕吐严重伴中度脱水，予静脉补液。

二、小儿上呼吸道感染

急性上呼吸道感染，简称"上感"，俗称"感冒"，是小儿最常见的疾病。其发病率为儿科疾病的首位，主要侵犯鼻、鼻窦、鼻咽部和咽部。

（一）诊断

①以病毒感染多见，约占原发感染的 90％，链球菌、肺炎支原体亦可引起感染。②临

床起病急，有发热、流涕、鼻塞、咽痛、咳嗽、打喷嚏等症状。③婴幼儿症状较重，起病后因高热易发生惊厥，易向邻近组织扩散，可并发鼻窦炎、中耳炎、淋巴结炎、口腔炎及结膜炎等，经对症治疗多可治愈，部分病儿可因并发症迁延不愈。婴幼儿每人每年可发病数次，一年四季均可发病。

（二）治疗

治疗原则：支持、对症、抗感染。

1. 一般治疗

休息，多饮水，物理降温，注意呼吸道隔离。

2. 药物治疗

病毒感染者初期选用抗病毒药物；如有细菌感染可选用抗生素；高热及全身症状重者对症处理；中药治疗可选用小柴胡冲剂。咳嗽可用复方甘草合剂或急支糖浆，鼻塞可用 0.5%麻黄素滴鼻。

（1）病毒感染初期，可用 2%利巴韦林（病毒唑）滴鼻液每次 2～3 滴，滴鼻，每 1～2小时 1 次。或利巴韦林（病毒唑）颗粒 10～15mg/kg，口服，每日 2～3 次。或利巴韦林（病毒唑）10～15mg/kg，肌内注射，每日 2 次。

（2）细菌感染者，可用阿莫西林干糖浆 50～100mg/kg，口服，每日 3 次。或青霉素10 万～20 万 U/kg，肌内注射，每日 2 次（青霉素皮试阴性）。

（3）高热时，可用对乙酰氨基酚 10～15mg/kg，口服，4～6 小时后重复 1 次。或安乃近 10～15mg/kg，肌内注射，每 4～6 小时可重复 1 次。

（4）中药治疗，学龄儿童可用小柴胡冲剂 1 包，口服，每日 2 次。小柴胡、板蓝根、大青叶等均有清热解毒作用，可根据年龄酌情使用。

另外，需要注意：①上呼吸道感染急性期病程 3～5 日，如体温持续不退或病情加重，应考虑感染可能侵袭其他部位或在病毒感染基础上继发了细菌感染。②上呼吸道感染的预防主要靠加强体质锻炼、增强抵抗力、避免去人多拥挤的公共场所而实现，应用免疫球蛋白不能有效地降低上感发病率。③要特别注意婴幼儿患者，因本病少儿较轻，婴幼儿较重，一旦出现并发症易发生意外。④本病的并发症主要有：中耳炎、鼻窦炎、咽后壁脓肿、颈淋巴结炎、喉炎、气管炎、支气管肺炎、病毒性心肌炎等。少儿若患链球菌性上感可引起急性肾炎、风湿热等。这些并发症均较上感的后果严重，必须积极治疗。

三、注意缺陷多动障碍

注意缺陷多动障碍（ADHD）是一种病因不明的常见的儿童期神经发育障碍类疾病，又称为儿童多动症。临床上主要表现：以多动不宁为主的行为障碍、注意障碍、易分心、易激惹、好冲动及坐立不安等，男性多于女性。6 岁以下儿童一般不作 ADHD 诊断。

（一）临床表现

（1）婴儿期 约 30%的多动症儿童出生后就显得多动，不安宁，易激惹，过分哭闹、叫喊，母子关系不协调。

（2）幼儿期　有50％～60％多动症儿童在2～3岁时就显得与其他小孩不一样，特别不听话，难管教，睡眠不安，常有遗尿，大多饮食差，培养排便、睡眠习惯均困难。

（3）学龄前期　症状渐明显，做事注意力不集中，注意时间短暂，活动过多，不能静坐，爱发脾气，不服管理，缺乏自控能力，参加集体活动困难，情绪不稳，破坏东西，玩具满地撒、不爱惜不整理，对动物残忍，有攻击性、冲动性行为，常和小朋友打闹。

（4）学龄期　多动症的一切症状都显露出来，如注意力集中时间短暂，上课不专心听课，容易分散注意力，学习困难，不能完成作业，对待挫折的耐受性差，对刺激的反应过强，冲动任性，情绪不稳，有攻击行为，与同伴相处困难，是班上的"小丑"。

（5）中学时期　活动过多可能逐渐减少，仍注意力集中困难，接受教育能力迟钝，缺乏自尊心和动力，办事不可靠，有攻击性、冲动性行为，对刺激反应过强，有过失行为，情绪波动，说谎，逃学，容易发生事故或少年犯罪。

（6）成年时期　多动明显减少，仍有半数以上的人和正常人有所不同。多数人注意力容易转移，冲动，情感暴发，易与人争执或打斗，与同事关系紧张，参加集体活动有困难，酗酒嗜赌，工作不能胜任，缺乏理想和毅力，事业上难有进展。

（二）诊断鉴别

7岁以前发病。病程6个月以上。智力不低下，检查大致正常，脑电图无特殊异常。至少存在下列行为中的4项：①需要静坐的场合难以静坐；②做事粗心大意，常有始无终；③注意力难以集中或不能持久，容易转移，常受环境中其他事情干扰，包括上课听讲、做作业等；④容易兴奋和冲动，自我控制能力差；⑤常常干扰其他儿童的活动；⑥要求必须立即得到满足，否则就会产生情绪反应；⑦经常话多，好插话或吵闹；⑧难以遵守集体活动的秩序和纪律；⑨学习成绩差，但不是由于不遵守纪律引起；⑩动作笨拙，精巧和协调动作较差。

与抽动秽语综合征鉴别：①抽动秽语综合征起病于12岁以前，以7～8岁为多；②主要表现为不自主、快速、重复、无目的单一或多部位的肌肉抽动和一种或多种不自主发声，但不一定同时存在；③抽动症状一日内多次出现，短时间内可受意志克制；④病程至少持续1年，其中症状缓解期不超过3个月；⑤导致明显的痛苦或社交等活动的严重受损；⑥不自主抽动和发声，不能用其他疾病解释。

（三）治疗

目前治疗ADD/ADHD的方法有多种：药物治疗、物理治疗、心理治疗、行为治疗和"迪普音"音乐疗法。

1. 药物治疗

多数ADHD儿童在服药物后多动行为或认知功能都有改善，但药量难掌控及药物副作用可导致因营养不良影响骨骼生长和成长发育，以及停药可能引起行为反弹现象（出现未用药前更加严重的行为症状）等问题，要求在用药过程中，药物剂量的控制和药物疗效的评价一定要做得专业精确可靠。

2. 物理治疗

经颅微电流刺激疗法通过微电流刺激大脑，能够直接调节大脑分泌一系列有助于改善多动症和抽动症症状的神经递质和激素，如内啡肽、乙酰胆碱，这些激素参与调节人体多项生理和心理活动，能够全面改善多动症和抽动症患儿情绪不稳、易激惹、活动过度等表现。

3. 心理治疗

主要针对 ADHD 儿童的情绪、亲子关系、人际交往、自我认知等方面展开，这些方面对于 ADHD 儿童适应社会、发展自我是非常有益的，但对注意缺陷多动障碍本身的症状效果不明显，可作为 ADHD 的一个常规的辅助治疗。

4. 行为治疗

对改善儿童行为有明显作用。主要体现在自我管理、时间管理、学校及家庭行为控制等方面。行为治疗是 ADHD 的必要治疗措施。如果单纯的药物治疗很可能随着停药效果就消失了，但如果同步配合行为治疗就会在停药后保持某些有效的行为特点。

5. 神经生理训练

对改善 ADHD 儿童的神经反应能力有效。ADHD 归根到底是一种神经病学疾病，因此有着明确的神经反应缺陷。神经生理训练可以针对性的、循序渐进地切实改善这种神经反应缺陷。具体效果可反应在儿童对目标刺激反应的正确率越来越高、疏漏越来越少、反应在正确的前提下越来越快。因此，神经生理训练对改善 ADHD 儿童学业成绩是很有帮助的。

第十三章 >>>
妇科疾病的诊治

一、阴道炎

阴道炎是阴道黏膜及黏膜下结缔组织的炎症，是妇科门诊常见的疾病。正常健康妇女，由于解剖学及生物化学特点，阴道对病原体的侵入有自然防御功能，当阴道的自然防御功能遭到破坏，则病原体易于侵入，导致阴道炎症。幼女及绝经后妇女由于雌激素缺乏，阴道上皮薄，细胞内糖原含量减少，阴道 pH 值高达 7 左右，故阴道抵抗力低下，比青春期及育龄妇女易受感染。

（一）诊断

1. 细菌性阴道病

（1）症状　此病临床有 10%～50% 患者无症状，有症状者多诉有鱼腥臭味的灰白色的白带，阴道灼热感、瘙痒。

（2）体征　分泌物在阴道壁上易于擦掉，阴道黏膜可无充血、无红肿。

（3）常见并发症　与妇科宫颈炎、盆腔炎同时发生，也常与滴虫性阴道炎同时发生，有报道滴虫培养阳性妇女中有 86% 的妇女合并本病。此外在妊娠期细菌性阴道病常可引起不良围产期结局，如绒毛膜羊膜炎、羊水感染、胎膜早破、早产及剖宫产后或阴道产后子宫内膜感染等。

2. 滴虫性阴道炎

（1）症状　白带增多，可为稀薄浆液状，灰黄色或黄绿色，有时混有血性，20% 白带中有泡沫。外阴有瘙痒、灼热，性交痛亦常见；感染累及尿道口时，可有尿痛、尿急，甚至血尿。

（2）体征　本病检查可见阴道与宫颈黏膜充血水肿，常有散在的红色斑点，或草莓状突起，后穹隆有多量的白带。

（3）常见并发症　滴虫能消耗上皮内糖原，改变阴道内的 pH 值，妨碍乳酸菌生长，故易引起继发性细菌感染，此时白带呈草绿色，有臭气。

3. 念珠菌性阴道炎

（1）症状　最常见的症状是白带多，外阴及阴道灼热瘙痒；波及尿道，可有尿频、尿急、尿痛等症。

（2）体征　典型的白带呈凝乳状或为片块状，阴道及阴道前庭黏膜高度水肿，覆有白色凝乳状薄膜，呈点状或片状分布，易剥离，其下为受损潮红基底，或形成溃疡，或留下瘀斑，严重者小阴唇肿胀粘连。但白带并不都具有上述典型特征，从水样直至凝乳样白带均可出现，如有的完全是一些稀薄清澈的浆液性渗出物，其中常含有白色片状物。

4. 老年性阴道炎

（1）症状　主要为白带增多，多为黄水样，严重者可为脓性，有臭味，有时为淡血性，甚至发生少量阴道流血。常伴有下腹及阴道坠胀感或阴道皮肤受炎性分泌物影响，可产生轻度瘙痒。

（2）体征　可见阴道呈老年性改变，皱襞消失，上皮菲薄，黏膜充血，表面常有散在点状充血，严重时上皮剥脱形成表浅溃疡，子宫颈也有点状充血。老年性阴道炎如经久不愈，黏膜下结缔组织纤维化后，阴道弹性消失，使阴道狭窄，尤以穹隆部多见，以致暴露宫颈困难。

5. 幼儿性阴道炎

阴道口处可见脓性分泌物。患儿因外阴痛痒而哭闹不止、烦躁不安，常用手搔抓外阴。查看可见外阴、阴蒂、尿道口、阴道口黏膜充血、水肿，有脓性分泌物自阴道口流出。严重者外阴表面可见溃疡，小阴唇可见粘连，粘连的小阴唇遮盖阴道口及尿道口，只在其上、下方留有一小孔，尿自小孔排出。

（二）治疗

1. 一般治疗

积极治疗可以消除易感因素。保持外阴清洁干燥，避免搔抓。治疗期间禁止性生活。不宜食用辛辣刺激性食品。

2. 改变阴道酸碱度

念珠菌生长最适宜的 pH 值为 5.5，因此采用碱性溶液冲洗外阴、阴道，改变阴道的酸碱度。使用 2%～4% 小苏打水冲洗阴道，每日 1～2 次，2 周为 1 疗程，冲洗后要拭干外阴，保持外阴干燥，以抑制念珠菌的生长。

3. 药物治疗

（1）非特异性阴道炎　治疗原则在于纠正阴道酸碱度及局部应用抗生素。

（2）霉菌性阴道炎　应治疗相关诱因，如糖尿病，及时停用广谱抗生素或激素等。

（3）滴虫性阴道炎　分全身用药与局部用药两种方法。

（4）老年性阴道炎　治疗原则为补充小量雌激素，增加阴道抵抗力及抑制细菌生长。

二、宫颈炎

宫颈炎是指由于各种原因引起的子宫颈部炎症，是生育年龄妇女的常见病，临床上常分为急性宫颈炎、慢性宫颈炎、病毒性宫颈炎、结核性宫颈炎和放线菌性宫颈炎。急性宫颈炎常与急性阴道炎、急性子宫内膜炎同时存在，多见于产褥感染时或感染性流产后，淋病奈瑟菌、沙眼衣原体为常见病原体。慢性宫颈炎主要表现为宫颈糜烂、宫颈肥大、宫颈息肉，此型较常见。

（一）诊断

1. 临床表现

急性宫颈炎：白带增多，呈脓性，伴腰痛、下腹不适。慢性宫颈炎：白带多，呈乳白色、黏液状，或白带中夹有血丝，或性交出血，伴外阴瘙痒、腰骶部疼痛，经期症状加重。

2. 体征

急性宫颈炎妇科检查：宫颈充血，水肿，有触痛。慢性宫颈炎妇科检查：宫颈不同程度的糜烂，肥大或有息肉。

3. 诊断

①有外阴不洁、性生活混乱、淋病、产褥期感染病史。②临床主要表现为白带增多，下腹疼痛等症状。③白带检查可发现淋病奈瑟菌或沙眼衣原体，白带显示炎性病变。④妇科检查常发现宫颈糜烂、肥大、息肉，宫颈腺体囊肿，触之易出血，有触痛，程度随病情而异。

4. 鉴别诊断

①子宫颈癌：肉眼不易与宫颈糜烂鉴别，但质地较硬，极易出血，宫颈刮片或活检可帮助鉴别。②陈旧性宫颈裂伤：检查时如将窥阴器轻轻撑开后，外翻的组织即可复原。

5. 预防

预防本病首先要进行定期妇科检查，以便及早发现宫颈炎症进行治疗。还需要积极彻底治疗急性阴道炎、急性子宫内膜炎等。注意个人卫生，勤洗内裤等。用酸性或碱性溶液冲洗外阴及阴道时，要避免浓度过高。男方应养成每晚或性交前洗外阴的习惯，防止性交时将病原体带入阴道而引起感染。讲究性生活卫生，适当控制性生活，坚决杜绝婚外性行为和避免经期性交，及时有效地采取避孕措施，降低人工流产、引产的发生率，以减少人为的创伤和细菌感染的机会。凡月经周期过短、月经期持续较长者，应予积极治疗。防止分娩时器械损伤宫颈，产后发现宫颈裂伤应及时缝合。

（二）治疗

治疗原则：注意外阴卫生，选用敏感抗菌药。

1. 一般治疗

休息，保持外阴清洁，避免阴道灌洗。对分泌物进行培养并作药敏试验。慢性者可考虑进行冷冻或激光治疗，严重者可考虑手术治疗。

2. 药物治疗

局部加全身治疗。

（1）急性宫颈炎　可用青霉素 80 万 U（皮试阴性），肌内注射，每 8 小时 1 次；或大观霉素 2.0g（皮试阴性），肌内注射，立即。

注意：必要时 1 周后再重复使用 1 次，对大多数淋病奈瑟菌有效。禁用于孕妇及对本品有过敏史者。

（2）慢性宫颈炎　可用盐酸环丙沙星栓200mg，塞入阴道内，每晚1次，连用7日；或20％硝酸银，糜烂面及宫颈内口0.5cm处涂布，每周1次，连用3～4次。

注意：应用需慎重，避免腐蚀阴道黏膜，亦可用5％重铬酸钾宫颈内涂布。或庆大霉素4万～8万U，分点注射于宫颈管及宫旁组织内，每3日1次，连用5次。或重组干扰素a-2a栓（奥平）1粒，塞入阴道深部贴近宫颈部位，隔日1次，7次为1疗程。用药时要将药栓置于阴道后，宜睡前使用，经期停止用药，孕妇禁用。用药时还应避免坐浴及性生活。还可以冷冻或激光治疗。

（3）病毒性宫颈炎　可用阿昔洛韦（无环鸟苷）200～600mg，口服，每日4～6次，连用5～7日。

注意：对严重病例可用本品静脉滴注，10日为1疗程，或用更昔洛韦。

（4）放线菌性宫颈炎　可用氨苄西林500mg，口服，每日4次，连用10日。甲硝唑400mg，口服，每日3次，连用10日。

注意：一旦发现放线菌，必须及时彻底治疗，严防引起全身性放线菌脓肿、脑脓肿，甚至死亡。

三、子宫肌瘤

子宫肌瘤（Hysteromyoma），又称子宫平滑肌瘤，由子宫平滑肌、结缔组织、腺体组成的实质性良性肿瘤。子宫肌瘤是女性生殖器最常见的一种良性肿瘤。可发生在子宫肌间、黏膜下或浆膜下，大小不等，单发或多发，多无症状，少数表现为阴道出血，腹部触及肿物以及压迫症状等。如发生蒂扭转或其他情况时可引起疼痛。以多发性子宫肌瘤常见。

（一）诊断

1. 临床表现

多数患者无明显症状，仅于盆腔检查时偶被发现。若出现症状，与肌瘤的部位、生长速度及肌瘤有无变性等关系密切。

（1）月经改变　为最常见的症状，表现为月经周期缩短、经量增多、经期延长、不规则阴道流血等。

（2）腹块　腹部胀大，下腹扪及肿物，伴有下坠感。

（3）白带增多　白带增多，有时产生大量脓血性排液及腐肉样组织排出，伴臭味。

（4）疼痛　一般患者无腹痛，常有下腹坠胀、腰背酸痛等。当浆膜下肌瘤蒂扭转时，可出现急性腹痛。肌瘤红色样变时，腹痛剧烈且伴发热。

（5）压迫症状　肌瘤向前或向后生长，可压迫膀胱、尿道或直肠，引起尿频、排尿困难、尿潴留或便秘。当肌瘤向两侧生长，则形成阔韧带肌瘤，其压迫输尿管时，可引起输尿管或肾积水；如压迫盆腔血管及淋巴管，可引起下肢水肿。

（6）不孕　肌瘤压迫输卵管使之扭曲，或使宫腔变形以致妨碍受精卵着床，导致不孕。

（7）继发性贫血　若患者长期月经过多可导致继生贫血，出现全身乏力、面色苍白、气短、心慌等症状。

（8）低糖血　子宫肌瘤伴发低糖血（hypoglycemia）亦属罕见。主要表现为空腹血糖低，意识丧失以致休克，经葡萄糖注射后症状可以完全消失。肿瘤切除后低血糖症状即可完全消失。

2. 辅助检查

（1）超声检查　目前国内 B 超检查较为普遍。鉴别肌瘤准确率可达 93.1%。它可显示子宫增大，形状不规则；肌瘤数目、部位、大小及肌瘤内是否结构均匀或液化囊变等；以及有无压迫其他脏器等表现。

（2）探测宫腔　壁间肌瘤或黏膜下肌瘤常使子宫腔增大及变形，故可用子宫探针探测宫腔的大小及方向，对照双合诊所见，有助于确定包块性质，同时可了解腔内有无包块及其所在部位。

（3）X 光平片　肌瘤钙化时，表现为散在一致斑点，或壳样钙化包膜，或边缘粗糙及波浪状的蜂窝样。

（4）诊断性刮宫　小的黏膜下肌瘤或是功能失调性子宫出血、子宫内膜息肉不易用双合诊查出，可用刮宫术协助诊断。如为黏膜下肌瘤，刮匙在宫腔感到有凸起面，开始高起后又滑低，或感到宫腔内有物在滑动。但刮宫可刮破瘤面引起出血、感染、坏死，甚至败血症，应严格无菌操作，动作轻柔，刮出物应送病理检查。疑为黏膜下肌瘤而刮宫诊断仍不能明确者，可采用子宫造影术。

（5）子宫输卵管造影　理想的子宫造影不但可显示黏膜下肌瘤的数目、大小，且能定位，因此对黏膜下肌瘤的早期诊断有很大帮助，而且方法简单。有肌瘤处造影摄片显示宫腔内有充盈残缺。

（6）CT 与 MRI　一般不需使用此两项检查。CT 诊断肌瘤其图像只表达特定层面内的详细内容，图像结构互不重叠。子宫良性肿瘤 CT 图像是体积增大，结构均匀密度＋40～＋60H（正常子宫为＋40～＋50H）。

3. 诊断

（1）病史　月经过多或不规则出血，下腹部包块史等。

（2）妇科检查　发现子宫不规则增大或均匀性增大，如浆膜下肌瘤在子宫表面可扪及单个或数个结节状突起，质硬；黏膜下肌瘤有时可使宫口开大，并通过宫口触到宫腔内肌瘤的下端；如悬垂于阴道内，可看到瘤体并触摸到其蒂部。

（3）辅助检查　较小的肌瘤，尤其是黏膜下肌瘤，仅靠妇科检查诊断比较困难。B 型超声可以较明确显示肌瘤大小及部位，是诊断子宫肌瘤主要手段之一；诊断性刮宫可以感觉到内膜有突起或明显不平。通过以上检查，诊断一般无困难。对肌瘤增长迅速或绝经后仍继续增大、由硬变软者，应考虑有恶变之可能。

4. 鉴别诊断

子宫肌瘤易与下列情况或疾病相混淆，应注意鉴别。

（1）妊娠子宫　子宫肌瘤并发囊性变时，易误诊为妊娠子宫。而妊娠子宫，特别是 40 岁以上高龄孕妇，或过期流产而有流血者也可能误诊为子宫肌瘤。临床上遇见育龄妇女而有停经史者，应首先想到妊娠之可能，经 B 型超声检查或 HCG 测定不难确诊，必要时应刮宫加以鉴别。要特别注意肌瘤合并妊娠，此时，子宫较停经月份大，外形多不规则，质地较硬，B 型超声检查可协助确诊。

（2）卵巢肿瘤　实性卵巢肿瘤可能误诊为浆膜下肌瘤；反之，浆膜下肌瘤囊性变也常误诊为卵巢囊肿。当卵巢肿瘤与子宫有粘连时鉴别更为困难，可作 B 型超声检查，有时需在剖腹探查时方能最后确诊。

（3）子宫肌腺瘤 临床上也表现为月经量增多及子宫增大，与子宫肌瘤明显不同处在于以痛经为主要症状，也常遇到痛经不明显者而诊断为子宫肌瘤。检查时子宫多呈均匀性增大，且有经期增大而经后缩小的特征。

（4）子宫肥大症 此类患者主要临床表现也是月经增多、子宫增大，故易与子宫肌瘤混淆。但本症为子宫均匀增大，且很少超过 2 个月妊娠子宫，B 型超声可协助诊断。

（二）治疗

1. 治疗原则

子宫肌瘤系性激素依赖性肿瘤，可随体内性激素减少而萎缩或消失，很少恶变，故治疗应根据病人年龄、生育要求、症状及肌瘤部位、大小、数目全面考虑。

2. 一般治疗

肌瘤小，无症状，特别是近绝经年龄妇女，性激素水平低下，肌瘤多可萎缩或逐渐消失。每 3～6 个月随访 1 次，若肌瘤有继续增大，或出现明显症状应考虑进一步治疗。

3. 药物治疗

肌瘤小于 2 个月妊娠子宫，症状轻，近绝经年龄或全身情况不宜手术治疗。雄激素可以抗雌激素，使子宫内膜萎缩，增强子宫平滑肌的收缩而减少出血。丙酸睾酮 25mg，肌内注射，每日 1～2 次，经期 25mg/d，共 3 次，每月总量一般应低于 300mg。米非司酮 10mg，口服，每日 1 次，连服 3 个月。亮丙瑞林 3.75mg，皮下注射，每月 1 次，连用 4 个月。戈舍瑞林 3.6mg，皮下注射，每月 1 次，连用 4 个月。

4. 手术治疗

适用于瘤体较大，有可疑变性，出血较多的 50 岁以下患者。手术方法的选择视具体情况而定，如无生育要求的可进行子宫部分或全切除，这是最彻底、最可靠的治疗方法。

第十四章 >>>
产科疾病的诊治

一、流产

妊娠于 28 周前终止，胎儿体重少于 1000 克，称为流产，流产为妇产科常见疾病。流产发生于孕 12 周前者，称为早期流产；发生于 12 周后者，称为晚期流产。流产又分为自然流产和人工流产，本节内容仅限于自然流产。自然流产的发病率占全部妊娠的 15% 左右，多数为早期流产。其主要症状为出血与腹痛。如处理不当或处理不及时，可能遗留生殖器官炎症，或因大出血而危害孕妇健康，甚至威胁生命。

（一）临床表现和诊断

1. 临床表现

流产的主要症状是阴道流血和腹痛。阴道流血发生在妊娠 12 周以内流产者，开始时绒毛与蜕膜分离，血窦开放，即开始出血。当胚胎完全分离排出后，由于子宫收缩，出血停止。

早期流产的全过程均伴有阴道流血；晚期流产时，胎盘已形成，流产过程与早产相似，胎盘继胎儿娩出后排出，一般出血不多，特点是往往先有腹痛，然后出现阴道流血。流产时腹痛系阵发性宫缩样疼痛，早期流产出现阴道流血后，胚胎分离及宫腔内存有的血块刺激子宫收缩，出现阵发性下腹疼痛，特点是阴道流血往往出现在腹痛之前。晚期流产则先有阵发性子宫收缩，然后胎盘剥离，故阴道流血出现在腹痛之后。流产时检查子宫大小、宫颈口是否扩张以及是否破膜，具体症状根据妊娠周数及流产过程不同而异。

2. 临床类型

流产的临床类型，实际上是流产发展的不同阶段。

（1）先兆流产 指妊娠 28 周前，先出现少量阴道流血，继之常出现阵发性下腹痛或腰背痛。妇科检查宫颈口未开，胎膜未破，妊娠产物未排出，子宫大小与停经周数相符，妊娠有希望继续者。经休息及治疗后，若流血停止及下腹痛消失，妊娠可以继续；若阴道流血量增多或下腹痛加剧，可发展为难免流产。

（2）难免流产 指流产已不可避免。由先兆流产发展而来，此时阴道流血量增多，阵发性下腹痛加重或出现阴道流液（胎膜破裂）。妇科检查宫颈口已扩张，有时可见胚胎组织或胎囊堵塞于宫颈口内，子宫大小与停经周数相符或略小。

（3）不全流产　指妊娠产物已部分排出体外尚有部分残留于宫腔内，由难免流产发展而来。由于宫腔内残留部分妊娠产物，影响子宫收缩，致使子宫出血持续不止，甚至因流血过多而发生失血性休克。妇科检查宫颈口已扩张，不断有血液自宫颈口内流出，有时尚可见胎盘组织堵塞于宫颈口或部分妊娠产物已排出于阴道内，而部分仍留在宫腔内，一般子宫小于停经周数。

（4）完全流产　指妊娠产物已全部排出，阴道流血逐渐停止，腹痛逐渐消失。妇科检查宫颈口已关闭，子宫接近正常大小。

上述流产的临床类型，即流产的发展过程。此外，流产有三种特殊情况。①稽留流产：指胚胎或胎儿已死亡滞留在宫腔内尚未自然排出者。胚胎或胎儿死亡后，子宫不再增大反而缩小，早孕反应消失。若已至中期妊娠，孕妇腹部不见增大，胎动消失。妇科检查宫颈口未开，子宫较停经周数小，质地不软。未闻及胎心。②习惯性流产：指自然流产连续发生 3 次或以上者。近年国际上常用复发性自然流产取代习惯性流产。每次流产多发生于同一妊娠月份，其临床经过与一般流产相同。早期流产的原因常为黄体功能不足、甲状腺功能低下、染色体异常等。晚期流产最常见的原因为宫颈内口松弛、子宫畸形、子宫肌瘤等。宫颈内口松弛者于妊娠后，常于妊娠中期，胎儿长大，羊水增多，宫腔内压力增加，胎囊向宫颈内口突出，宫颈管逐渐短缩、扩张。患者多无自觉症状，一旦胎膜破裂，胎儿迅即排出。③流产感染：流产过程中若阴道流血时间过长、有组织残留于宫腔内或非法堕胎等，有可能引起宫腔内感染，严重时感染可扩展到盆腔、腹乃至全身，并发盆腔炎、腹膜炎、败血症及感染性休克等，称流产感染。

3. 诊断

诊断流产一般并不困难。根据病史及临床表现多能确诊，仅少数需进行辅助检查。确诊流产后，还应确定流产的临床类型，以决定处理方法。

（1）病史　应询问患者有无停经史和反复流产的病史，有无早孕反应、阴道流血，应询问阴道流血量及其持续时间，有无腹痛，腹痛的部位、性质及程度，还应了解阴道有无水样排液，阴道排液的色、量及有无臭味，有无妊娠产物排出等。

（2）查体　观察患者全身状况，有无贫血，并测量体温、血压及脉搏等。在消毒条件下进行妇科检查，注意宫颈口是否扩张，羊膜囊是否膨出，有无妊娠产物堵塞于宫颈口内；子宫大小与停经周数是否相符，有无压痛等；并应检查双侧附件有无肿块、增厚及压痛。检查时操作应轻柔，尤其对疑为先兆流产者。

（3）辅助检查　对诊断有困难者，可采用必要的辅助检查。

① B 型超声显像　目前应用较广。对鉴别诊断与确定流产类型有实际价值。对疑为先兆流产者，可根据妊娠囊的形态、有无胎心反射及胎动，确定胚胎或胎儿是否存活，以指导正确的治疗方法。不全流产及稽留流产等均可借助 B 型超声检查加以确定。

② 妊娠试验　用免疫学方法，近年临床多用试纸法，对诊断妊娠有意义。为进一步了解流产的预后，多选用放射免疫法或酶联免疫吸附试验，进行 HCG 的定量测定。

③ 其他激素测定　其他激素主要有血孕酮的测定，可以协助判断先兆流产的预后。

（二）治疗

流产为妇产科常见病，一旦发生流产症状，应根据流产的不同类型，及时进行恰当的处理。

（1）先兆流产　应卧床休息，禁忌性生活，阴道检查操作应轻柔，必要时给以对胎儿危害小的镇静剂。黄体酮每日肌内注射20mg，对黄体功能不足的患者，具有保胎效果。维生素E及小剂量甲状腺粉（用于甲状腺功能低下患者）也可应用。此外，对先兆流产患者的心理治疗也很重要，要使其情绪安定，增强信心。经治疗两周，症状不见缓解或反而加重者，提示可能胚胎发育异常，进行B型超声检查及B-HCG测定，评估胚胎状况，给以相应处理，包括终止妊娠。

（2）难免流产　一旦确诊，应尽早使胚胎及胎盘组织完全排出。早期流产应及时行负压吸宫术，对妊娠产物进行认真检查，并送病理检查。晚期流产，因子宫较大，吸宫或刮宫有困难者，可用缩宫素10单位加于1%葡萄糖液500mL内静脉滴注，促使子宫收缩。当胎儿及胎盘排出后需检查是否完全，必要时刮宫以清除宫腔内残留的妊娠产物。

（3）不全流产　一经确诊，应及时行刮宫术或钳刮术，以清除宫腔内残留组织。流血多有休克者应同时输血输液，并给予抗生素预防感染。

（4）完全流产　如无感染征象，一般不需特殊处理。

（5）稽留流产　处理较困难。因胎盘组织有时机化，与子宫壁紧密粘连，造成刮宫困难。稽留时间过长，可能发生凝血功能障碍，造成严重出血。处理前应检查血常规、出凝血时间、血小板计数、血纤维蛋白原、凝血酶原时间、凝血块收缩试验及血浆鱼精蛋白副凝试验（3P试验）等，并做好输血准备。若凝血功能正常，可口服烯雌酚5mg，每日3次，连用5日，以提高子宫肌对缩宫素的敏感性。子宫小于12孕周者，可行刮宫术，术时注射宫缩剂以减少出血，若胎盘机化并与宫壁粘连较紧，手术应特别小心，防止穿孔，一次不能刮净，可于5～7天后再次刮宫。子宫大于12孕周者，应静脉滴注缩宫素（1～10单位加于5%葡萄糖液内），也可用前列腺素或依沙吖啶等进行引产，促使胎儿、胎盘排出。若凝血功能障碍，应尽早使用肝素、纤维蛋白原及输新鲜血等，待凝血功能好转后，再行引产或刮宫。

（6）习惯性流产　有习惯性流产史的妇女，应在怀孕前进行必要检查，包括卵巢功能检查、夫妇双方染色体检查与血型鉴定及其丈夫的精液检查，女方尚需进行生殖道的详细检查，包括有无子宫肌瘤、宫腔粘连，并作子宫输卵管造影及子宫镜检查，以确定子宫有无畸形与病变以及检查有无宫颈口松弛等。查出原因，若能纠正者，应于怀孕前治疗。原因不明的习惯性流产妇女，当有怀孕征兆时，可按黄体功能不足给以黄体酮治疗，或HCG3000U，隔日肌内注射一次，确诊妊娠后继续给药直至妊娠10周或超过以往发生流产的月份，并嘱其卧床休息，禁忌性生活，补充维生素E及给予心理治疗，以解除其精神紧张，并安定其情绪。宫颈内口松弛者，于妊娠前作宫颈内口修补术。若已妊娠，最好于妊娠14～16周行宫颈内口环扎术，术后定期随诊，提前住院，待分娩发动前拆除缝线。若环扎术后有流产征象，治疗失败，应及时拆除缝线，以免造成宫颈撕裂。

（7）流产感染　流产感染多为不全流产合并感染。治疗原则应积极控制感染，若阴道流血不多，应用广谱抗生素2～3日，待控制感染后再行刮宫，清除宫腔残留组织以止血。若阴道流血量多，静脉滴注广谱抗生素和输血的同时，用卵圆钳将宫腔内残留组织夹出，使出血减少，切不可用刮匙全面搔刮宫腔，以免造成感染扩散。术后继续应用抗生素，待感染控制后再行彻底刮宫。若已合并感染性休克者，应积极纠正休克。若感染严重或腹、盆腔有脓肿形成时，应行手术引流，必要时切除子宫。

二、异位妊娠

受精卵在子宫体腔以外着床称异位妊娠，习称宫外孕。异位妊娠依受精卵在子宫体腔外种植部位不同而分为：输卵管妊娠、卵巢妊娠、腹腔妊娠、阔韧带妊娠、宫颈妊娠。异位妊娠是妇产科常见的急腹症之一，发病率为 1/100，是孕产妇的主要死亡原因之一。其中输卵管妊娠为最常见，占妊娠的 95％。

（一）诊断

1. 临床表现

异位妊娠的临床表现与孕卵的着床部位、有无流产或破裂、腹腔内出血量多少及病程长短有关，根据急缓一般分为急性和陈旧性两种类型。

（1）急性异位妊娠　多见输卵管妊娠流产或破裂后的急性出血期，起病急剧，严重者可危及患者的生命。

症状：

① 停经　典型患者有 6～10 周停经史或月经延期数天的病史，约 20％的患者无停经史。仔细询问病史十分重要，有时尚未达行经日期即出现不规则阴道出血，易被患者或医生误为月经。

② 腹痛　为患者就诊时的主要症状。破裂时可突发下腹部绞痛，持续或间歇出现，一侧或双侧，出血多时向全腹扩散，血液刺激腹膜引起恶心呕吐；若血液积聚在子宫直肠陷凹时，肛门有坠胀、便意感；约四分之一患者刺激膈肌引起肩疼。

③ 阴道出血　50％的异位妊娠妇女可在预期的月经前后发生阴道出血，量比正常月经少，淋漓不净，量多罕见，5％～10％患者伴有蜕膜管型排出。出血可能与胚胎坏死、流产、雌孕激素撤退有关。

④ 晕厥与休克　由于腹腔内急性出血，可引起血容量减少及剧烈腹痛。三分之一患者有晕厥，重者出现休克，其严重程度与腹腔内出血速度和出血量成正比，但与阴道出血量不成正比。

体征：

① 一般情况　因腹腔内出血的量不同，可呈现不同程度的贫血貌。大量出血时有面色苍白、四肢湿冷、脉搏快而细弱及血压下降等休克前或休克症状。异位妊娠破裂时，体温一般正常，5％～10％的患者体温略为升高，体温超过 38℃者罕见。

② 腹部检查　出血较多时，下腹部有明显的压痛及反跳痛，尤以患侧为剧，但腹肌紧张较腹膜炎时之板状腹为轻，叩诊可有移动性浊音。

③ 盆腔检查　在异位妊娠破裂或近破裂时，几乎所有的患者有宫颈明显举痛，将宫颈轻轻上抬或向左右摇动时，即可引起剧烈腹痛，为加重对腹膜的刺激所致。半数患者附件侧或子宫后方可扪及包块，边界不清，触痛明显。三分之一的患者子宫稍大，但不超过孕 8 周。内出血多时，子宫有漂浮感，阴道后穹隆饱满。间质部妊娠与其他部位输卵管妊娠表

现不同，子宫大小与停经月份基本符合，但子宫轮廓不相对称，患侧宫角部突出。

（2）陈旧性异位妊娠　多见于输卵管妊娠流产或破裂后，病情已稳定。此时胚胎死亡，绒毛退化，内出血停止，腹痛减轻，所形成的血肿逐渐机化变硬，且与周围组织及器官粘连。患者正常月经可以恢复。陈旧性宫外孕患者病程长，仔细询问曾有停经、腹痛、不规则阴道出血、低热，后隆穿刺抽出陈旧凝血。

2. 辅助检查

（1）后穹隆穿刺　由于腹腔内血液最易积聚在子宫直肠陷凹，即使血量不多，也能经后穹隆穿刺吸出。用 18 号长针自阴道后穹窿刺入子宫直肠陷凹，抽出暗红色不凝血为阳性结果，说明有腹腔内积血存在。

（2）妊娠试验　胚胎存活或滋养细胞具有活力时，合体滋养层细胞分泌 HCG，妊娠试验可呈阳性。由于异位妊娠患者体内的 HCG 水平较正常妊娠时为低，故一般的 HCG 测定方法，阳性率较低，须采用更为敏感的 HCG 放射免疫法或单克隆抗体酶标法进行检测。

（3）超声诊断　早期输卵管妊娠时，B 超显像可见子宫增大，但宫腔空虚，宫旁有一低回声区。此种图像并非输卵管妊娠的声像特征，需排除早期宫内妊娠伴有妊娠黄体的可能。用超声检测妊娠囊和胎心搏动对诊断异位妊娠十分重要。如妊娠位于宫外，即可诊断为宫外妊娠；妊娠囊位于宫内，则多可排除宫外妊娠。B 超检查对早期诊断间质部妊娠有重要临床意义，可显示一侧子宫角突出，局部肌层增厚，内有明显的妊娠囊。

（4）腹腔镜检查　有条件及必要时可采用腹腔镜检查。

（5）子宫内膜病理检查　诊断性刮宫仅适用于阴道出血较多的患者，目的是排除宫内妊娠。宫腔排出物应常规送病理检查，切片中如见到绒毛，可诊断为宫内妊娠；如仅见蜕膜而无绒毛，虽应考虑为异位妊娠，但不能确诊。

3. 诊断

（1）输卵管妊娠诊断要点　①停经，多有 6～8 周停经史。②腹痛，常表现为一侧下腹部隐痛或酸胀感，一旦流产或破裂，病人突感一侧下腹部撕裂样疼痛，常伴有恶心、呕吐、肛门坠胀感及肩胛部放射性痛。③阴道流血，不规则阴道流血，呈点滴状，少数病人阴道流血类似月经，可并有蜕膜管型或蜕膜碎片排出。④晕厥与休克，其严重程度与阴道流血量不成正比。⑤腹部包块。

（2）辅助检查　①HCG 测定，异位妊娠的阳性率可达 $80\%\sim100\%$，所以仍有少部分阴性。②B 超检查，子宫虽增大，但宫腔内空虚，宫旁出现低回声，若查到胚芽及原始胎心搏动可确诊。③阴道后穹穿刺，有内出血可抽出暗红色不凝固血液。④腹腔镜检查，适用于异位妊娠尚未破裂或流产早期的病人。⑤子宫内膜病理检查现已少用，仅用于阴道出血多的患者，排除宫内妊娠流产者。

4. 鉴别诊断

注意与流产、急性输卵管炎、急性阑尾炎、黄体破裂及卵巢囊蒂扭转等鉴别。常通过 B 超、HCG 检查鉴别。

（二）治疗

1. 手术治疗

异位妊娠一旦因流产或破裂出现内出血时，应立即进行手术治疗。严重内出血并发休克的患者，应在积极纠正休克、补充血容量的同时，进行手术抢救。进入腹腔后，迅速钳夹出血部位，暂时控制血压，并加快输液速度，待血压上升后继续手术。手术途径有经腹腔镜或开腹手术两种。腹腔镜手术创伤小，术后粘连少，病人恢复快，尤其对术前可疑异位妊娠的患者，腹腔镜还有诊断意义。对于绝大多数异位妊娠患者来说腹腔镜手术是最好的手术方法，即使患者有严重内出血，也不是手术禁忌，手术成功与否主要取决于术者对腹腔镜操作的经验。对于子宫残角妊娠等，腹腔镜下缝合等操作困难时，应立即采取开腹手术。手术方式一般采用全输卵管切除术。有绝育要求者可同时结扎对侧输卵管。对有生育要求的年轻妇女，如对侧输卵管已切除或有明显病变，可行保守性手术，以保留输卵管及其功能。根据患者的全身情况、孕卵着床部位及输卵管病变程度选择术式，如伞端妊娠时行孕卵压出术，壶腹部及峡部妊娠时行切开或造口术取出孕卵，峡部妊娠时还可行病灶切除及断端吻合术。

在多数情况下可行自体输血，这是抢救严重内出血伴休克者有效措施之一，尤其在缺乏血源的情况下。自体输血回收腹腔血液必须符合以下条件：妊娠<12周，胎膜未破；出血时间<24小时，血液未受污染；镜下红细胞破坏率<30%。每回收100mL血液加用3.8%枸橼酸钠10mL抗凝，最好用20μm微孔过滤器或用输血漏斗垫6~8层纱布过滤，立即输回体内，一般无严重反应，偶见血小板、纤维蛋白和白细胞形成的微栓进入体内，引起成人呼吸窘迫综合征或急性肾功能衰竭，输血开始时静脉推注地塞米松可预防其发生。为防止枸橼酸中毒，凡自体输血500mL以上者，应用10%葡萄糖酸钙10~20mL。

2. 非手术治疗

异位妊娠的早期诊断为非手术治疗创造了条件和时机。非手术治疗包括期待疗法和药物治疗。

（1）期待疗法（expectant management）　一些早期异位妊娠患者可以通过输卵管妊娠流产或退化自然吸收消退，不用治疗，临床上存在着过度治疗的情况。期待疗法的适应证为：①无临床症状或症状轻微；②异位妊娠包块直径<3cm；③血 β-HCG<100mIU/mL 并持续下降；④腹腔内无游离液体。观察期间，应密切注意临床表现、生命体征，连续测定血 β-HCG、血球比积、超声波检查。血 β-HCG 是监测滋养细胞消退的一个很好指标，如连续 2 次血 β-HCG 不降或升高，不宜观察等待。可用药物或手术治疗临床上适合期待疗法的患者占 15%~20%。

（2）近年来药物治疗异位妊娠有了很大的进步。药物治疗途径有经全身（静脉、肌内注射或口服），也有经腹腔镜、超声波引导下的局部治疗。药物包括氨甲蝶呤（MTX）、前列腺素（PG）、米非司酮（RU486）、氯化钾、高渗葡萄糖及中药天花粉等。MTX 为最常用、最有效的药物。MTX 为一种抗代谢类药物，在细胞周期中抑制二氢叶酸还原酶，干扰嘌呤核苷酸的合成，从而抑制 DNA 的合成及细胞复制。妊娠期滋养细胞增生活跃，对 MTX 的抑制作用较正常细胞敏感。对用 MTX 治疗妊娠滋养细胞疾病的病人的长期随访中表明化疗后生殖道畸形、自然流产或继发肿瘤并无增加。

药物治疗异位妊娠的适应证为：①患者无明显腹痛；②异位妊娠包块直径 3.5~5.0cm；③血 β-HCG<5000~6000mIU/mL；④患者生命体征平稳，无活跃腹腔内出血的体征；⑤严重肝肾疾患或凝血机制障碍。MTX 治疗异位妊娠现多采取单次肌内注射方法，剂量为 MTX50mg/m^2（体表面积），用药后 4~7 天 β-HCG 下降<15%或继续升高，第 7 天

给予第二次 MTX 肌内注射（50mg/m²）。据 Stovall 报告 120 例治疗病人，其中 113 例病人完全吸收，平均吸收天数为 3.5 天，成功治疗的病人中 4 例（3.3%）需要在第 7 天给予第二次 MTX 治疗；7 例（5.8%）病人需要手术治疗。没有出现严重的化疗副反应。极个别报道也有用三次剂量 HCG 降至正常，所需要的时间与用药前 β-HCG 水平有关，β-HCG 水平越高，所需要的时间越长。药物治疗安全、成功的关键在于早期诊断和严格选择病人。

三、产后出血

胎儿娩出后 24 小时内阴道流血量超过 500mL 者，称为产后出血（postpartum hemorrhage）。此为产科常见的严重并发症，为产科危症之一，应特别重视。其主要原因为宫缩无力，临床表现为产道出血急而量多，或持续小量出血，重者可发生休克；同时可伴有头晕、乏力、嗜睡、食欲不振、腹泻、浮肿、乳汁不通、脱发、畏寒等。产后出血包括胎儿娩出后至胎盘娩出前，胎盘娩出至产后 2 小时，以及产后 2 小时至 24 小时 3 个时期，多发生在前两期。产后出血为产妇死亡重要原因之一，在我国目前居首位。产妇一旦发生产后出血，预后不良。

（一）诊断

1. 诊断要点

①有子宫收缩无力及产道损伤、子宫内翻、胎盘因素及凝血机制障碍等病史。②胎儿娩出后 24 小时内阴道流血＞500mL 者。③有头晕、脸色苍白、低血压、脉搏快而细弱、失血性休克的临床表现。

2. 鉴别诊断

（1）前置胎盘　本病常发生在妊娠后期，其中边缘性前置胎盘初次出血常在孕 37 周后，表现为无诱因的无痛性阴道出血，反复发作，量时多时少，B 超可确诊。

（2）胎盘胎膜残留　本病多发生在产后 10 日内，表现为血性恶露时间延长，反复阴道出血，量较多，子宫复旧差，阴道检查见宫口开大，可探到组织，病理检查可进一步确定性质。

（二）治疗

1. 止血

（1）宫缩乏力性出血　①刺激子宫收缩。腹部按摩子宫是最简单有效的促使子宫收缩以减少出血的方法。出血停止后，还须间歇性均匀节律的按摩，以防子宫再度松弛出血。必要时可置一手于阴道前穹隆，顶住子宫前壁，另有一手在腹部按压子宫后壁，同时进行按摩。②应用宫缩剂。③压迫腹主动脉。④选择性血管栓塞。⑤结扎双侧子宫动脉上行支及髂内动脉。⑥子宫切除，是控制产科出血最有效的手段。前五种措施均可保留子宫，保留生育机能。各种止血措施无明显效果，出血未能控制，在输血、抗休克的同时，即行子宫次全或全子宫切除术。

（2）胎盘滞留或胎盘胎膜残留所致的出血　胎儿娩出后超过 30 分钟，虽经一般处理，胎盘仍未剥离，或伴大出血者，应尽快徒手剥离胎盘。植入性胎盘不宜强行徒手剥离。出血多者，即行全子宫或次全子宫切除术。

（3）子宫内翻　在全麻下试行经阴道子宫内翻复位术。

2. 防止休克

发生产后出血时，应在止血的同时，酌情输液、输血，注意保温，给予适量镇静剂等，以防休克发生。出现休克后就按失血性休克抢救，输血量及速度应根据休克的程度及失血量而定。输血前可用平衡盐、低分子右旋糖酐、葡萄糖及生理盐水，以暂时维持血容量。

3. 预防感染

由于失血多，机体抵抗力下降，加之多有经阴道宫腔操作等，产妇易发生产褥感染，应积极防治。

第十五章 >>>
生殖系统疾病的诊治

生殖健康（feproductive health）是指人类在生殖系统、生殖功能和生殖过程的各个方面处于健康和良好的状态。生殖健康的概念在其发展以来的十几年中，随着充分的探讨和实践也被赋予了更宽泛、更深刻的内涵。1994 年 9 月在开罗召开的国际人口与发展大会（ICPD）引用了 WHO 对生殖健康的定义，并正式将生殖健康的概念、策略与行动等列入了《行动纲领》中，这标志着国际社会对生殖健康概念的普遍认可与接受，并将其作为人类发展优先关注的领域和共同目标。生殖健康被越来越重视。

世界卫生组织根据健康的定义给予生殖健康的定义为：在生命所有阶段的生殖功能和过程中的身体、心理和社会适应的完好状态，而不仅仅是没有疾病和虚弱。其内涵主要强调：人们能够进行负责、满意和安全的性生活，而不担心传染疾病和意外妊娠；人们能够生育，并有权决定是否、何时生育和生育间隔；妇女能够安全地通过妊娠和分娩，妊娠结局是成功的，婴儿存活并健康成长；夫妇能够知情选择和获得安全、有效和可接受的节育方法。

一、生殖道感染

发生在女性或男性生殖器官的各类感染性疾病称为生殖道感染。

（一）病因和感染途径

1. 病因

常见的女性生殖道感染有外阴炎、宫颈炎、附件炎、盆腔炎等，可导致宫外孕、自然流产、早产、不孕症等，还会增加感染性病的可能。

主要表现：白带增多，黄色和灰白色，甚至是血脓性，有臭味，外阴瘙痒，下腹及腰痛，性交时出血或不适感，有时也可出现生殖器溃疡、疱疹。

2. 感染途径

①不注意外生殖器与会阴部的清洁，或与他人共用内裤等，导致生殖道内细菌和其他微生物增多。②一方患有生殖道感染会通过性生活传染对方，有些还可经母婴传播。③发生在女性外阴、阴道、宫颈及男性尿道的炎症得不到及时治疗，而使感染扩散。④不正规的妇科

检查、放环、取环、接生可能导致生殖道感染。

（二）预防和治疗

1. 预防

①保持外阴清洁，每日清洗外阴，盆子、毛巾要专人专用，特别是冬季洗澡间隔时间不宜太长。②内裤不能与其他衣物混洗。③月经期要用清洁的卫生纸或消毒卫生巾。购买的卫生纸或月经带最好在太阳光下照射消毒。不能用草纸或不干净的布类当月经垫。④注意性生活（房事）卫生，月经期不能同房，夫妻房事前双方都应清洗外生殖器，对方患有生殖器炎症或性病时，应注意隔离，最好用避孕套以免相互传染。⑤避免婚外性生活史。⑥一旦患病应立即到医院检查就医。⑦不到消毒不严格的诊所打针、做妇科检查、放环、取环、接生等。不到消毒不严格的美容店纹眉、穿耳等。⑧应在医生指导下使用抗生素和口服避孕药等。

2. 治疗

①应及时到乡级以上正规医院或妇幼保健院检查治疗，以免造成严重后果。②患者及其配偶或性伴侣都应同时接受检查和治疗。③一旦确诊患有生殖道感染，就应在医生指导下坚持治疗，直到治愈。④在治疗期间应避免性交或必须正确使用避孕套。

二、不孕不育症

有学者将不孕不育症称为"现代慢病"，慢病是慢性非传染病的总称。随着现代社会经济的发展，以及内在和外在诸多因素的影响，近年来，人类疾病谱发生了很大变化，即由过去的营养不良，病原微生物所致的传染病，向代谢紊乱、血管硬化、栓塞等病理变化所引起血管病变和脏器代谢紊乱转化。这些慢病被西方统称为"不良生活方式病"，又被称为"现代都市病"。"半个世纪以来男性精子质量下降、癌症患者增加、性功能减退、卵巢早衰、不孕症的发病率快速增加，这和生活环境有一定关系。精子的发生、发育、成熟到输送等诸多环节都需要一个适宜的内部和外部环境。生活中的各种污染，环境、温度与精子成长息息相关，这与人的生活方式变化有密切关系。"不孕不育症的病因具体如下。

（一）女性不孕症

生育年龄的妇女，和丈夫同居两年，性生活正常，未避孕仍没妊娠者，即诊断为不孕症。据国内资料显示，不孕症发生率占10％左右，女方原因所致不孕约占60％，其常见病因如下：

（1）卵巢疾病 包括先天卵巢缺如或发育不良，卵巢早衰，多囊卵巢，卵巢肿瘤；全身疾病如营养不良，"甲亢"或"低甲"，丘脑、垂体疾病等。

（2）女性生殖器官疾病 外阴阴道疾病，如处女膜闭锁、阴道横隔、阴道各种炎症等，都可以妨碍性生活及精子的正常通过，造成不孕。

子宫过度前屈或过度后屈，子宫内膜炎症、卵巢黄体早衰所致子宫内膜分泌期发育不良，子宫多发肌瘤等可致不孕；子宫颈慢性炎症也可致不孕；受激素影响宫颈黏液失常也会造成不孕。

输卵管炎症造成管腔阻塞也是不孕原因，这是试管婴儿的主要适应证。

（3）其他因素　现代医学免疫学的研究进展揭示，有相当一部分不孕症的病人，是男女双方免疫不调造成的。由于性生活不当，造成女性体内产生抗精子抗体，可以杀死精子，造成不孕。

（二）男性不育症

育龄夫妻结婚 3 年，性生活正常，未采取避孕措施，排除女方原因者，称为男性不育症。男方不育本身不是一个独立的疾病，可能是二种或几种疾病共同所致的结果。

（1）先天异常　先天异常是男性不育的重要因素之一。阴茎先天发育异常，如隐匿阴茎、尿道上裂或下裂等，不能有效地完成性交过程，使精液排泄于阴道之外；睾丸发育异常不能产生精子，输精通道发育异常可阻断精子的通过；遗传性疾病，如精子不动综合征、染色体异常等。

（2）内分泌与免疫功能异常　常见的内分泌异常有性腺功能减退症、垂体肿瘤、糖尿病等。免疫功能异常主要是自身产生一种抗精子抗体，抑制精子运动，干扰受精活动，导致不育。

（3）生殖道感染与阻塞　病毒性睾丸炎、前列腺炎、精囊炎等感染可影响精液质量，一是精子数量减少；二是精液成分的改变，使精子成活率和活力下降，畸形率增加，甚至造成精子的死亡。泌尿生殖系统感染，附睾、输精管、射精管、尿道，任何一个部位发生炎症引起阻塞，都会影响精子的通过。另外，医源性损伤如腹股沟手术误伤输精管、外伤等，均可造成梗阻性不育。

（4）性功能障碍　阳痿、不射精症、逆行射精等，使精子不能进入女性生殖道，从而影响生育。

（5）精索静脉曲张　精索静脉曲张可造成睾丸局部温度升高，抑制睾丸的内分泌功能，引起睾丸的损害，使精子数量减少、畸形增多、活动率下降等。这是男性常见不育原因之一，为 20%～35%。

（6）其他因素　精神心理因素能导致内分泌功能紊乱，干扰精子生成，还能造成阳痿和不射精症；医源性因素，某些药物可干扰男性正常生殖过程，如抗癌药、雌激素等可影响精子的产生。总之，男性不育症的病因较多，要去专科医院或较大医院进行检查、治疗。平时要戒烟酒，保持健康心理，以利恢复生精能力。

三、人工授精和试管婴儿技术

"人工授精"是将健康男子的精液优化处理后，直接注入女性阴道或子宫内，使精子上行与卵子在输卵管壶腹部结合成受精卵。主要适用于男子精量少、活力不够、液化不良及男女双方生理或心理因素造成的性功能障碍或性交困难者。受精卵的形成以及受精卵的整个发育运行过程，是在女性生殖道内进行的。

选择人工授精的条件是，供精者精液的质量要达到标准。非丈夫精液人工授精适用于男性绝对无生育能力，如无精子症以及阳痿、不射精、无精症、少精症治疗无效者，抗精子抗体阳性难以转阴者，男方有精神病以及严重遗传性疾病者，以及宫颈因素造成的精子通过受阻而导致不孕者。配偶间人工授精条件是女方检查输卵管，至少一侧是通畅的、阴道分泌物及宫颈黏液正常、清洁度良好者。精液须通过体外处理，如将精液浓缩、优化、洗涤等。目前这一技术成功率为 10%～15%。

"试管婴儿"是指"体外受精""胚胎移植"，常用于输卵管阻塞性不孕者。

试管婴儿适应证包括女方输卵管阻塞或炎症，子宫内膜异位症或排卵障碍，男方少弱精症，双方不明原因不孕，染色体异常和某些遗传性疾病。

第一代试管婴儿助孕技术是精子与卵子在体外自由结合，大致分为两步：第一步"体外受精"，通过手术从妇女卵巢取出成熟的卵细胞，同时收集丈夫射出的精子，经处理后，一起放进有特殊培养液的试管中，在体外完成受精。第二步，当受精卵在体外试管内发育，分裂成为 2～8 个细胞胚胎时，再将此胚胎移植到子宫内，使其着床发育成胎儿。运用该项技术要求女方健康，年龄不宜超过 40 岁，子宫腔基本正常，至少有一侧卵巢功能正常，子宫内膜有周期性变化。目前试管婴儿成功率为 30%～40%。

第二代试管婴儿技术，也称之为单精子卵泡浆内注射，是精子直接注入卵子内强迫受精的方式，此技术是借助于显微镜，在试管内通过人工操作将单个精子注入卵细胞浆内使之受精，发育成囊胚，再植入子宫内实现孕育目的。

第三代试管婴儿技术是在第二代试管婴儿的基础上，植入前对胚胎进行检测，筛选染色体或基因没有问题的胚胎。胚胎在送入母体宫腔之前，取 1 个或几个胚胎细胞，进行植入前活检和遗传学分析，选择无遗传疾病的胚胎植入宫腔，预防新生儿遗传病的发生。植入前胚胎遗传学筛查，适用于复发性流产、反复种植失败的患者，以及可能生育异常高风险人群。但是，人类有两万多种遗传疾病，每种遗传病控制的基因不同，有单基因遗传、多基因遗传，染色体结构异常，染色体数目异常等，以及发生遗传物质改变，因此需要在怀孕中期再次进行羊水穿刺或者绒毛膜活检确诊胚胎遗传状况。

第十六章 >>>

骨科常见问题与运动医学疼痛的诊治

一、骨科常见问题

（一）关节疼痛

关节疼痛主要是由关节炎或关节疾病引起。关节疼痛主要部位包括髋、膝、踝、肩、肘、腕与手部。造成关节疼痛的原因很多，根据年龄、性别、发作部位、症状特征，一般可以归纳出软组织性、软骨性、骨性和炎症性等原因。任何原因导致的关节疼痛，如能及时就医，对症治疗，一般都能治愈或缓解。

（1）关节周围韧带损伤　膝关节韧带在膝关节微屈时的稳定性相对较差，如果此时突然受到外力导致外翻或内翻，则有可能引起内侧或外侧副韧带损伤。患者有明确的外伤史，膝关节疼痛、肿胀、瘀斑、活动受限。

（2）软骨损伤　主要是膝关节的半月板损伤，当膝关节微屈时，如果突然过度内旋伸膝或外旋伸膝（例如踢足球运动中，略屈膝转身踢球的动作），则有可能引起半月板撕裂。半月板损伤会有明显的膝部撕裂感，随即关节疼痛、活动受限、走路跛行、关节活动时有弹响。

（3）关节滑膜炎　由于外伤或过度劳损等因素损伤关节滑膜后会产生大量积液，使关节内压力增高，导致关节疼痛、肿胀、压痛，并有摩擦发涩的声响。如膝关节主动极度伸直时，特别是有一定阻力地做伸膝运动时，髌骨下部疼痛会加剧。在被动极度屈曲时，疼痛也会明显加重。

（4）骨性关节炎　关节疼痛早晨较重，白天和夜晚较轻。关节部位的骨质增生刺激周围的组织，可引起关节的疼痛。

（5）劳损引起的疼痛　肩周炎、网球肘等。

（6）痛风性关节炎　常见于拇指及第一跖趾关节（足踢指外侧）。主要是由于暴食海鲜等富含高嘌呤食物和饮酒诱发的体内嘌呤代谢障碍。急性期时，患者局部红肿、疼痛剧烈，难以忍受；慢性期时，患者可有疼痛、关节变形等表现。

（7）外伤性关节痛　由于某种意外或事故，使肩、腕、膝、踝等部位的关节在没有发生骨折等严重的情况下出现外伤（如软组织损伤等）而引起的关节疼痛。

（8）风湿性关节炎　多以急性发热及关节疼痛起病。典型表现是轻度或中度发热，游走性多关节炎，受累关节多为膝、踝、肩、肘、腕等大关节，常见由一个关节转移至另一个关节，病变局部呈现红肿、灼热、剧痛，部分患者也有几个关节同时发病，不典型的患者仅有关节疼痛而无其他炎症表现。急性炎症一般于2～4周消退，不留后遗症，但常反复发作。

（9）类风湿性关节炎　好发于近侧指间和掌指关节及趾关节，呈多发性和对称性，并多个关节疼痛、发僵、梭形肿胀，局部温度升高，周围肌肉萎缩。病变反复发作和缓解，最终可出现关节活动障碍、半脱位畸形或强直。

（二）肌肉萎缩

肌肉萎缩是指横纹肌营养不良，肌肉体积较正常缩小，肌纤维变细甚至消失，是许多神经肌肉疾病的重要症状和体征。两侧肢体相同部位周长相差1cm以上，在排除皮肤和皮下脂肪影响后，可怀疑肌肉萎缩。

肌肉萎缩可分为神经源性肌肉萎缩、肌源性肌肉萎缩和失用性肌肉萎缩。神经源性肌萎缩主要是脊髓和下运动神经元病变引起，上运动神经元性病变虽也出现肌肉萎缩，有人将其列为继发性，晚期为失用性萎缩。肌源性肌肉萎缩是指肌肉本身病变引起的。

（1）神经源性肌肉萎缩　脊椎椎骨骨质增生、椎间盘突出、脊髓损伤、脊髓空洞症、急性脊髓前角灰质炎、进行性肌萎缩症、肌萎缩侧索硬化、进行性延髓麻痹（球麻痹）、吉兰-巴雷综合征、重症肌无力。

（2）肌源性肌肉萎缩　肌营养不良症、多发性肌炎、低钾性周期性麻痹、内分泌性肌病、外伤（如挤压综合征）、代谢性肌病。

（3）失用性肌肉萎缩　上运动神经元病变肌肉长期不运动，全身消耗性疾病如甲状腺功能亢进症、恶性肿瘤、自身免疫性疾病等引起。

（4）其他原因肌肉萎缩　恶病质性肌萎缩、交感性肌营养不良等。

（三）下腰痛

腰部主要是指腰椎、骶椎、双侧骶髂关节及其邻近的组织，可涉及肌肉、韧带、筋膜、后关节突、腰骶关节或骶髂关节。下腰痛（LBP）是一类症状的总称，泛指可引起腰腿疼痛的多种伤病。

（四）间歇性跛行

在脊柱脊髓疾患中十分常见，主要表现为患者在直立或行走时，下肢出现逐渐加重的疼痛、麻木、乏力、沉重感等，以至于不得不改变站立姿势或停止行走，休息片刻症状可减轻或消失，再度继续行走或站立，将再次出现上述症状而被迫再次休息，以上临床表现即为间歇性跛行。

间歇性跛行分为神经源性间歇性跛行、脊髓源性间歇性跛行和血管源性间歇性跛行，神经源性间歇性跛行和脊髓源性间歇性跛行统称为腰椎管狭窄症。

（五）颈肩痛

颈肩痛是指颈部和颈椎疾病所引起的颈痛，其主要表现为颈肩持续疼痛，患侧上肢抬高、旋转、前后摆动受限，遇风、遇冷感觉沉重隐痛，咳嗽、打喷嚏等可加重疼痛。可长期反复发作。如不及时治疗，可使关节粘连，患侧上肢变细、无力，甚至形成失用性萎缩。

（六）脊柱和四肢畸形

脊柱和四肢畸形是发生于骨、关节或软组织的畸形，可导致机体的躯干和四肢在形态和功能上的异常状态。脊柱和四肢畸形既可以是原发的疾病或损伤，也可以是全身性疾病的一种表现。

二、骨科运动医学疼痛的诊治

病例：患者，男，31岁。于2周前打篮球时不慎被他人撞伤左膝关节，左膝关节着地，伤后左膝关节剧烈疼痛，活动受限，无开放性伤口，膝关节逐渐肿胀，患者当时未重视，未予治疗，在家休息，症状无好转，遂于当地医院就诊，X线检查膝关节骨质未见异常。给予理疗制动处理，症状无明显好转。为求进一步治疗来院就诊，生命体征正常。左膝关节局部轻度肿胀，无明显畸形，局部皮温不高，膝关节外侧压痛，活动受限。研磨试验（＋），抽屉试验（＋）。

（一）概述

1. 骨科运动医学概述

骨科运动医学又称骨科运动创伤或运动创伤学，是现代骨科学的一个重要分支；是继手外科、关节置换科、脊柱外科后，又一门迅速发展的学科；主要诊治与运动相关的骨与关节、肌肉、肌腱、软骨等创伤。如膝、肩、踝、肘、髋、腕等关节运动损伤，包括半月板/交叉韧带损伤、骨骼肌损伤、软骨损伤、关节不稳、关节盂唇损伤等。按体育项目又可以分为足球踝、网球肘、骑马髋、跳跃膝、排球肩、击剑腕、举重肘、网球腿等。关节镜微创技术是骨科运动医学的重要治疗手段。本节以膝关节损伤为例，讲解膝关节损伤患者疼痛护理。

2. 疼痛特征

许多膝关节疼痛是无意中感觉到的，并不是很痛，也有许多膝关节反复疼痛，两条腿轮流交替疼痛，蹲不下（胀痛），蹲下站不起（因疼痛无力），坐一会儿站立时疼痛，迈不出步。有的是上楼痛，有的是下楼痛，严重的行走时会突然腿发软，甚至跌倒。睡眠中可以疼醒。查找疼痛部位，疼痛多在膝关节内侧，也有少数人在膝关节外侧疼痛，还有在腘窝处疼痛。

（二）发病机制

膝关节不同结构的损伤原因及原理是不同的。

（1）内侧副韧带　膝关节屈曲（130°～150°），小腿突然外展外旋，或足及小腿固定，大腿突然内收内旋，都可使内侧副韧带损伤。扭转力大小与损伤程度有密切关系。

（2）外侧副韧带　膝关节屈曲，小腿突然内收内旋，或大腿突然外展外旋，可发生外侧副韧带损伤，该韧带受损机会较少。

（3）十字韧带　在关节囊内，共两条，主要功能是限制胫骨过度前移或后移。膝关节半屈曲位突然完成旋转及内收、外展动作是重要的损伤机制。

（4）半月板　膝关节半屈曲位小腿外展外旋或内收内旋时，两块半月板滑动不协调，就会使半月板夹在股骨髁和胫骨平台之间，受到急剧的研磨、捻转而撕裂。

（三）症状与体征

（1）膝关节疼痛　轻度韧带扭伤时，膝关节某处常突然疼痛，但是往往立即减轻，能继续坚持比赛；如受伤时膝内有啪啦声，同时伴有局限性撕裂样剧痛，患肢不能持重，不能行走，提示可能发生韧带完全撕裂或膝关节联合损伤。

（2）膝关节肿胀　膝关节扭伤者，肿胀较轻，局限于某一处；但韧带完全断裂，则局部肿胀较大，并有皮下瘀斑，浮髌试验阳性。

（3）膝关节压痛　扭伤不同部位都会出现压痛，如在压痛点处扪到局部组织有缺损性凹陷，多为韧带完全断裂的表现。

（4）膝关节活动障碍　伤后膝关节周围肌群肌痉挛，使膝关节处于轻度屈曲位置，但患者能主动缓缓将膝关节伸或屈至正常范围。

（5）膝关节交锁　关节交锁见于半月板部分撕裂、十字韧带断裂、内侧副韧带断裂，内侧副韧带断端嵌顿在关节间隙间而引起。

（四）治疗

1. 膝关节韧带损伤的治疗

（1）前十字韧带损伤　关节镜下自体髌韧带前十字韧带重建术。

（2）后十字韧带损伤　常用髂胫束重建。强调新伤及时手术，否则修复效果明显下降。

2. 半月板损伤的治疗

主张手术治疗，尤其是青壮年，症状、体征明显，诊断明确，宜及早手术。首选关节镜下半月板修补术，其他术式有关节镜下半月板切除术、半月板切除与人工半月板置换术等。

（五）护理

1. 疼痛护理

（1）心理护理　术前向患者介绍手术的相关情况，如术中管道的种类、使用部位、用途，术后手术切口及引流管处的疼痛，并向患者介绍疼痛相关知识，使其对术后疼痛有充分心理准备，有助于减轻术后疼痛。同时，护士耐心回答患者众多疑问，及时发现患者的恐惧心理。

（2）护理观察和评估　密切观察术后患者的症状，如出汗、血压升高、呼吸脉搏加快等，认真倾听患者主诉，采用适当的疼痛评估方法评估患者疼痛是轻或加重、镇痛效果如何等。

（3）用药护理　目前认为对于疼痛性质明显、原因清楚的术后疼痛应采取预防性用药，定时给药，而不是待到疼痛难忍时再给药。由于药物的吸收和代谢速度因人而异，给予同等剂量的药物后，有的患者血药浓度过高，引起呼吸抑制、过度镇痛、呕吐等反应；有的患者血药浓度过低，镇痛无效，患者依然烦躁，吵闹不停。因此，给药时应密切观察患者的反应及动态变化，尤其是第 1 次给药后，了解患者的不良反应以确定其用药剂量。

（4）体位护理　伤后患肢用膝关节支具固定，保持伸膝体位避免发生膝关节屈曲痉挛。将软枕垫在足跟部，使膝关节抬高 15～20cm，以利于血液回流，减轻患者肿胀充血。

（5）冰敷　术后膝关节常规间断冰敷 3～5 天，以利于患肢消肿止痛。

2．专科护理

（1）一般护理　根据麻醉方式调整患者体位，严密监测生命体征的变化。患肢给予弹力绷带加棉垫加压包扎，以减少创面渗血渗液，缓解关节腔内压力过大所致的疼痛。弹力绷带松紧要适宜，过松容易引起关节腔积血、积液，过紧会影响末梢血液循环。要严密观察末梢血运情况，有无肿胀麻木，发现末梢血运障碍要及时处理。若留置切口引流管，要保持引流通畅，观察引流液的颜色、量、性质，并做好记录。加强相关知识的指导，告知患者如果感觉患肢麻木、疼痛、肿胀加重及足趾活动障碍等情况时，应及时反映给医护人员，防止发生术后并发症。

（2）饮食护理　给予合理的饮食指导，根据患者情况可先进食清淡且容易消化的流质或半流质食物，逐渐过渡到进食高蛋白、高维生素及钙含量丰富的食物，以预防便秘，增强机体抵抗力，促进创伤修复。忌辛辣、油炸及刺激性食物。

（3）关节感染的观察与护理　遵医嘱合理使用抗生素，严密观察体温变化，术后 3 天内如体温超过 38.5℃，应特别注意伤口情况。询问患者伤口疼痛情况，伤口有无红肿，及时向医生汇报，以及时发现感染并及早处理。

（4）并发症的预防和处理

① 关节积液　关节镜手术最常见的并发症是关节积液，术后加压包扎不当或术后过早关节运动等都可导致关节积液，影响关节早期恢复。症轻者仅用弹力绷带包扎，训练股四头肌；重者在无菌条件下抽吸关节积液。有的关节积液可自行消失。

② 关节积血　手术如损伤了关节囊及腘窝血管，没有彻底止血或未加压包扎，可引起关节积血。如发现以上情况应立即行关节穿刺抽吸，并用弹力绷带加压包扎。

③ 关节切口感染　关节内感染为严重的术后并发症，常导致关节强直。必须早期发现、早期抽吸、清洗并注入抗生素，经观察未能控制感染时，应切开关节囊冲洗引流。

④ 深静脉血栓　术后当天指导患者进行患肢主动和被动功能锻炼，促进患肢血液循环，预防深静脉血栓的发生。

（六）健康教育

1．功能锻炼

（1）手术后当天　即可指导患者开始股四头肌等长收缩运动，踝关节及足趾各关节屈伸运动。每日 3 次，每次 10～15min，后逐渐增加到每日 4～6 次，每次 20～30min。可以配合 CPM 机被动功能锻炼。

（2）术后 2～3 天　开始进行直腿抬高运动，促进股四头肌的肌力恢复。每日 3 次，每次 5～10min，后逐渐增加到每日 4～6 次，每次 15～20min。

（3）抗阻力练习　在患者足踝部绑上沙袋，进行直腿抬高运动，增强肌力。

（4）膝关节活动度训练　当膝关节腔内积液消退时，可进行膝关节的主动屈伸运动，可嘱患者患侧小腿垂至床边，膝后垫一枕头，练习屈伸运动。

（5）早期扶拐下地活动，不能过早负重。

2. 出院健康教育

一般患者手术后2周拆线出院。告知患者膝关节应保暖，夜间抬高下肢。出院后继续在床上做股四头肌等长收缩运动、直腿抬高及膝关节伸屈运动。指导患者适当下床活动，但不能大量行走，2～3个月可以像正常人一样工作和生活。如有不适随时来院复查。

第十七章 >>>
外科常见急症及处理

一、冷伤

冷伤（cold injury）是指由低温引起的人体损伤。它包括两种类型：一类称非冻结性冷伤，由10℃以下至冰点以上的低温加以潮湿条件所造成，如冻疮、战壕足、浸渍足等。另一类称冻结性冷伤，由冰点以下的低温所造成，分局部冻伤和全身冻伤。

（一）病因

（1）非冻结性冷伤　冻疮（chilblain）多发生在肢体末端，如耳、手等等，在我国一般发生于冬季和早春，在长江流域比北方多见。因为长江流域冬季虽然气温较高于北方，但比较潮湿，且防寒措施不及北方地区，故患冻疮者常见。战壕足和浸渍足过去多发生于战时，前者是长时间站立在1～10℃的壕沟内所引起；浸渍足是长时间站在冷水中所引起。在平时这两种冷伤以及长时间将手浸在冷水中引起的"浸手"，也可在某种生产劳动或部分执勤的过程中造成。

（2）冻结性冷伤　人体接触冰点以下的低温，或工作时不慎受制冷剂（液氮、固体CO_2等）损伤时可发生局部冻伤和全身冻伤（冻僵），常见于意外事故或战时。

（二）临床表现和诊断

1. 非冻结性冷伤

冻疮多发生在鼻尖、耳廓、手指、脚趾等末梢循环处。局部红肿、发痒或合并剧痛。可引起水疱，去疱皮后创面发红，有渗液；并发感染后创面形成糜烂或溃疡。

战壕足、浸渍足等的病变比冻疮较重。先有皮肤苍白、发麻；继而红肿、疼痛、起水疱，疱破创面渗液，可并发感染，治愈较慢。而且治愈后可能对寒冷敏感，患足有疼痛、发麻、苍白等反应。

2. 冻结性冷伤

（1）局部冻伤　局部先有寒冷感和针刺样疼痛，皮肤苍白，继而出现麻木或知觉丧失。其突出的临床表现复温之后才显露出来。根据损失程度可分为四度：

Ⅰ度冻伤：为皮肤浅层冷伤。开始皮肤苍白，继而转为蓝紫色，以后红肿、发痒刺痛和感觉异常。约一周后症状消失，不留瘢痕。

Ⅱ度冻伤：为皮肤全层冷伤。除红肿外，并有大小不等的水疱，患处除剧烈疼痛外，对针刺和冷热觉均消失。若无继发感染，经2～3周后水疱干枯成痂。脱落后的创面有角化不全的新生上皮覆盖。

Ⅲ度冻伤：累及皮肤全层和皮下组织，皮肤呈紫绀，感觉消失，冻区周围出现水肿和水疱，水疱液呈血性，坏死痂皮脱落后，露出肉芽组织，不易愈合。

Ⅳ度冻伤：皮肤、皮下组织、肌肉甚至骨骼均被冻伤，皮肤呈紫蓝色，感觉消失，冻伤区与健康组织交界处出现水疱，2周左右出现坏死的分界线，一般为干性坏疽。

（2）全身冻伤　全身冻伤的主要变化是血液循环和细胞代谢的障碍。损害一般从四肢远端开始，逐渐波及躯干、内脏。体温逐渐下降，当血液温度降至27℃以下时，可引起重要器官如神经系统的抑制和损害，造成病人感觉迟钝、四肢乏力、头晕，最后神志不清，知觉消失，呼吸循环衰竭。经复温、抢救和复苏后，由于广泛的组织缺氧和细胞代谢障碍后造成的损害，病人常可发生低血容量性休克和急性肾功能不全等，需要继续积极治疗。

（三）治疗措施

1. 现场急救

冻伤与损伤程度与组织冻结时间长短有关，因此应尽早进行急救。迅速使病人脱离低温环境和冰冻物体，脱去潮湿坚固的衣服、鞋袜。如果衣服、鞋袜与肢体冻结在一起，不可勉强脱卸，应用40℃左右温水使冰冻融化后再脱。从现场转送医院时，应将患肢用无菌纱布包敷，并抬高患肢。

2. 复温

应立即对受伤肢体复温。将受伤部位置入38～42℃温水中，水温要稳定，直至患肢转红润，感觉恢复，组织变软，关节柔顺易弯，皮温达36℃左右。一般需在20～30分钟内复温。复温期间患处疼痛剧烈时，可使用止痛剂。复温后用保温物品如毛毯、电热毯将肢体继续保暖。

3. 局部冻伤的治疗

Ⅰ度冻伤创面保持清洁干燥，数日后可自愈。Ⅱ度冻伤经过复温、消毒后，创面干燥者可加软干纱布包扎；有较大的水疱者，可将疱内液体吸出后，用软干纱布包扎，或涂冻伤膏后暴露；创面已感染者可用抗菌湿纱布，随后再用冻伤膏。Ⅲ度、Ⅳ度冻伤多用暴露疗法，保持创面干燥、清洁；待坏死组织边界清楚时予以切除。对并发湿性坏疽者常需截肢。Ⅲ度以上冻伤还需全身治疗：注射破伤风抗毒素；由于冻伤常继发肢体血管的内皮损伤、血管痉挛或狭窄故选用改善血循环的药物，如小分子右旋糖酐、妥拉苏林等，也可选用活血化瘀中药；注射抗生素。Ⅲ度、Ⅳ度冻伤病人需要高价营养，包括高蛋白、高热量和多种维生素等。

4. 全身冻伤的治疗

①迅速将患者移入温暖环境，脱去潮湿冰冻的衣服鞋袜，换上温暖柔软的衣服，再用棉被或毛毯把受冻者裹好，于20～25℃室温中逐渐复温；②受冻者神志完全清醒后，应给予热饮料，如姜糖水、浓茶水等；③血压偏低者可给予5%葡萄糖溶液（加温至37℃），静脉

滴注，帮助复温，也可补充血容量、改善血液浓缩，但输液不宜过多、过速，以防止肺水肿的发生；④应用疏通微循环、保护血管壁的药物，如低分子右旋糖酐、维生素 C 及路丁等；⑤皮肤有破损伤口者要进行清洁包扎，并使用抗生素预防和治疗感染。

复温处理：这阶段患者情况严重，首先要尽快进行复温。老年人或小儿抵抗力弱者，可按上述方法缓慢复温；青壮年受冻者则可采用快速复温，将病人立即浸入 38～40℃ 温水浴池或浴缸中，10～20 分钟或更长时间，一直到指（趾）甲床出现潮红、神志清楚后 10 分钟左右，移出擦干，用厚暖被子继续保温。可给热饮。除体表复温外，也可采用中心复温法，尤其是对那些严重冻僵的伤员，可采用体外循环血液加温和腹膜透析。腹膜透析在一般医院都能进行，可用加温到 49～54℃ 的透析液悬挂在约 1 米高度处，通过在 43℃ 水浴中保温的导管，灌入腹腔内进行腹膜透析，每次 20～30 分钟，可连续透析 5～6 次，每小时可使肛温升高 2.9～3.6℃，有助于改善心、肾功能。

其他包括纠正心律紊乱和酸中毒，注意并发症（肺炎，心肾功能不全，脑、肺水肿）的防治等。

二、急腹症

急腹症（acute abdomen）是一类以急性腹痛为突出表现，需要早期诊断和紧急处理的腹部疾病，其特点为发病急、进展快、变化多、病情重，一旦诊断延误，治疗方针不当，将会给病人带来严重危害，甚至死亡。因此，急腹症的诊断和鉴别诊断是非常重要的。

（一）病因

急腹症是外科急诊的常见病，病因复杂，除外科疾病外，内科、妇科、神经科以及全身性疾病均可引起急性腹痛。急性腹痛的病因牵涉到外科、内科、妇科等上百种疾病，包括有：急性腹膜炎与腹腔脓肿、上消化道出血、胃及十二指肠溃疡急性穿孔、急性肠梗阻、急性阑尾炎、胆道系统感染与胆石症、胆道蛔虫病、急性胰腺炎、腹部闭合性损伤及子宫外孕等。

常见病因有：炎症（如急性阑尾炎、憩室炎等）、机械梗阻（如肿瘤等引起的肠梗阻、粘连性肠梗阻等）、血管病变（如肠系膜血管血栓形成、腹主动脉瘤破裂、主动脉夹层等）、创伤（如因腹部外伤引起肝、脾破裂等）。

（二）诊断

1. 临床表现

诊断时询问病史后应该首先考虑最常见的一些疾病，同时必须排除最致命的疾病（比如肝癌破裂出血、肠系膜上动脉栓塞、主动脉瘤破裂出血等）。腹部某处疼痛，常由相应部位脏器的病变引起。同一部位的多个脏器，要根据各个脏器病变的特点进行分析判断。例如，右上腹有肝脏、胆囊、胆管、十二指肠等结构，它们的病变都可引起右上腹疼痛，需根据不同结构病变各自特点予以考虑：肝炎常有食欲减退、乏力、肝功能明显损伤等，而无明显右上腹压痛、反跳痛、肌紧张；胆囊炎则有右上腹明显压痛、反跳痛、肌紧张、墨菲征阳性；胆管炎则有高热、腹痛、黄疸等。根据这些特点，可以作出鉴别诊断及病因诊断。

2. 辅助检查

对急腹症患者，除详细了解病史体征外，有时还必须辅以必要的辅助检查，以便进一步明确诊断。目前，辅助检查对急腹症病因的判断起到越来越重要的作用，对提高确诊率有着重要的临床意义。

（1）常规实验室检查　很多疾病都有白细胞增高、直接胆红素增高等变化。

（2）影像学手段　超声、平片、CT等可增加诊断的确定性。腹部立位X线平片作为简单、快速、价格低廉的常规检查手段，被推荐为胃肠道穿孔、肠梗阻、泌尿系结石的首选检查；怀疑肠套叠、肠扭转、结肠肿瘤，在无肠绞窄、腹膜炎的情况下可采用钡灌肠X线照片。超声可用于急性阑尾炎、胆石症、急性胆囊炎、泌尿系结石、急性胰腺炎、腹腔内脓肿、宫外孕、卵巢扭转等疾病的初步诊断。当超声结果为阴性时，可考虑施行CT；当患者病情极度严重时，可直接施行CT，无需首先施行超声。

（3）腹腔穿刺　尤其适用于不宜多次搬动的闭合性腹部损伤患者，当抽出物为不凝固的血液、脓液、胃肠内容物（食物残渣、胆汁、粪汁等），常提示腹腔出血、腹膜炎或腹腔脓肿、胆漏或消化道穿孔，而腹水淀粉酶高多为出血坏死性胰腺炎。出现腹腔渗出、积液，腹腔穿刺有不凝血、浑浊液体等是需要及时手术干预的重要指标。

（4）腹腔镜　腹腔镜手术具备同时诊断和治疗的优势，在很大程度上避免了传统开腹手术探查所致的创伤和感染，可避免实质脏器、大血管破裂出血造成的休克及腹腔脏器破裂污染腹腔造成的感染，同时也弥补了传统影像学检测手段在症状复杂性疾病诊断中的不足。

（三）治疗

治疗原则：外科急腹症虽然病因不同，但都可伴发急性弥漫性腹膜炎，因此在救治原则上，特别是非手术治疗中有许多相同之处。对一些病情复杂、诊断不明的重症患者，尤应边采取措施积极救治边确诊，切不可因诊断而贻误救治时机。

1. 非手术疗法

非手术治疗须在严密观察病情及做好手术准备的情况下进行，若经短期（一般不宜超过12小时）非手术治疗后急腹症的症状、体征未见缓解或反而加重，应及时采用手术疗法。

（1）体位　外科急腹症病人一般采取平卧位或病人感觉最舒适的体位。如有急性腹膜炎，应采取半卧位，处于休克状态的病人，可采取躯干和下肢各抬高10°～30°的体位。

（2）胃肠减压　胃肠减压可以减轻腹胀，缓解消化道梗阻，对消化道穿孔或破裂的病人可避免消化液进一步漏入腹腔。

（3）纠正脱水及酸碱平衡失调　急腹症病人常有失水及电解质紊乱，尤其是肠梗阻、腹膜炎等病人更为明显。对失水、失盐的患者应当及时补给，常用的药物有葡萄糖、生理盐水、复方氯化钠及碳酸氢钠溶液等。有条件时通过测定电解质、尿酮、二氧化碳结合力等来确定补液的数量和种类。对已处于休克状态的病人，应首先纠正休克，同时做其他适当的检查，有时为了争取时间和挽救生命，即使休克尚未完全纠正也要紧急进行剖腹探查，以解除病因（如肝、脾或宫外孕破裂导致的失血性休克，肠坏死合并中毒性休克等）。对一时难以确诊的病员，若全身情况尚好，可暂留急诊室内严密观察其症状和体征的演变情况。

（4）抗感染　无论是原发的细菌感染或继发于胃肠道梗阻或破裂的感染，都需要用抗菌药物。腹腔内炎症通常以革兰氏阴性杆菌感染为主，大部分合并厌氧菌感染，一般先给常用的抗生素，待细菌培养及药物敏感试验报告完成后再调整用药。

（5）镇静、止痛　对诊断已明确、治疗方针已确定的患者，用止痛剂制止剧烈疼痛是必要的，可帮助患者安定情绪，充分休息，适当恢复体力等。但对诊断不明、尚需继续观察的患者，严禁使用止痛剂以免掩盖病情，贻误治疗。可酌情选用解痉止痛剂如阿托品、维生素 K 等。

2．手术疗法

对诊断明确、有手术适应证患者可行手术治疗，如阑尾炎阑尾切除，肝、脾破裂行手术修补等。对诊断未明确，在观察期间出现腹痛加剧，腹部压痛明显而范围扩大伴有肌紧张等腹膜刺激症状，病变仍在进一步发展的病例，也可考虑手术探查，以免延误病情，造成不良后果。

三、颅脑损伤

（一）病因和发病机制

颅脑损伤（head injury）是由暴力作用于头颅引起的损伤。包括头部软组织损伤、颅骨骨折和脑损伤。其中脑损伤后果严重，应特别警惕。颅脑损伤在小儿比较常见。因小儿脑发育尚未成熟，故对损伤较为敏感，即使从外表看伤情不重，但仍可能造成脑组织的损伤而影响智力的发展。意识障碍在脑损伤患者中很常见，轻者伤后出现短暂可逆的意识丧失，严重时伤后持续昏迷直至死亡。

颅脑损伤的病因有由高处坠落、窗口坠落、楼梯滑跌、小儿打架，或由于自行车、机动车辆的交通事故，工伤或火器操作而受伤。颅脑损伤始于致伤外力作用于头部所导致的颅骨、脑膜、脑血管和脑组织的机械形变（mechanical distortion）。损伤类型则取决于机械形变发生的部位和严重程度。常见颅脑损伤机制有加速性损伤、减速性损伤、挤压损伤、挥鞭样损伤、胸部挤压伤、冲击伤、对冲伤及旋转损伤。

作为小儿家长及幼儿园老师要注意小儿的保护措施，防止脑部损伤。老师应教育小学生团结友爱，不打架，遵守交通规则，避免交通事故的发生。

（二）临床表现和诊断

基于脑外伤病理生理学的现代概念，按照脑外伤发生的机理，从病变的范围可将临床上的脑损伤分为局灶性颅脑损伤（focal brain injury，FBI）和弥漫性脑损伤（diffuse brain injury，DBI）。二者在致伤因素、损伤机制和病理表现等方面具有明显差别。

格拉斯哥昏迷分级（Glasgow coma scale，GCS）是神经外科常用的评估患者昏迷程度的方法，将颅脑损伤分为 3 个等级：轻型，GCS 评分 13～15 分，意识障碍＜30min；中型：GCS 评分 9～12 分，意识障碍＜12h；重型：GCS 评分 3～8 分，意识障碍＞12h 或持续昏迷。但 GCS 评分只考虑睁眼、语言及运动 3 个方面，缺少神经损害、影像学等指标。

目前国内公认的临床上常用的颅脑损伤分级标准为：①轻型，指单纯性脑震荡伴有或无颅骨骨折，表现为昏迷时间＜30min，仅有轻度头晕、头痛等自觉症状，无阳性神经体征；②中型，指轻度脑挫裂伤伴有或无颅骨骨折及蛛网膜下腔出血，无脑受压者，表现为昏迷时间＜12h，有轻度神经系统阳性体征，体温、呼吸、脉搏、血压轻度改变；③重型，指广泛颅骨骨折，广泛脑挫裂伤及脑干损伤或颅内血肿，表现昏迷时间＞12h，意识障碍逐渐加重或出现再昏迷，有明显神经系统阳性体征，体温、呼吸、脉搏、血压有明显改变；④特重，指重型中更急更重者，表现为脑原发伤重，伤后深昏迷，有去大脑强直或伴有其他部位的脏器伤、休克等；已有晚期脑疝，包括瞳孔散大、生命体征严重紊乱或呼吸已近停止。

（三）治疗和护理

1. 治疗

软组织损伤中头皮下血肿较多，不必特殊处理，经常可自愈。头皮裂伤出血甚多，应早期清创缝合。头盖部的线样骨折无需处理。较大的凹陷性骨折应早期整复。颅底骨折常引起脑脊液鼻漏或耳漏，应视为开放性颅脑损伤，极易逆行感染，因此脑脊液漏的处理是引流勿堵、消炎待自愈，少数不愈合者可择期进行外科修补。

在脑损伤急性期，生命体征不平稳，需要输液治疗，通过输液，进行抗炎、止血、脱水的治疗。输液速度不易过快，否则易引起肺水肿、脑水肿。高渗脱水剂要快速滴入20％甘露醇250mL，要求半小时内输入，否则就失去脱水意义，治疗中记录24小时液体出入量。

继发性脑损伤、脑水肿应保守治疗，如脱水、给予激素及限制入量。颅内血肿原则上是行开颅血肿清除术，而且应早期手术，一旦形成脑疝，预后危险。

小儿发生颅脑损伤，应及时到医院诊断治疗。有伤口应予以清创缝合，预防感染，注射破伤风抗毒素。对无伤口的颅脑损伤应严密观察，注意休息，以免加重脑挫伤或脑震荡。如果头痛加重，出现呕吐、昏迷，应再找医生诊治。有的甚至在伤后2～3周以内，因颅内血肿增大，出现抽搐、昏迷、呕吐等颅内压增高的表现。据统计约1/4的颅脑损伤小儿在伤后1年内可能有智力下降的情况，表现为表情淡漠、好动、控制能力减弱、精神不集中、记忆力差等。少数病人1年以后仍有头痛、偏瘫、智力障碍、癫痫等后遗症。

2. 院前护理管理

重型颅脑损伤院前护理管理的主要目标是预防缺氧和低血压，以减轻继发性脑损伤。使用正常的晶体液和胶体液进行早期和充分的液体复苏，可以很好地预防低血压。低血压是低血容量性休克的晚期征兆，脉搏、呼吸频率和毛细血管再充盈时间是评估伤后外周循环的有效指标，早期直接监测动脉压和中心静脉压有助于评估液体复苏的充分性。另外，对护理人员进行充分培训至关重要，因为缺乏训练的护理人员进行不规范的插管操作会导致更多的并发症。

3. 重度颅脑损伤患者 NICU 期间的护理与观察

重度颅脑损伤的患者昏迷时间长、病情变化快、并发症多、治疗困难、护理复杂、死亡率高，除应及时诊断和抢救治疗外，还应精心合理地加强临床护理，这不仅是抢救患者生命的关键，也是巩固手术治疗效果和促进病人康复、减少致残率的重要环节。

（1）常规护理　严密观察病人生命体征。体温、脉搏、呼吸、血压的变化，是反应病情变化的重要指标，如血压下降、呼吸深慢、脉搏缓慢，多为脑疝的早期表现。

一是意识、瞳孔的观察、判断，意识、瞳孔的变化较灵敏，能较早期地反映病情，是颅脑损伤病人的重要监测内容。意识状态的改变与脑损伤的轻重密切相关，是观察脑外伤的主要表现之一，在护理上通过格拉斯哥评分来判断意识障碍的程度，为早期诊断治疗提供依据。检查瞳孔的变化，可观察到是否有脑疝的形成。如瞳孔进行性散大，光反射消失，并伴有严重意识障碍和生命体征变化，常是颅内血肿或脑水肿引起脑疝的表现。

二是颅内压监测。颅内压监测一直是重型颅脑损伤病人神经监测的重中之重。重型颅脑损伤病人病情变化快，颅内压监测能及时准确地反映颅内压变化，护理人员可根据颅内压变化，并结合病人意识、瞳孔的变化，能及时准确判断病情的变化和发展，抓住抢救时机，避免不良后果。

三是多模式监测。多模式监测允许同时监测多种脑生理和功能，能够从颅腔压力、脑血流、脑代谢、脑功能等多角度、多层次评估继发性脑损伤程度，将颅内压监测、脑组织氧监测、脑微透析技术、脑电监测以及脑血流监测等孤立监测手段进行整合，指导临床采取个体化、精准化的治疗方案，从而改善病人的临床转归。

（2）精心护理

① 呼吸道的护理　第一，体位，对颅脑损伤或手术的患者，给予床头抬高 $15°\sim30°$，头偏向一侧，有利于静脉回流减轻脑水肿，降低颅内压，增加肺部通气量，并可减少胃内容物反流呼吸道。第二，吸痰，因脑损伤而出现昏迷的病人，由于舌肌松弛、舌根后坠、咳嗽反射消失，下气道分泌物积滞，极易出现窒息和坠积性肺炎等并发症。因此在护理上应尤为注意，除应及时吸收痰液外，还应在病情稳定允许的情况下，协助病人翻身叩背，以利于痰液排出，保持呼吸道通畅，减少和预防并发症的发生。第三，过度通气，通过大脑自动调节，可降低动脉二氧化碳分压和颅内压。颅内压 $>30mmHg$、脑灌注压 $<70mmHg$ 时，可使用过度通气。

② 氧疗　重型颅脑损伤病人合理使用脑组织氧疗，可以维持脑组织氧分压 $\geq20mmHg$，保持颅内压 $<20mmHg$、脑灌注压 $>60mmHg$。通常使用的方法有：第一，气管插管通气，调整吸入氧浓度和分钟通气量，使氧饱和度 $>93\%$、动脉氧分压 $<60mmHg$，使动脉二氧化碳分压维持在 $35\sim45mmHg$；第二，适当给予丙泊酚、劳拉西泮、吗啡或芬太尼等药物进行镇静和镇痛；第三，床头抬高 $15°\sim30°$，并抬高病人膝盖；第四，如果病人出现癫痫发作，给予抗惊厥药控制癫痫；第五，静脉输注晶体液维持血容量正常，使用颅内压和脑组织氧分压保持在正常水平。

③ 消化道的护理　第一，昏迷三天以上的患者应给予鼻饲。应给予高蛋白、高热量、高维生素、低脂肪、易消化的流汁食物，食物应每 4 小时由胃管注入，注入食物的温度不可过高或过低，过高可引起食道和胃黏膜烫伤，过低则引起消化不良性腹泻。第二，对长期昏迷、鼻饲患者，每天用 $2\%\sim3\%$ 硼酸进行口腔护理，保持口腔清洁、湿润，使病员舒适，预防口腔感染等并发症。眼睑不能闭合的病员，角膜可因干燥而易发溃疡，同时伴有结膜炎，应涂红霉素眼膏或盖凡士林纱布以保护角膜。

④ 神经功能恢复的护理　昏迷或长期卧床病员，由于活动少，容易发生肌腱、韧带和肌肉萎缩，关节日久不动也会强直而失去正常功能，所以护理病员时应注意保持肢体的功能位置，给病人按摩、帮助病人做肢体的被动运动，促进肢体的血液循环，增加肌肉张力，防止关节挛缩，帮助恢复功能，也可预防下肢深部静脉血栓的形成。

⑤ 血糖管理　血糖明显升高是影响重型颅脑损伤预后的独立危险因素。但是重型颅脑损伤病人血糖应维持在适当高水平，保持在 $7.8\sim11.1mmol/L$。如果血糖 $>11.1mmol/L$，建议使用胰岛素治疗，以改善病人预后。

⑥ 高热护理　降温可使脑细胞耗氧量减少，降低机体代谢，有利于脑细胞的恢复。主要通过冬眠药物加物理降温，同时给予皮质激素治疗，而感染所致的发热，一般来得较迟，主要通过抗生素治疗，辅以物理降温。

⑦ 并发症（应激性溃疡、尿路感染、褥疮等）的护理预防　第一，应激性溃疡是颅脑损伤非常常见的并发症，建议早期进行肠内喂养，并给予 H_2 受体阻滞剂、质子泵抑制剂和硫糖铝预防应激性溃疡。建议伤后 72 小时内开始早期肠内喂养。循证指南建议伤后前 2 周提供早期（伤后 24 小时内）营养治疗（>50％的总能量消耗和 1~1.5g/kg 蛋白质）。第二，对于昏迷时间长、留置导尿管的病人，要经常冲洗膀胱和清洗会阴部，预防出现尿路逆行感染。第三，要定时为病人翻身，在尾骶部和其他骨突出部位垫气圈和泡沫垫，经常按摩受压部位。对于尿失禁或出汗多的患者，要经常更换床单、衣服，保持平整、干燥。第四，关节挛缩是颅脑损伤的常见并发症，最常受影响的关节是髋关节、肩关节、踝关节、肘关节和膝关节。多数病人存在五个或更多关节的挛缩。拉伸是治疗和预防关节挛缩最广泛使用的方法之一，也可以使用定期更换的夹板、定位程序或铸件，主要原理是对软组织进行机械拉伸。第五，重型颅脑损伤深静脉血栓形成的风险很高。通过运动范围练习、气动加压装置和低分子量肝素等可以最大限度地减少这种情况。深静脉血栓形成的检测很困难，因此，最好的方法是使用机械或药物方法重点防止其发生。

（3）早期康复　重型颅脑损伤幸存者存在多种问题，例如身体畸形、记忆障碍、认知功能障碍以及进行各种活动困难，早期康复可改善病人的预后。NICU 期间进行早期康复，可以改善病人的肌肉力量、身体功能和生活质量，以及缩短住院时间、机械通气时间。

重型颅脑损伤的认知功能与病人的预后有关，而认知功能会随着时间的推移而改善，并会在 3 个月到 1 年之间保持稳定；因此，建议早期进行认知功能筛查，以便进行早期康复治疗。睡眠问题以及焦虑、抑郁、白天嗜睡和疲劳在康复期间重型颅脑损伤病人中很常见，可使用活动记录仪、睡眠图表、睡眠日记来评估和诊断睡眠问题。

四、主动脉夹层

主动脉急症具有发病急、病情重、手术复杂、死亡风险高等特点，主要包括主动脉瘤破裂、主动脉夹层破裂、复杂主动脉夹层导致的内脏或肢体急性缺血等。主动脉夹层（aortic dissection，AD）是由于主动脉内膜撕裂后，腔内血液从内膜破裂口进入主动脉中膜，而形成夹层血肿，并沿着主动脉壁向周围延伸剥离，造成真假两腔的严重心血管急、危、重症，又称主动脉壁内动脉瘤或主动脉分离、主动脉夹层血肿。复杂主动脉夹层可能导致主动脉逆向撕裂、主动脉夹层破裂、真腔被假腔压闭后导致的内脏动脉或下肢动脉灌注不良等情况。

（一）病因

复杂主动脉夹层的发生率越来越高，发病率男性高于女性，随着年龄增长而增加。女性预后不良，主要原因为症状不典型发现较晚。AD 相关的最常见危险因素是高血压，其发病率的增加与我国高血压病人对于高血压的监测与控制不佳有明确的相关性。

（二）临床表现和诊断

1. 分期和分型

主动脉夹层根据时间可分为急性（≤14天）、亚急性（15～90天）和慢性（＞90天）。针对 AD 的分型，目前临床上应用比较多的是 Stanford（Stanford A 和 Stanford B）和 De-Bakey（DeBakey I、DeBakey II、DeBakey III）两种分型方法。Stanford 分型在临床实践中较为实用，分型的依据为是否累及升主动脉，Stanford A 型累及升主动脉的夹层；Stanford B 型夹层累及左锁骨下动脉开口远端的降主动脉。

2. 临床表现

（1）胸痛　胸痛是急性 AD 最常见的症状。突然发生的严重胸痛和/或后背痛是最典型的表现，疼痛的突然发生最具典型性。Stanford A 型最常见的症状是前胸痛，Stanford B 型最常见背痛和腹痛。Stanford A 型 AD 出现任何形式的脉搏缺失达 30%，Stanford B 型 AD 为 15%，少见下肢缺血。

（2）心脏并发症表现　心脏是 Stanford A 型 AD 最常累及的器官。AD 可导致心脏正常解剖结构破坏或心脏活动受限从而引起相关症状：①夹层导致主动脉根部扩张、主动脉瓣对合不良等可引起主动脉瓣关闭不全，轻者无明显临床表现，重者可出现心力衰竭甚至心源性休克。②夹层累及冠状动脉开口可导致急性心肌梗死、心功能衰竭或恶性心律失常，患者可表现为典型的冠状动脉综合征，如胸痛、胸闷和呼吸困难，心电图 ST 段抬高和 T 波改变。③夹层假腔渗漏或夹层破入心包可引起心包积液或心包压塞，发生率约为 17.7%。④急性主动脉瓣关闭不全、急性心缺血或梗死及心包压塞常表现为心力衰竭。

（3）其他脏器灌注不良表现　AD 累及主动脉的其他重要分支血管可导致脏器缺血或灌注不良的临床表现：①夹层累及无名动脉或左颈总动脉可导致中枢神经系统症状，3%～6% 的患者发生脑血管意外，患者表现为晕厥或意识障碍；夹层影响脊髓动脉灌注时，脊髓局部缺血或坏死可导致下肢轻瘫或截瘫。②夹层累及一侧或双侧肾动脉可有血尿、无尿、严重高血压甚至肾功能衰竭。③夹层累及腹腔干、肠系膜上及肠系膜下动脉时可引起胃肠道缺血表现，如急腹症和肠坏死，部分患者表现为黑便或血便；有时腹腔动脉受累引起肝脏或脾脏梗死。④夹层累及下肢动脉时可出现急性下肢缺血症状，如疼痛、下肢缺血坏死等。

（4）除上述症状外，疑似 AD 的患者出现以下体征有助于临床诊断。①血压异常：AD 常可引起远端肢体血流减少，导致四肢血压差别较大。②主动脉瓣区舒张期杂音且患者既往无心脏病史，则提示夹层所致急性主动脉瓣反流可能。③胸部体征：AD 大量渗出或者破裂出血时，可出现气管向右侧偏移，左胸叩诊呈浊音，左侧呼吸音减弱；双肺湿啰音提示急性左心衰。④腹部体征：AD 导致腹腔脏器供血障碍时，可造成肠麻痹甚至坏死，表现为腹部膨隆，叩诊呈鼓音，广泛压痛、反跳痛及肌紧张。⑤神经系统体征：脑供血障碍时出现淡漠嗜睡、昏迷或偏瘫；脊髓供血障碍时，可有下肢肌力减弱甚至截瘫。

3. 诊断

（1）实验室检查　胸痛且高度怀疑急性 AD 的患者，应完善常规检查如血常规及血型、尿常规、肝肾功能、血气分析、血糖、传染病筛查、心肌酶、肌红蛋白、凝血 5 项（包括 D-二聚体）和血脂检查。这些检查有助于鉴别诊断及评估脏器功能及手术风险，减少术前准备的时间。其他有助于 AD 诊断及评估的生物标记物有：反映内皮或平滑肌细胞受损的特异性标记蛋白，如平滑肌肌球蛋白重链和弹性蛋白降解产物；反映血管间质受损的钙调蛋白和基质金属蛋白酶-9；反映炎症活动的 C-反应蛋白等。

（2）影像学检查　AD 的影像学检查目的是对全主动脉进行综合评价，包括 AD 累及的范围、形态、不同部位主动脉的直径、主动脉瓣及各分支受累情况、与周围组织的关系，以及 AD 的其他相关表现如心包积液、胸腔积液及脏器缺血情况等。具体如下：①明确内膜片；②明确内膜破口的位置；③识别真腔与假腔；④明确 AD 的累及范围；⑤明确主动脉窦、主动脉瓣累及情况；⑥主动脉一级分支受累情况及血流状态；⑦识别主要脏器的缺血情况；⑧识别心包积液、胸腔积液及程度；⑨识别主动脉周围出血与否；⑩识别扫描野内其他脏器的病变及性质。

AD 的影像学检查手段主要有以下四种：

① 计算机断层扫描（CT）　CT 由于其普及性、快速采集、多种后处理方法、100% 的敏感性及 98%～99% 的特异性而广泛应用于临床，可作为可疑 AD 患者的首选术前检查手段。推荐使用 64 排以上 CT 扫描仪进行全主动脉及其一级分支血管 CTA 检查（从胸廓入口上方至耻骨联合水平），上可评价头臂血管走行及受累情况，下可评价股动脉以便某些需要介入治疗患者选择穿刺或切开入路。应采用心电门控 CTA 扫描以减少心脏及主动脉根部搏动所产生的伪影对主动脉根部及升主动脉的影响；同时对冠状动脉近段、主动脉窦及主动脉瓣进行评价，为 Stanford A 型 AD 术前细化分型提供支持。考虑到患者接受的辐射剂量，增强前的平扫不是必须的。对于 AD 术后存在可疑内漏的患者可进行延迟扫描，明确内漏的位置及程度。另外，多角度多平面三维重建可明确 AD 各部位形态学改变。

② 磁共振成像（MRI）　对于碘过敏、肾功能损害、妊娠及甲状腺功能亢进或其他 CTA 检查相对或绝对禁忌的患者，MRI 可作为首选的替代检查手段。MRI 对 AD 的诊断效率与 CTA 相似。除了形态学的显示，MRI 还能对瓣膜功能、内膜片的摆动及通过破口的血流、真假腔内血流进行评价。但 MRI 扫描时间较长，对于循环不稳定的患者难以配合、耐受。另外，对于体内置入生命辅助装置和金属物的患者是禁忌。

③ 超声心动图　超声心动图对 AD 的诊断准确性较 CT、MRI 略低，但由于其便携性强，故可用于各种状态患者的术前、术中及术后评价。经胸超声心动图（TTE）诊断 Stanford B 型 AD 的灵敏度较低，但经食管超声心动图（TEE）可明显提高诊断的准确性。对于 Stanford A 型 AD，TTE 可便捷、快速评价患者心功能、主动脉瓣膜功能及主动脉窦受累情况，为制定手术方案提供帮助。

④ 血管造影　血管造影曾被认为是 AD 诊断的"金标准"，但是对于内膜片、内膜破口及主动脉双腔的显示并不优于 CTA。作为一种侵入性有创操作，依靠血管造影明确 Stanford A 型 AD 的诊断存在巨大的风险。因此，血管造影不作为 AD 的常规诊断检查手段，仅作为 Stanford B 型 AD 行覆膜支架置入手术中的辅助检查。

（三）治疗

1. 药物治疗

AD 初步治疗的原则是有效镇痛、控制心率和血压，减轻主动脉剪应力，降低主动脉破裂的风险。

（1）镇痛　适当肌内注射或静脉应用阿片类药物（吗啡、哌替啶）可降低交感神经兴奋导致的心率和血压的上升，提高控制心率和血压的效果。

（2）控制心率和血压　主动脉壁剪应力受心室内压力变化率和血压的影响。

药物治疗的目标为控制收缩压至 100～120mmHg（1mmHg＝0.133kPa）、心率 60～80 次/min。需注意的是，若患者心率未得到良好控制，不要首选硝普钠降压。

静脉应用 β 受体阻滞剂（如美托洛尔、艾司洛尔等）是最基础的药物治疗方法，但应保证能维持最低的有效终末器官灌注。对于降压效果不佳者，可在 β 受体阻滞剂的基础上联用一种或多种降压药物。

药物治疗是 Stanford B 型 AD 的基本治疗方式。一般而言，Stanford B 型 AD 患者急性期药物保守治疗的病死率较低，部分患者可获得长期良好的预后。

2. 手术治疗

Stanford A 型 AD 一经发现均应积极手术治疗。国内外医学专家、学者对于急性 Stanford A 型 AD 应进行紧急外科手术治疗已经达成共识。

孙立忠等根据孙氏细化分型提出 Stanford B 型 AD 手术治疗策略：①B1S 型建议首选 TEVAR，亚急性期（发病 1～2 周）是介入治疗的最佳时机；②B1C 型建议行直视支架象鼻置入术或 Hybrid 手术；③B3 型建议行全胸腹主动脉替换术。

（1）动脉插管方法　选择合适的动脉插管位置对于体外循环及术中脑灌注尤为重要。Stanford A 型 AD 术中常用的动脉插管部位有无名动脉、左颈总动脉、右腋动脉、股动脉、升主动脉等。专家委员会推荐腋动脉作为 Stanford A 型 AD 术中首选的动脉插管位置，对于头臂血管有显著变异者（如迷走右锁骨下动脉）可行股动脉和颈动脉插管等插管方法。

Stanford A 型 AD 常需停循环手术，术中脑保护的主要方法为低温脑灌注。低温联合应用脑灌注技术可提高脑保护的效果，减少深低温所致的不良事件。

（2）主动脉根部重建　Stanford A 型 AD 常累及主动脉根部，其病变往往涉及冠状动脉、主动脉瓣和主动脉窦等重要解剖结构。外科处理主动脉根部病变的基本原则是尽可能彻底切除撕裂的内膜、纠正主动脉瓣关闭不全及保护冠状动脉开口。

Stanford A 型 AD 主动脉根部重建方式主要有保留主动脉窦的升主动脉替换术和主动脉根部替换术。主动脉根部替换术又包括主动脉根部复合替换术（如 Bentall 手术）和保留主动脉瓣的主动脉根部替换术（如 David 术）。

（3）主动脉弓部重建　孙氏细化分型指导的 Stanford A 型 AD 主动脉弓部处理策略为：S 型病变采用升主动脉替换加部分主动脉弓替换术；C 型病变采用全主动脉弓替换加支架象鼻手术（即孙氏手术）。在我国技术成熟的医疗机构，推荐孙氏手术作为此类患者主动脉弓部重建的首选术式。近年来，孙氏手术已成为治疗复杂型 Stanford A 型 AD（AC 型）的标准术式。但对于高龄患者，也可选择行升主动脉替换加部分主动脉弓替换术，但仍推荐远端开放吻合技术作为辅助。

其他主动脉弓重建方法有诸如岛状吻合技术（En block 技术）、Y 形人工血管替换术、分支支架血管置入术、一体式分支支架置入术等。

（4）杂交手术　杂交手术（hybrid procedure）是治疗累及弓部急性 Stanford A 型 AD 的重要策略。Stanford A 型 AD 杂交手术的主要方法为主动脉弓部去分支手术（Debranch 手术）。该术式结合开放手术和腔内修复术的优势，可同期处理主动脉根部和弓部病变，避免了深低温停循环，减少手术创伤。研究结果表明，与传统手术相比，杂交手术可缩短手术时间、ICU 住院时间及减少围术期神经系统和呼吸系统并发症，中期随访结果亦不劣于传统手术，但可能增加出血的风险。

（5）腔内修复（EVAR）技术 EVAR 手术能够通过覆膜支架隔绝主动脉夹层的主要破口，开放真腔，迅速改善内脏动脉及下肢的供血，能够明显地降低病人住院期间的病死率和改善病人的远期预后。在 ESC 指南中，EVAR 手术已经取代传统的外科手术，成为 Stanford B 型主动脉夹层的首选治疗。Stanford A 型 AD 曾被认为是全腔内修复治疗的禁忌证。但对于经多学科会诊（心外科、心内科、麻醉科、血管外科等）考虑完全不适合或不能耐受外科或杂交手术的患者，如高龄（>70 岁）、ASA 分级≥Ⅳ级、心功能分级（NYHA 分级）≥Ⅲ级、重要脏器功能障碍等，为挽救患者生命可考虑行全腔内修复术。

五、内脏动脉急症

血管外科内脏动脉的急症主要分为两类，一类是内脏动脉瘤破裂导致的大出血，另外一类是各种原因导致的内脏动脉狭窄引起相应内脏的严重缺血，其中最主要的就是由于肠系膜上动脉夹层或者闭塞导致的肠缺血坏死。

（一）病因

1. 内脏动脉瘤破裂

内脏动脉瘤主要是指腹主动脉主要分支动脉形成的瘤样扩张，包括腹腔干动脉瘤、脾动脉瘤、肝动脉瘤、肠系膜上动脉瘤、肾动脉瘤等。其中最为常见的是脾动脉瘤，占全部内脏动脉瘤的 50%～75%。肝动脉瘤发生率居内脏动脉瘤的第 2 位，约占全部内脏动脉瘤的 20%。相比脾动脉瘤，肝动脉瘤破裂风险明显更高，发生率可达 80%，病死率约 20%。肝动脉瘤破裂可压迫胰头、胆道系统及十二指肠，导致相关并发症的发生。肝动脉瘤破裂进入胆道系统可以引发黄疸、胆绞痛和消化道出血等症状。肝动脉瘤压迫周围器官甚至可导致十二指肠或胰头的坏死。肠系膜上动脉瘤的发生率居第 3 位，而肾动脉瘤的发病率相对较低。尽管内脏动脉瘤的发生率相对较低，但是一旦出现破裂，根据其所在的位置，病死率达 25%～100%。

2. 急性肠系膜上动脉缺血

急性肠系膜缺血（acute mesenteric ischemia，AMI）是缺血性肠病的一种，它是由肠道动脉血供不足或静脉血回流障碍引起的缺血性疾病，总病死率为 60%～80%，由动脉原因所致的 AMI 更为常见。急性肠系膜上动脉缺血性疾病原因主要包括肠系膜上栓塞以及各种原因导致的肠系膜上动脉狭窄、闭塞或血栓形成（急性肠系膜上动脉夹层等）。按病因可分为 4 类：①肠系膜上动脉栓塞，占 40%～50%，为其最常见的原因。②肠系膜动脉血栓形成，占 25%～30%，几乎所有患者皆有动脉粥样硬化病史。③非闭塞性肠系膜缺血，约占 25%，文献报道其病死率可高达 70%。④肠系膜静脉血栓形成，占 5%～15%，主要发生在肠系膜上静脉，很少发生于肠系膜下静脉。AMI 的医院内病死率可达 59%～93%，早期诊断和快速恢复肠管血循环是改善预后的关键。

（二）诊断

1. 内脏动脉瘤破裂

对于内脏动脉瘤破裂，术前影像学检查是目前的主要诊断手段。CTA 一般是首选诊断工具。

根据 2020 年美国血管外科学会（SVS）指南推荐，针对疑似肾动脉瘤（RAA）患者，建议 CTA 作为诊断工具。若无法通过横截面影像对远端肾动脉分支进行充分评估，建议采用血管造影。

针对脾动脉瘤（SAA）诊疗，建议 CTA 作为 SAA 的首选诊断工具。针对疑似 SAA，且伴有肾功能不全限制碘化造影剂使用的患者，建议采用 MRA 建立诊断。针对非介入检查手段无法充分展示相关侧支血流情况或拟行介入治疗的患者，建议采用血管造影术。

针对肝动脉瘤（HAA）诊疗，建议 CTA 作为疑似 HAA 患者的诊断工具。针对拟行介入手术的 HAA 患者，建议采用肠系膜动脉造影作为术前评估。

针对腹腔干动脉瘤（CAA），建议 CTA 作为 CAA 的首选诊断工具。针对疑似 CAA，且伴有肾功能不全限制碘化造影剂使用的患者，建议采用 MRA 建立诊断。针对通过非侵入方法无法对远端相关分支血流进行充分评估，或拟行腔内介入手术的患者，建议采用血管造影评估。

2. 急性肠系膜上动脉缺血

急性肠系膜上动脉缺血起病急，处理的时间窗短，临床误诊和漏诊率较高，容易延误病情，最终导致病人大面积肠缺血坏死，病死率高达 $50\% \sim 70\%$。

（1）临床表现的症状和体征缺乏特异性，与急腹症相似。大多数 AMI 患者最突出的早期表现是突发的剧烈腹痛，呈绞痛或持续性钝痛，定位不确切，可局限或弥漫，局限者多位于脐周，但腹部检查时却无明显腹膜刺激征，症状和体征分离，这是 AMI 诊断的重要线索。

（2）实验室检查较常见的是血液浓缩异常、白细胞增多、阴离子间隙增高，疾病进展时患者可能出现酸中毒，淀粉酶、天冬氨酸转氨酶水平可能升高。但这些血清学变化对诊断 AMI 的敏感度和特异度均较低。病理组织学改变缺乏特异性，多可见水肿、出血、中性粒细胞浸润、毛细血管扩张、巨噬细胞内含铁血黄素沉着、腺体结构破坏、肉芽肿形成等，严重者可见广泛的透壁性纤维化和黏膜萎缩。

（3）结肠镜检查是确诊 AMI 的重要手段，在便血期行急诊内镜检查有助于与炎症性肠病、结肠癌鉴别。内镜下病变呈节段性分布，病变黏膜与正常黏膜分界清晰，黏膜活组织病理检查可见大量纤维素性血栓及含铁血红素沉着。

（4）影像学检查包括腹部 X 线片、钡剂灌肠、数字减影血管造影（digital subtraction angiography，DSA）、磁共振成像（magnetic resonance imaging，MRI）、彩色多普勒超声、放射性核素和多层螺旋 CT（multi-slice spiral CT，MSCT）等。目前 CT 血管造影（CT angiography，CTA）已基本替代了诊断性的 DSA。第一，X 线片在排除其他原因引起的腹痛方面具有一定价值，最典型的征象是肠壁因黏膜下水肿增厚或出血形成的"拇指印痕征"。当出现不明原因腹痛时，行腹部 X 线片检查是必要的。第二，结肠双重对比造影对诊断 AMI 有重要意义。急性期可见特征性的多发息肉样充盈缺损，称为"指压迹征"或"假性肿瘤征"。亚急性期结肠袋消失，溃疡致不规则龛影，有时呈锯齿样充盈缺损。若肠壁内出现钡剂影则说明坏死深达肌层。第三，肠系膜血管 DSA 是诊断肠系膜缺血性疾病的金标准，能直接显示内脏血管，是诊断闭塞性和非闭塞性 AMI 的重要方法，不但可明确病变部位、病变程度和侧支循环情况，还可进行治疗。血管造影显示肠系膜上动脉和（或）其分支管腔不规则狭窄或闭塞，常伴动脉粥样硬化、腹主动脉迂曲、管腔不规则等。第四，急性肠系膜缺血的彩色多普勒超声声像图表现如下：①肠壁水肿增厚，肠腔扩张。②病变肠段肠壁血流信号消失。③病变肠段肠蠕动消失。彩色多普勒超声还能显示肠壁血供及肠系膜血管血流情况以判断病变严重程度，为诊断和制定治疗方案提供依据。但该检查结果可呈假阴性，且该检查较依赖于操作者，易受周围肠道气体的影响，其诊断价值有一定局限性。第五，MSCT检查对全面评价AMI及肠道缺血的范围和程度有较高价值，可大幅提高肠系膜缺血性疾病的诊断准确率。MSCT还可排除由其他原因引起的腹痛和肠穿孔。肠系膜血管栓塞的MSCT表现包括直接征象和间接征象。直接征象指MSCT显示肠系膜血管内血栓或栓塞，是诊断肠系膜缺血最可靠的征象。间接征象包括下列7项。①肠壁增厚是最常见的AMI CT征象，占26%～96%。②肠腔扩张积液。③缆绳征：由肠系膜血管充血水肿所致，表现为肠系膜血管增粗，边缘毛糙，呈缆绳样改变。④肠系膜积液：表现为肠系膜弥漫性密度增高。⑤肠壁和门静脉积气：提示肠系膜静脉栓塞，肠壁明显增厚，强化消失，壁内可见小泡样或环形气体影。条带状肠壁积气合并门静脉积气与肠壁全层坏死相关，小泡样肠壁积气或单独门静脉积气多为部分肠壁缺血。门静脉积气常表现为门静脉分支积气，MSCT图像上表现为肝内枯枝状低密度影，类似肝内胆管积气，该征象是因肠腔气体穿破脆弱的缺血肠壁进入肠黏膜肌层内或浆膜下所致，诊断肠系膜血管栓塞的特异度可达100%。⑥肠壁密度改变：MSCT可分辨出病变肠壁的3层结构，较低密度层是水肿的黏膜下层，较高密度层是出血的黏膜层。注射造影剂后黏膜层、肌层及浆膜层可获强化，水肿的黏膜下层未获强化故呈低密度，肠管横断面呈"面包圈"征。⑦腹腔积液。

（三）治疗

1. 内脏动脉瘤破裂

脾动脉瘤破裂术前须充分了解脾动脉的扭曲情况以及导丝导管跟进的可能性。术前影像学检查确诊的，可考虑急诊行开放手术或者腔内治疗，取决于脾动脉瘤的解剖特点和病人的全身状况。术前影像学确诊的腹腔干动脉瘤破裂，可考虑急诊行开放手术或腔内治疗，取决于腹腔干动脉的解剖位置以及病人的全身情况。腔内治疗后，须定期对病人进行影像学检查，检查有无内漏或源自其他动脉瘤腔内灌注引起的瘤腔增大或者破裂。

在内脏动脉瘤急症中，比较特殊的是肾动脉瘤。肾动脉瘤破裂预后往往不佳，病死率约10%，且急诊手术中多数病人须行肾脏切除。而肾动脉瘤的处理也不同于其他内脏动脉瘤，基本上均是首选腔内治疗。根据2020版SVS指南推荐，外科干预适合大部分肾动脉瘤病人。对于累及流出道的复杂肾动脉瘤，如技术可行，建议体外修补后进行自体肾移植；在解剖条件允许情况下，也可考虑腔内手术。建议RAA患者，每日予以抗血小板治疗（如低剂量阿司匹林）。若患者可耐受手术风险，建议对大部分RAA行开放手术。若技术可行，建议对累及复杂远端分支的RAA进行体外修复和自体移植术，而非肾切除术。若解剖合适，建议采用腔内技术，包括支架移植物隔绝术、远端和实质性动脉瘤栓塞术。若机构的资源和技术满足条件，建议考虑采用腹腔镜和机器人技术的微创手术。

（1）开放手术　由于内脏动脉瘤位置的特殊性，开放手术的难度往往较大。一旦内脏动脉瘤出现破裂出血，会导致周围的组织界限不清以及周围组织的水肿，造成解剖分离困难，给术中确定出血点的位置带来一定的困难。同时动脉瘤破裂导致的周围组织炎症、水肿以及消化液的影响，也增大了术后再出血的风险。

（2）EVAR技术　包括腔内弹簧圈靶血管栓塞术，腔内覆膜支架修复术等。脾动脉瘤由于脾脏的血供侧支循环丰富，可通过胃十二指肠动脉、胃短动脉等对脾脏进行供血，目前大部分脾动脉瘤均通过腔内弹簧圈栓塞进行治疗，很少会造成脾脏的缺血。如果解剖条件允许，首选腔内治疗，且不必刻意保留或者重建脾动脉。

根据 2020 年 SVS 指南推荐，肝动脉瘤只要解剖条件允许，首选腔内治疗。但在造影过程须注意肝动脉的侧支循环情况，肝外动脉瘤可行腔内或开放手术重建肝动脉，肝内动脉瘤则直接行弹簧圈栓塞术。

对于腹腔干动脉瘤破裂，2020 年版 SVS 指南推荐如果解剖条件允许，首选腔内治疗。对于肠系膜上动脉瘤、胃网膜动脉瘤或者胃动脉瘤，指南均推荐首选腔内治疗。在对肠系膜上动脉瘤进行处理时须谨慎判断其侧支情况，尽量保留肠系膜上动脉的分支。包括肾动脉主干的动脉瘤，近远端有足够的锚定区，可行腔内覆膜支架修复术；分支动脉瘤或者肾实质内的动脉瘤，可行弹簧圈栓塞术。

2．急性肠系膜上动脉缺血

对于急性肠系膜上动脉缺血病人，需要对病人缺血的情况进行全面评估，采取腔内和开放手术并举的综合方式进行治疗。

目前肠系膜上动脉缺血在肠坏死前腔内治疗的手段包括腔内介入溶栓、取栓、吸栓、腔内支架修复术开放肠系膜上动脉管腔等，同时辅以抗凝治疗。腔内手术可在较短时间内恢复肠道的血供后再对病人的症状体征进行后续的观察，评估是否需要继续进行剖腹探查或肠切除。

（1）一般治疗　去除病因和诱因、吸氧、胃肠减压、补充血容量、纠正水电解质紊乱和酸碱平衡失调、抗感染。

（2）非手术治疗　尽早给予扩血管药物，改善受累肠管血运。尽早使用肝素可降低术后血栓复发率。情况许可时可行选择性动脉造影明确血栓部位并进行介入治疗。DSA 可提供几个互补或独立的治疗方法，如动脉内注射血管扩张剂、溶栓及带或不带支架的血管成形术。但 DSA 是一种创伤性检查，具有潜在肾毒性等缺点，较难施行于危重患者。

（3）外科治疗　包括肠系膜血管切开取栓术和肠切除术。未发生肠坏死者应行取栓术，恢复肠管血运，可避免切除肠管。已发生肠坏死者，应尽早切除其坏死肠管及病变系膜，术中应尽量保留未坏死的小肠，以防发生术后短肠综合征。

根据《2020 年中国急性肠系膜缺血诊断与治疗专家共识》推荐，在病情允许情况下，建议急性肠系膜上动脉缺血早期进行血管内介入治疗，以争取更好的预后。介入术后应持续抗凝（推荐等级：1B）；但是对于腹膜炎病人，原则上仍应进行积极剖腹探查（推荐等级：1B）。

六、肢体缺血性急症

（一）病因和诊断

急性肢体动脉缺血是血管外科临床上很常见的一种急症，包括肢体动脉栓塞、急性动脉血栓形成导致的肢体缺血，可以造成病人的肢体坏死导致截肢甚至死亡。急性肢体动脉缺血对于临床处理的时间窗要求非常高，尽快地恢复病人的肢体血供，对于病人的预后有非常重要的意义。

ACC 以及血管外科协会对于肢体急性缺血的定义为：急性起病 2 周内，肢体出现严重的灌注不良，导致肢体疼痛、苍白、无脉、冰冷、麻木、活动障碍等，威胁肢体的存活。根据肢体急性缺血的严重程度可分为 3 类：Ⅰ类为肢体没有立即发生坏死的可能（没有出现感觉丧失、肌力减弱，动脉搏动可以扪及）；Ⅱ类为肢体存在坏死的可能（轻-中度的感觉或运动丧失，动脉搏动消失，超声下静脉信号存在）。Ⅱ类又分为Ⅱa 和Ⅱb，Ⅱa 类为肢体坏死危险的边缘，而Ⅱb 类为肢体即刻将出现坏死。Ⅲ类为已出现不可逆坏死（大面积的组织坏死或者缺失，不可逆或永久的神经损伤，完全的肢体运动功能丧失、感觉丧失，动脉搏动和静脉信号在超声中均不可探及）。

（二）治疗

对于Ⅰ类急性缺血病人，须尽快行血运重建手术，最好在 6～24h 内，在等待手术期间仍然需要密切观察病人下肢的血供情况评估是否有缺血分期分类的变化。对于Ⅱa 和Ⅱb 类的急性肢体动脉缺血病人，须立即行血运重建手术（6h 以内）。

针对急性下肢动脉缺血的处理，临床常采用导管接触性溶栓、机械性血栓清除术、外科手术取栓等。具体方案须根据临床上能够提供的器械以及外科医生的经验而定。

肢体急性缺血的处理方式是选择腔内治疗还是选择开放手术，须根据病人具体的缺血原因来定，但无论选择哪一种，以最快的方式恢复病人的肢体血供都是最终目的。

无论选择腔内治疗还是外科手术取栓，其原则均为尽快恢复肢体动脉的血供。存在肢体急性缺血病人手术方式的选择，须根据所在医学中心能够提供的器械、病人的缺血情况以及急性缺血的原因来共同制定，对于Ⅰ类或者Ⅱ类病人，尤其是由于急性血栓形成导致的肢体急性缺血，推荐通过腔内导管接触性溶栓进行血运重建，而机械性血栓清除术可以作为腔内导管溶栓的替代选择方案。而对于由于栓塞引起的肢体急性缺血，则推荐外科取栓治疗。

第十八章 >>>
风湿免疫疾病的诊治

　　风湿性疾病（theumatic diseases）泛指影响骨、关节及其周围软组织，如肌肉、滑囊、肌腱、筋膜、神经等的一组疾病。其病因可以是感染性、免疫性、代谢性、内分泌性、退行性、地理环境性、遗传性、肿瘤性等。随着社会发展、卫生水平的提高和生活方式的改变，链球菌感染相关的风湿热已明显减少，而骨关节炎（osteoarthritis，OA）、痛风性关节炎的发病率呈上升趋势。风湿性疾病的发病率高，有一定的致残率，危害人类健康的同时给社会和家庭带来了沉重的经济负担。

　　风湿病的病理改变有炎症性反应及非炎症性病变，不同的疾病其病变主要出现在不同靶组织，由此而构成其特异的临床症状。炎症性反应除痛风性关节炎是因尿酸盐结晶所导致外，其余的大部分因免疫反应引起，后者表现为局部组织出现大量淋巴细胞、巨噬细胞、浆细胞浸润和聚集。血管病变是风湿病的另一常见的共同病理改变，亦以血管壁的炎症为主，造成血管壁的增厚、管腔狭窄，使局部组织器官缺血，弥漫性结缔组织病的广泛损害和临床表现与此有关。

一、类风湿关节炎

　　类风湿关节炎（rheumatoid arthritis，RA）是一种常见的慢性、高致残性自身免疫疾病，是一种以侵蚀性关节炎为主要临床表现的自身免疫病，可发生于任何年龄。该病在人群中的发病率约为1%，女性发病率是男性的2～3倍。它可在任何年龄发病，但多在35～50岁。RA作为一种进展性关节疾病，如果关节炎症得不到很好的控制，将会造成关节软骨与骨破坏。一般来说，RA患者的关节破坏一旦发生基本不可逆，如不及时治疗，三年致残率高达70%。RA不仅累及关节，还可累及关节外组织，如出现类风湿结节、皮肤黏膜病变、浆膜炎、心血管病变、肺部病变、神经病变、眼部病变和血液系统疾病等，造成严重的不可逆性损害。

（一）病因

　　类风湿关节炎的病因研究迄今尚无定论，目前认为是遗传易感因素、环境因素及免疫系统失调等各种因素综合作用的结果。

1. 环境因素

目前没有证实有导致本病的直接感染因子，但一些感染因素（细菌、支原体和病毒等）可能通过某些途径影响 RA 的发病和病情进展。其机制为：

① 活化 T 细胞和巨噬细胞并释放细胞因子。

② 活化 B 细胞产生 RA 抗体，滑膜中的 B 细胞可能分泌致炎因子，如 TNF-α、B 细胞可以作为抗原呈递细胞（Antigen-presenting cells，APC），提供 CD4＋细胞克隆增殖和效应所需要的共刺激信号。

③ 感染因子的某些成分和人体自身抗原通过分子模拟而导致自身免疫性的产生。

2. 遗传易感因素

流行病学调查显示，RA 的发病与遗传因素密切相关。家系调查发现 RA 患者的一级亲属发生 RA 的概率为 11％。对双生子的调查结果显示，单卵双生子同时患 RA 的概率为 12％～30％，而双卵双生子同患 RA 的概率只有 4％。许多地区和国家进行研究发现 HLA-DR4 单倍型与 RA 的发病相关。

3. 免疫系统失调

免疫系统失调是 RA 的主要发病机制，是以活化的 CD4＋T 细胞和 MHC-Ⅱ型阳性的 APC 浸润滑膜关节为特点的。滑膜关节组织的某些特殊成分或体内产生的内源性物质也可能作为自身抗原被 APC 呈递活化 CD4＋T 细胞，启动特异性免疫应答，导致相应的关节炎症状。在病程中，T 细胞库的不同 T 细胞克隆因受到体内外不同抗原的刺激而活化增殖，滑膜的巨噬细胞也因抗原而活化，使细胞因子如 TNF-α、IL-1、IL-6、IL-8 等增多，促使滑膜处于慢性炎症状态。TNF-α 进一步破坏关节软骨和骨，结果造成关节畸形。IL-1 是引起 RA 全身性症状如低热、乏力、急性期蛋白合成增多的主要细胞因子，是造成 C 反应蛋白和红细胞沉降率升高的主要因素。另外，B 细胞激活分化为浆细胞，分泌大量免疫球蛋白。免疫球蛋白和 RF 形成的免疫复合物，经补体激活后可以诱发炎症。RA 患者体内中过量的 Fas 分子或 Fas 分子和 Fas 配体比值失调都会影响滑膜组织细胞的正常凋亡，使 RA 滑膜炎免疫反应得以持续。

（二）诊断

1. 临床表现

类风湿关节炎患者可出现相对较轻的症状，偶尔急性加重，然后长时间缓解（在此期间，疾病不活动），重度、稳定进展的疾病，可进展缓慢或迅速。类风湿关节炎可突然发生，全身多关节同时发病。但更常见的是缓慢发病，逐渐累及不同的关节。关节炎症常是对称性的，也就是说身体一侧的某个关节发病时，身体另一侧的相同关节也发病。多为对称性、持续性手足小关节肿胀疼痛，常累及近侧指间关节，包括双侧腕关节、桡尺下关节、第 2～5 指的掌指关节和近侧指间关节、跖趾关节和趾间关节（大脚趾）。类风湿关节炎也会影响颈椎。脊柱下部和指尖的关节不受影响。发炎的关节通常会出现疼痛和僵硬感，尤其是在刚醒后（伴晨僵，晨僵时间大于 1h）或长时间不活动后。有些人会感到疲倦和无力，特别是午后不久。受累膝关节后方可出现囊肿并可发生破裂，导致小腿的肿胀和疼痛。类风湿关节炎也可累及颈部，导致颈部骨骼不稳定，增加骨骼压迫脊髓的风险。

大约 30% 的类风湿关节炎患者在炎症附近的皮下出现坚硬的肿块（类风湿结节），通常出现在压力承受部位的附近（如前臂近肘部后方）。部分患者出现较硬的皮下结节（以近端指间关节、掌指关节、腕和足趾小关节受累最多见）。晚期出现关节周围肌肉萎缩，掌指关节尺侧半脱位，近端指间关节梭形肿胀，手指天鹅颈及纽扣花样畸形，跖趾关节外侧偏斜，肘、膝、踝关节强直等。其他可有低热、乏力、全身不适、食欲下降、体重下降等关节外表现。

病理生理特点：早期、基本的病变主要在关节滑膜，滑膜明显充血、水肿、增厚，较多浆液渗出到关节腔内。滑膜急性期表现为渗出性和细胞浸润性，慢性期滑膜逐渐增厚，表面形成血管翳（含大量巨噬细胞、纤维母细胞，富含毛细血管肉芽组织），侵蚀破坏关节软骨及软骨下骨质，关节软骨变性、破坏，软骨下骨质的吸收，关节骨质破坏及邻近骨骼骨质疏松，进而会出现强直、畸形和严重的继发性退行性骨关节炎。

由于覆盖在关节内衬面的软组织肿胀（滑膜炎），有时出现关节积液（滑液），所以受累关节常可出现压痛、发热和肿大症状。关节可很快出现畸形。关节可能在某个位置僵直而不能完全屈曲和伸直，从而导致运动范围受限。病变手指轻度移位并偏向小指，引起手指肌腱也脱离原来的位置，或出现其他畸形（见鹅颈畸形和纽扣畸形）。肿胀的手腕可出现腕管综合征，并因此挤压到神经，引发麻木或麻刺症状。

少数情况下，类风湿关节炎也可导致血管发炎（血管炎）。血管炎会减少组织的血液供应，并可能导致神经损伤或腿疮（溃疡）。肺包膜（胸膜）或心包膜（心包）的炎症，或者心肺的炎症及瘢痕化可导致胸痛或呼吸短促。有些患者可出现淋巴结肿大（淋巴结病）、Felty 综合征（白细胞计数低和脾肿大）、干燥综合征（口眼干燥）、眼白（巩膜）变薄或炎症导致眼睛发红受刺激（巩膜外层炎）。

2. 诊断

根据中华医学会风湿病学分会《2018 中国类风湿关节炎诊疗指南》，RA 的早期诊断对治疗和预后影响重大，临床医师需结合患者的临床表现、实验室和影像学检查做出诊断。建议临床医师根据 RA 患者的症状和体征，在条件允许的情况下，恰当选用 X 线、超声、CT 和 MRI 等影像技术。

（1）关节肿痛　如有一个以上关节出现明确的关节滑膜肿胀，并有滑膜炎证据，且不存在其他病因，则可怀疑是类风湿关节炎。如果患者同时满足以下标准的特定组合，医生则可确诊为类风湿关节炎：①关节的受累情况符合类风湿关节炎的最典型特征；②血中类风湿因子和/或抗环瓜氨酸多肽（抗 CCP）抗体水平高；③血中 C 反应蛋白和/或红细胞沉降率（ESR）水平高；④症状持续至少 6 周。

（2）实验室化验　通过血液化验测定患者的类风湿因子和抗 CCP 抗体水平，通常也会测定 C 反应蛋白和/或 ESR 水平。很多类风湿关节炎患者的血液中存在独特的抗体，如类风湿因子和抗 CCP 抗体。可监测 ESR 或 C 反应蛋白水平，以此确定疾病是否处于活动期。

对关节进行穿刺，抽取滑液样本。通过对滑液进行检查，可确定是否符合类风湿关节炎的特征，并排除其他可导致相似症状的疾病。滑液检查对确诊类风湿关节炎很有必要，但并非每次发作导致关节肿胀时，都需要做滑液检查。

（3）影像学检查　手、手腕和受累关节的 X 光检查可显示由类风湿关节炎导致的特征性关节改变。满足疑似条件，并有放射学典型 RA 骨破坏改变，可明确诊断为 RA。X 光检查为首选的检查手段，显示出的病变多为 RA 较晚期改变，特异性低。超声可显示滑膜和腱鞘的改变，不宜评价骨骼病变。MRI 可检测早期关节异常，但最开始时通常不需要。MRI 的组织分辨率高，基本上可以显示 RA 的全病程病理改变，是检查早期 RA，观察治疗滑膜炎、骨髓水肿程度和关节侵蚀程度可靠的方法之一。

（三）治疗

RA 的治疗原则为早期、规范治疗，定期监测与随访。RA 的治疗目标是达到疾病缓解或低疾病活动度，即达标治疗，最终目的为控制病情、减少致残率，改善患者的生活质量。

早期类风湿关节炎（通常被定义为在 3~6 个月发病）的治疗，已被证明可以提高缓解率和延缓关节破坏的发生。

对 RA 治疗未达标者，建议每 1~3 个月对其疾病活动度监测 1 次；对初始治疗和中/高疾病活动者，监测频率为每月 1 次；对治疗已达标者，建议其监测频率为每 3~6 个月 1 次。

1. 药物治疗

（1）抗风湿药　缓解病情的抗风湿药（DMARDs）是主要的治疗方法。实际上可能延缓病情发展并缓解症状，它们往往是用于类风湿关节炎确诊后。用于 RA 治疗的药物中甲氨蝶呤（MTX）是一线 DMARDs。轻微的早期发病的类风湿关节炎可以通过单用 MTX 成功治疗。出现较大的关节累及和/或不良预后因素（如血清类风湿因子）通常需要 MTX 和生物制剂联合治疗。使用 MTX 的副作用是可能会造成骨质疏松和不全骨折。

（2）非甾体类抗炎药　非甾体类抗炎药（NSAID）可减轻病变关节的肿胀并缓解疼痛。它们既可以通过口服，也可直接涂在疼痛关节的皮肤上。类风湿关节炎不同于骨关节炎，类风湿关节炎会导致大量炎症。因此，减轻炎症的药物（包括非甾体类抗炎药）比减轻疼痛但不减轻炎症的药物（如对乙酰氨基酚）具有一个重要的优势。然而，所有的非甾体类抗炎药（包括阿司匹林）可引起副作用，令胃部不适，其他可能的副作用包括头痛、意识模糊、高血压恶化、肾功能恶化、肿胀和血小板功能下降、增加心脏病和中风的风险。阿司匹林不再用于治疗类风湿关节炎，因为其有效剂量通常具有毒性。

（3）糖皮质激素　制剂众多，皮质类固醇是现有的最强效抗炎药物。它们可用于发生炎症的任何疾病，严重炎性反应时，这类药物常常可以挽救患者的生命。代表性药物有强的松、地塞米松、氟羟氢化强的松、倍他米松、倍氯米松、氟尼缩松和氟替卡松。所有这些药物均为强效药物（不过效能取决于使用剂量）。氢化可的松是一种较为缓和的皮质类固醇，为非处方药的皮肤软膏剂。

皮质类固醇抑制炎性反应，可降低身体抗感染的能力，特别是口服或静脉给药时。长期使用皮质类固醇药物，特别是大剂量时，尤其是通过口服或静脉给药时，总会产生很多不良反应，几乎涉及人体的每个器官。由于这种副作用，当存在感染时要格外小心。口服和静脉注射使用可能导致或加重高血压、心力衰竭、糖尿病、消化道溃疡和骨质疏松症。因此，只有当利大于弊时，皮质类固醇才可用于以上情况。吸入型皮质类固醇和皮肤外用皮质类固醇的副作用远远少于口服、静脉输注或注射剂型。

（4）免疫抑制药物　免疫抑制药物会抑制免疫系统，并有助于防止其攻击人体自身的组织。这些有效的药物中的每一种都可以减慢疾病的进程并减少对关节附近骨骼的损害。然而，免疫抑制药物通过抑制免疫系统，可能会增加感染和某些癌症的风险。免疫抑制药物包括硫唑嘌呤和环孢霉素。硫唑嘌呤和环孢霉素可有效治疗严重的类风湿关节炎。硫唑嘌呤和环孢菌素的疗效与某些 $DMARD_s$ 药物差不多，但是它们具有潜在的毒性和严重的副作用，包括肝脏疾病、感染易感性增加、骨髓造血受到抑制（中性粒细胞减少症）以及某些癌症的风险增加。此外，环孢素会导致肾功能受损、高血压、痛风和糖尿病。考虑怀孕的女性在使用免疫抑制剂之前一定要咨询医生。

（5）生物制剂　通过基因工程制造的单克隆抗体，称之为生物制剂，是近十多年来风湿免疫领域最大的进展之一。这类药物是利用抗体的靶向性，通过特异地阻断疾病发病中的某个重要环节而发挥作用。到目前为止，已有十余种生物制剂上市或正处在临床试验阶段。用于治疗类风湿关节炎的生物制剂包括阿巴西普、利妥昔单抗、抑制肿瘤坏死因子（TNF）的药物（阿达木单抗、塞妥珠单抗、依那西普、戈利木单抗和英夫利昔单抗）、白介素 1 受体阻滞剂（阿那白滞素）、白介素 6 受体阻滞剂（托珠单抗）和 Janus 激酶抑制剂（托法替尼、巴瑞替尼）。与免疫抑制药物一样，生物制剂可以抑制炎症，因此可以避免或以较低剂量使用皮质类固醇。因此，通过干扰免疫系统，生物制剂可能会增加感染和某些癌症的风险。

2. 物理治疗

除使用减轻关节炎的药物外，类风湿关节炎的治疗计划中还应包括非药物治疗，如锻炼、物理疗法（包括按摩、牵引和深层热疗）以及职业疗法（包括自助设备）。

对发炎的关节应进行轻柔拉伸，以免它们僵硬在一个位置。热疗对缓解病情有帮助，因为热疗可通过减轻僵直和肌肉痉挛，提高肌肉功能。在炎症消退后，有规律的、积极的锻炼是有帮助的，但不要产生疲劳感。僵硬关节的治疗包括加强锻炼和结合使用夹板，逐渐使关节伸直。冷疗可用于减轻由某个关节暂时加重而导致的疼痛。被类风湿关节炎致残的患者可借助多种辅助设备完成日常工作。例如，特制的矫形鞋或运动鞋可减轻行走时的疼痛，夹持器等自助设备可减少用力抓握。

3. 手术

如果药物无效，可能需要手术治疗。外科修补必须从全局进行考虑。例如，变形的手或胳膊在康复过程中会限制使用拐杖的能力，从而严重影响了膝和腿部的恢复，限制了髋关节手术的益处。要针对每个病人设定合理的目标，要考虑到他的能力。可在疾病活动期行外科修复。

当关节病变发展到晚期时，手术置换膝关节或髋关节是恢复运动能力和功能的最有效措施。当关节疾病发展到晚期，可切除关节或进行关节融合术，特别是对于足关节，这样能减少行走时的疼痛。大拇指可用手术融合在一起，便于患者进行夹捏动作；颈部顶端的不稳定椎骨可用手术融合在一起，防止脊髓受到压迫。

如果损伤导致功能严重受限，可行人工关节置换术。全髋关节置换和全膝关节置换一贯都是最成功的治疗措施。

4. 调整生活方式

加强休息、注意饮食营养、锻炼和戒烟。应停止使用重度发炎的关节，因为使用它们会加重炎症。有规律的休息有助于缓解疼痛，有时在疾病严重发作时或疾病最活跃、最疼痛阶段，需短期完全卧床休息。使用夹板可固定和制动一个或几个关节，但有些关节需经常活动，防止关节强直及附近肌肉的肌力减退。

规律健康的饮食适用于所有患者。多摄入鱼类（Ω-3 脂肪酸）和植物油，限制红肉的摄入，可部分缓解某些患者的症状。有些患者在摄入某些食物后可能会出现急性加重，如果是这样，应避免摄入这些食物，不过急性加重的情况很少发生。尚无特定食物被证实可导致急性加重。应避免采用时尚减肥食谱。

二、骨关节炎

骨关节炎（osteoarthritis）一种非炎症性的退行性关节病，表现为关节疼痛、僵硬，特别是长时间活动后。好发于 50 岁以上人群，女性多于男性，本病不同程度的影响中老年患者的生活质量。

（一）病因

骨关节炎常累及操作多、负重大的关节，初期为单发，晚期为多发。骨关节炎的主要病理改变为软骨退行性变性和消失，以及关节边缘韧带附着处和软骨下骨质反应性增生形成骨赘，并由此引起关节疼痛、僵直畸形和功能障碍。

目前病因尚不明确。一般认为本病病因是老年性组织变性及慢性损伤，但认为主要与年龄增长和肥胖有关。另外可能与关节过量活动（如关节经常剧烈活动）、关节外伤、遗传、骨内高压、骨质疏松、代谢及内分泌异常有关。经常提重物、弯腰工作、姿势不良等都是致病因素。老年人的软骨细胞变大，含有较多的溶酶体，无细胞分裂，基质内的蛋白黏多糖含水量减少，蛋白质含量增加，这些变化使老年人软骨的弹性减弱。

早期病变为软骨变性，最初软骨基质内水分增加，软骨细胞增殖活跃，随之可见软骨细胞坏死及软骨基质破坏。软骨细胞损伤之后，就不能产生正常的软骨基质，同时又可释放出破坏性酶，使病变发展。软骨变色、软化、脱落，骨面暴露并且硬化。软骨成分发生改变，从而使软骨弹性降低甚至消失，承重软骨面从正常的光滑状态变为破棉絮状，软骨下骨露出，由于不断摩擦，骨面变得很光滑，呈象牙样骨，而非承重软骨面出现修复，软骨边缘、关节囊和韧带附着处有保护性新骨增生，在关节缘产生骨刺和骨赘。骨刺或骨赘脱落即成关节内游离体（关节鼠）。晚期滑膜肥厚。整个过程还涉及韧带、关节囊、滑膜及关节周围肌肉，最终导致关节疼痛和功能丧失。

（二）诊断

1. 临床表现

（1）关节僵硬　早期可见关节僵硬，如膝关节长时间处于某一体位时，自觉活动不利，起动困难，后逐渐出现关节不稳，关节屈伸活动范围减少及步行能力下降，尤以上下台阶、下蹲、跑、跳等能力下降更加明显。晨僵提示滑膜炎的存在。但和类风湿关节炎不同，时间比较短暂，一般不超过 30 分钟。粘着感指关节静止一段时间后，开始活动时感到僵硬，如粘住一般，稍活动即可缓解。上述情况多见于老年人下肢关节。有些骨关节病晚期病人还可能出现一些下肢畸形，以膝内翻最常见，即俗称的"罗圈腿"。

（2）疼痛　症状在晨起和久坐久立时最为明显，活动片刻即缓解，但活动过多后又觉不适。局部无肿胀，可有轻度压痛。关节软骨面破坏，软骨下骨质暴露后，疼痛加重。骨端静脉充血，骨内压增高后，静止时也会有疼痛症状。症状缓慢加剧，骨刺刺激肥厚的滑囊皱襞时尤甚。晚期会出现关节畸形和局部肿胀，但无纤维性强直。发病部位在颈、腰椎时可有脊神经根放射性疼痛。

（3）关节肿胀　因局部骨性肥大或渗出性滑膜炎引起，可伴局部温度增高、积液和滑膜肥厚，严重者可见关节畸形、半脱位等。关节活动弹响（骨摩擦音），以膝关节多见。

注意区分误诊：

（1）类风湿关节炎　多发生于年轻女性，首发"症状"多为对称性小关节疼痛、肿胀及晨僵。常伴有全身不适和乏力。一般从四肢远端的小关节开始，然后发展到慢性持续性对称性多个关节炎。常被累及的部位有双手腕、掌指及近端指间关节，其他关节如肘、肩、膝、踝、脚趾关节等也易被累及。

（2）强直性脊柱炎　多在 40 岁以前发病，男性多于女性。病人一般早期出现下腰部及臀部疼痛，晚期可发生脊柱强直，活动受限，髋关节亦常受累，有时症状与骨关节炎相似。关节疼痛常始于下肢大关节如髋、膝、踝等，多为非对称性。骶髂关节病变是其突出的表现之一。X 线表现和骨关节炎有明显不同。

2. 诊断

常用诊断技术有体格检查、实验室诊断、超声诊断、影像学检查以及关节镜像等。

（1）影像学检查　X 射线照片可见软骨下骨质硬化、关节腔狭窄、关节软骨边缘有骨质增生、关节内有游离体。平片的一般有典型表现，主要为关节间隙狭窄、软骨下骨质硬化、边缘唇样变及骨赘形成、关节周围骨内囊状改变等。在脊柱除上述改变外，如髓核突出至上下椎体内形成软骨下结节，即所谓许莫氏结节，有时须与脊椎占位性病变鉴别。

CT 和 MRI 检查能清晰显示关节病变、椎间盘突出，MRI 还可发现软骨破坏、韧带病变、滑囊炎、滑膜病变等，大大提高了骨关节炎的早期诊断率。

（2）体格检查　本病临床过程缓慢，即或使用骨扫描、关节镜检查或骨内压测定，能见到的病例都已属晚期。关节液检查可见细胞数增加，化验室检查无重要所见，病史和临床表现是主要依据。

体格检查简便易行，常能为风湿病的诊断提供重要的资料和线索，并能为疾病之间的鉴别诊断提供重要依据，是重要而基本的物理学检查方法。体格检查中以骨关节的检查最为重要。

① 腕关节及手关节　腕关节由桡骨、尺骨与腕骨之间多个关节连接而成。正常腕关节活动范围为背伸 70°～80°、屈腕 80°～90°、桡偏运动 20°～30°、尺偏运动 40°。手的休息位为腕关节背伸 10°～15°，并有轻度尺偏，手的掌指关节及指间关节半屈曲，拇指轻度外展，指腹接近或触及食指远端指间关节的桡侧，第 2～5 指的屈度逐渐增大，呈放射状指向舟骨。手的功能位为腕背伸 20°～30°，拇指充分外展，即掌指关节及近端指间关节半屈曲，而远端指间关节微屈曲。

患者手指关节的退行性变表现在远端指间关节的 Heberden 结节，好发于中指和食指，第一掌指关节的退行性变可引起腕关节桡侧部位的疼痛。Heberden 结节的发生与遗传及性别有关，女性多见，大多无明显疼痛，但可有活动不便和轻度麻木刺痛。

② 膝　患者坐位，检查者一手活动膝关节，另一手按在所查关节上，关节活动时可感到"咔哒"声。可能为软骨缺失和关节欠光整所致。

原发性骨关节炎影响膝关节最为常见。患者常诉关节有"咔哒"音，走路时感疼痛，休息后好转，久坐久站时觉关节僵硬，走动及放松肌肉可使僵硬感消失。症状时轻时重，甚至每天可有差别。关节肿大常由骨质增生或少量渗液所致，急性肿胀提示关节腔内出血。

③ 脊柱　正常脊柱有 4 个生理弯曲，即颈曲、胸曲、腰曲、骶曲。由于年龄、运动训练、脊柱结构差异等因素，脊柱活动范围存在较大的个体差异。决定脊柱活动的主要为颈椎和腰椎。

在颈椎，钩椎关节边缘的骨赘可使颈神经根穿离椎间孔时受挤压而出现反复发作的颈局部疼痛，可放射至前臂和手指，且可有手指麻木及活动欠灵等。椎体后缘的骨赘可突向椎管而挤压脊髓，引起下肢继而上肢麻木、无力，甚而有四肢瘫痪。椎动脉受压时可有基底动脉供血不足的表现。胸椎的退行性变较少发生。在腰椎，腰 4～腰 5，腰 5～骶 1 是最易发生椎间盘突出之处，主要症状为腰痛伴坐骨神经痛。脊柱的继发性骨关节炎多由于脊柱先天性畸形、侧凸、骨折和骨结核等引起。

④ 骨盆　骨盆由骶骨、尾骨和髋骨组成。人直立时骨盆前倾，两侧髂前上棘和耻骨结节位于同一冠状面上。正常骨盆倾斜角，男性 50°～55°，女性 55°～60°。

髋关节的原发性骨关节炎在我国较为少见。继发性者常由股骨头或股骨颈骨折后缺血性坏死，或先天性髋脱位，类风湿关节炎等引起。临床表现主要为髋部疼痛，当病情发展严重时，髋关节屈曲内收，代偿性腰椎前凸，下背部疼痛，甚至不能行走。检查髋关节局部压痛，活动受限，"4"字试验阳性。

（三）治疗

骨关节炎是骨关节生理性退化的表现，尚无逆转或中止该病进展的药物。治疗的目的是减轻疼痛、缓解症状、阻止和延缓疾病的发展、保护关节功能、以防残废。采用综合治疗，包括病人教育、药物治疗、理疗及外科手术治疗。

1. 一般治疗

患者要了解该病的危害性及早期治疗的重要性，提高患者对危险因素的认识，消除和避免致病因素，有利于控制疾病和功能的恢复，同时要树立战胜疾病的信心。

（1）保护关节　应限制关节负重活动，避免过久站立或长距离步行，可使用手杖以减轻受累关节负荷；体重超标者宜减轻体重；要注意患病关节保暖，避风寒；严重时可短期卧床休息，完全制动。

（2）物理疗法　急性期关节发热、肿胀宜先进行局部冷敷，退热消肿后可应用热敷。慢性期还可应用红外线、超短波、针灸、蜡疗、按摩等。牵引疗法对颈椎病神经根型患者效果较好，可以松弛肌肉，缓解疼痛，并能防止神经根相邻的组织形成粘连，但须在专科医生指导下进行。

（3）推拿和中药　推拿、针灸治疗在减轻骨关节炎症状方面有明显效果。中药帖剂可活血止痛，有时亦有良效。

（4）功能锻炼　合理的锻炼可恢复肌肉收缩力、关节灵活度和防治骨质疏松，不合理的锻炼则会增加关节负荷，引起软骨的进一步损伤，从而加重临床症状。体育锻炼要循序渐进，防止关节过度运动和负重，避免关节机械性损伤。锻炼应尽量在关节不负重下屈伸活动，建议健肢立地负重，患肢屈伸关节活动，或坐位进行关节屈伸锻炼。尽量不要做下蹲等会加重关节负荷的活动。针对髋关节、膝关节可以在床上练习仰卧起坐、直腿抬高等。游泳是一项非常适合膝骨性关节炎患者的运动项目，但蛙泳要求膝关节发力，有时会造成不好的结果，故建议采用自由泳、仰泳。

2．药物治疗

（1）改善症状的药物　镇痛剂如对己酰氨基酚有镇痛作用，但抗炎作用弱。NSAID 有抗炎止痛的特点，用药后可减轻关节疼痛，改善关节活动度，此类药应用广泛，起效快，镇痛效果好，但不能控制原发病的病情进展；该类药物对消化道、肾脏以及心血管系统有一定副作用，临床应用时需要随访，如在有消化道及肾脏基础疾病、老年人群中应用时则更要谨慎。选择性 COX-2 抑制剂塞来昔布等药物可减少胃肠道副作用，疗效与传统 NSAID 相似，目前已得到临床的广泛应用。

改善病情的 DMARDs 的共同特点是具有改善病情和延缓病情进展的作用，可以防止和延缓特别是 RA 的关节骨结构破坏。其特点是起效慢，通常在治疗 2～4 个月后才显效果，病情缓解后宜长期维持。

（2）糖皮质激素　糖皮质激素（glucocorticoid，GC）的制剂众多，根据半衰期分类：短效的包括可的松、氢化可的松；中效的包括泼尼松、泼尼松龙、甲泼尼龙、曲安西龙等，长效的包括地塞米松、倍他米松等。其中氢化可的松、泼尼松龙和甲泼尼龙为 11-位羟基化合物，可不经过肝脏转化直接发挥生理效应，因此肝功能不全患者优先选择此类 GC。

长期大量服用 GC 不良反应非常多，包括感染、高血压、高糖血症、骨质疏松、撤药反跳、股骨头无菌性坏死、肥胖、精神兴奋、消化性溃疡等。故临床应用时要权衡其疗效和副作用，严格掌握适应证和药物剂量，并监测其不良反应。不宜全身用药，仅在对其他治疗无效，关节有急性炎症发作表现或有关节周围滑膜炎、肌肤炎等可给予关节腔内或病变部位局部注射。不宜反复使用。同一部位二次注射间隔时间至少在 3 个月以上。

（3）软骨保护剂　可缓解症状，维持和恢复关节功能。如聚氨基葡萄糖。

（4）黏弹性补充疗法　是向关节腔内注射大分子量的透明质酸（hyaluronic acid，HA）溶液，减轻滑膜炎症、软骨破坏和改善关节功能，阻断局部病变的恶性循环。

3．外科和关节镜下治疗

根据病情采用关节镜下关节冲洗、骨软骨移植、软骨细胞或间质干细胞移植、关节畸形严重者，可采取截骨矫形术、滑膜切除、关节破坏，功能障碍严重者可行关节置换。

（四）预防

本病好发于中老年人负重大关节，故对于中老年人应做好：

（1）控制体重或减肥。肥胖是本病发生的重要原因，故中老年人应控制体重，防止肥胖。体重下降后能够防止或减轻关节的损害，并能减轻患病关节所承受的压力，有助于本病的治疗。

（2）避免长时间站立及长距离行走。

（3）及时和妥善治疗关节外伤、感染、代谢异常、骨质疏松等原发病。

（4）补钙。应以食补为基础，要注意营养的平衡，多食奶制品（如鲜奶、酸奶、奶酪）、豆制品（如豆浆、豆粉、豆腐、腐竹等）、蔬菜（如金针菇、胡萝卜、小白菜、小油菜）及紫菜、海带、鱼、虾等海鲜类。同时应多见阳光及补充维生素 D，以促进钙吸收。必要时，适量补充钙剂，如葡萄糖酸钙、巨能钙是临床常用性价比高的补钙品。

（5）坚持适量体育锻炼，防止骨质疏松。有规律的运动能够通过加强肌肉、肌腱和韧带的支持作用而有助于保护关节，预防骨关节病的发生。

（6）注意关节保暖。这一点对于预防骨关节病也很重要。关节受凉常诱发本病的发生。

三、系统性红斑狼疮

系统性红斑狼疮（systemic lupus erythematosus，SLE）是一种涉及许多系统和脏器的自身免疫性疾病，发病缓慢，隐袭发生，临床表现多样、变化多端。由于细胞和体液免疫功能障碍，产生多种自身抗体。可累及皮肤、浆膜、关节、肾及中枢神经系统等，并以自身免疫为特征，患者体内存在多种自身抗体，不仅影响体液免疫，亦影响细胞免疫，补体系统亦有变化。

（一）病因和诊断

1. 发病机理

主要是由于免疫复合物形成。确切病因不明，可能与多种因素有关。包括遗传因素、感染、激素水平、环境因素、药物等。病情呈反复发作与缓解交替过程。本病以青年女性多见。中国患病率高于西方国家，可能与遗传因素有关。

2. 临床表现和体征

红斑狼疮主要的临床特点是两侧面颊有水肿性红斑，鼻梁上的红斑常与两侧面颊部红斑相连，形成一个蝴蝶状的皮疹。患红斑狼疮病人面部的皮疹与狼打架时咬伤的面部疤痕相似，因此这个病被称之为红斑狼疮。

临床表现多变。SLE 可突然以发热起病，也可表现为关节痛和全身不适，隐匿发展数月甚至数年。血管性头痛、癫痫或精神病也可成为首发症状。任何器官系统均可累及。处于相对缓慢发展期的病例可在短时期内恶化。

（1）关节表现　关节症状，从间歇性多关节痛到急性多关节炎，见于 90% 患者，并在数年后可发生关节外其他症状。多数狼疮引起的关节炎无破坏性和致畸性。然而病程长者可发生无骨破坏的关节变形，如掌指关节和指间关节偶发的可复位的尺侧偏斜和鹅颈样畸形，不伴骨或软骨的侵蚀性改变。

（2）皮肤和黏膜表现（其他类型狼疮）　皮肤病变包括颊部蝶形红斑（平坦或高出皮面），通常不累及鼻唇沟。包括面部和颈部暴露区域、前胸和肘部的坚硬的红斑样或斑丘疹样损害。面部蝶形红斑是系统性红斑狼疮的特征性皮损，典型者为面颊和鼻部呈蝶形分布的红色轻度水肿的斑片，皮损消退后不留瘢痕，可有暂时性色素沉着。病情活动时，有时躯干和四肢均可出现对称分布的红色或紫红色斑疹或斑片，可出现掌红斑和甲周红斑。有时可出现在指端和手掌，为紫红色斑丘疹，有时呈紫斑样，中心可有坏死。盘状红斑狼疮的皮损为好发于面部的边界清楚的紫红色浸润斑，表面有黏着性鳞屑，鳞屑下方有角栓。陈旧皮损中心有萎缩和毛细血管扩张，并可有色素沉着和色素减退。亚急性皮肤型红斑狼疮皮损泛发，呈对称分布，颈部、肩、上臂伸侧、前胸、背部好发，腰以下罕见。典型的亚急性皮肤型红斑狼疮皮损消退后不留痕迹，但若环状损害持续时间长，斑块中央有色素减退和毛细血管扩张，此皮损可持续数月甚则留有瘢痕。

皮肤水疱和溃疡少见，有时表现为中毒性表皮坏死松解症，但是黏膜溃疡常见。泛发性或局灶性脱发在 SLE 活动期很常见。脂膜炎可引起皮下结节性病变（有时称为狼疮性脂膜炎或深部狼疮）。血管炎性皮损包括手掌和手指上的斑驳红斑、甲周红斑、甲襞梗塞、荨麻疹和可触及的紫癜。瘀点可能继发于血小板减少症。一些患者出现光过敏。

狼疮肿胀性红斑特点是粉红色到紫罗兰色荨麻疹样非疤痕性斑块和/或结节，有些呈环状，位于暴露部位。狼疮性冻疮的特点是在寒冷气候下，脚趾、手指、鼻子或耳朵出现鲜红色到品蓝色柔软的结节。有些 SLE 患者出现扁平苔藓特征的皮疹。雷诺现象是因手指、脚趾血管痉挛导致特征性变白和发绀。

（3）心肺表现　心肺系统症状包括复发性胸膜炎，伴或不伴胸膜渗出。虽然常可发生轻度肺功能障碍，但狼疮性肺炎少见。偶可发生严重的弥漫性出血。预后通常较差。其他并发症包括肺栓塞、肺动脉高压和肺萎陷综合征。心脏并发症包括心包炎（最常见）和心肌炎。少见的严重并发症有冠状动脉炎、心瓣膜受累和 Libman-Sacks 心内膜炎。进展的动脉硬化是增加疾病危险度和死亡率另一原因。先天性心脏传导阻滞可见于母亲有抗 Ro（SSA）或 La（SSB）抗体的新生儿。

（4）淋巴组织表现　常有全身淋巴结肿大，尤其是儿童、青年；然而纵膈淋巴结肿大并不常见。10％患者有脾大症状。

（5）神经系统表现　中枢或周围神经系统或脑脊膜的任一部分受累可导致神经症状。轻度认知障碍常见。症状包括头痛、性格改变、脑缺血发作、蛛网膜下隙出血、癫痫、无菌性脑膜炎、周围和颅神经病变、横断性脊髓炎、舞蹈症或小脑功能障碍。

（6）肾脏表现　肾脏受累见于疾病的任何阶段，也可为本病的唯一表现。它可以是良性的和无症状的，或为进展性和致命性的。肾脏病变有多种类型，从通常为良性的局灶性肾小球肾炎到通常具致命性的弥散性膜增生性肾小球肾炎均可见到。常见表现包括蛋白尿（最常见）、尿沉渣检查示红细胞和白细胞、高血压和水肿。

（7）产科表现　产科表现包括早期和晚期的流产。在抗磷脂抗体综合征患者中，习惯性流产的风险增加。但在病情缓解 6～12 个月后妊娠可成功，但 SLE 在妊娠期和产褥期易复发。

（8）血液系统表现。血液系统表现包括贫血（自身免疫性溶血），白细胞减少（通常为淋巴细胞减少）和血小板减少（有时为威胁生命的自身免疫性血小板减少）。抗磷脂抗体综合征患者表现为复发性动脉或静脉血栓、血小板减少和高发生率的产科并发症。多种 SLE 的并发症均有血栓形成，包括产科并发症。可能发生巨噬细胞活化综合征。

（9）消化系统表现　消化系统表现是肠道血管炎或肠道功能受影响的症状。此外，SLE 疾病本身或接受大剂量激素或硫唑嘌呤治疗可能导致胰腺炎的发生。症状包括浆膜炎导致的腹痛、恶心、呕吐，以及肠穿孔和假性梗阻表现。SLE 患者偶可发生肝实质病变。

3. 诊断

实验室检查有助于 SLE 与其他结缔组织病鉴别。通常需要包括以下的检查：抗核抗体（ANA）和抗 dsDNA 抗体；血常规；尿液分析；肝肾功能检查。

（1）ANA 荧光试验　在具有相关症状体征的患者中，ANA 荧光试验是 SLE 最佳筛查试验；ANA 阳性者可进一步行特异性的检查如抗 dsDNA 抗体，抗 dsDNA 抗体浓度升高对诊断 SLE 具有高度特异性。

（2）其他抗核抗体和抗细胞浆抗体　ANA 的检测敏感性高，但针对 SLE 是非特异性的；因此，在确诊疾病的过程中还需要其他自身抗体的确定。包括 Ro（SSA）、La（SSB）、Smith（Sm），核糖核蛋白（RNP）和 dsDNA。由于 Ro 主要存在于细胞浆内，所以在有慢性皮损的 ANA 阴性的 SLE 患者中偶可阳性。该抗体是新生儿狼疮和先天性心脏传导阻滞的主要抗体。抗 Sm 抗体与抗 DNA 抗体一样，对 SLE 具有特异性，但敏感性较低。抗 RNP 抗体可见于 SLE、混合结缔组织病和偶发的其他系统性自身免疫性疾病和系统性硬化患者中。

（3）其他血液检查　白细胞减少（通常是淋巴细胞减少）很常见。溶血性贫血亦可发生。血小板减少则较少见，很难与特发性血小板减少性紫癜相鉴别，除非患者有其他明显的 SLE 特征。这些检查结果一项或多项异常提示需测定抗磷脂抗体（如抗心磷脂抗体），该抗体可用酶联免疫吸附试验（ELISA）直接检测。抗磷脂抗体与患者动静脉血栓形成、血小板减少和自发性流产的发生相关，但也可能出现无症状的患者。除溶血性贫血，直接 Coombs 试验阳性是狼疮诊断的一个标准。

（4）尿检查　尿分析异常开始提示肾脏受累。尿内见红细胞和/或白细胞提示肾炎处于活动期。故需定期复查尿分析，即使是那些明显缓解的患者，因为肾脏疾病可能呈无症状表现。尿蛋白＞500mg/天且有血尿（考虑为肾小球来源）或红细胞管型的患者，或 24 小时蛋白尿≥1g（可通过尿蛋白/肌酐估算或留 24 小时尿）的患者，考虑行肾活检。肾组织活检有助于评估肾脏病变的状态和分期（如急性炎症或炎症后瘢痕形成）并指导治疗。对已有慢性肾功能不全及肾小球硬化的患者不主张积极的免疫抑制治疗。

（二）治疗

本病彻底治愈不易，但通过正规治疗，大部分患者可以较好控制病情。为简化治疗，需将 SLE 分成轻型（如发热、关节炎、胸膜炎、心包炎、头痛、皮疹）或重型（如溶血性贫血、血小板减少性紫癜、胸膜和心包严重受累、明显的肾脏损害、急性四肢或消化道的血管炎、各种中枢神经系统受累、弥漫性肺泡出血）。

无论疾病严重程度如何，所有患有 SLE 的患者均可使用抗疟药羟氯喹，因为它能减少疾病的复发并降低死亡率；然而，羟氯喹不可用于 G6PD 缺陷患者，因为它会导致溶血。

1. 轻型或缓解期患者

关节痛可用非甾体抗炎药控制。抗疟药也有效，尤其对关节和皮肤病变改善明显。羟氯喹可降低 SLE 发作频率及死亡率。剂量是口服 5mg/kg·d。羟氯喹偶有骨骼肌或心肌毒性。基线眼科检查应在开始治疗前进行，以排除黄斑病变。药物使用 5 年后应每年进行一次眼科筛查以评估视网膜毒性。其他适用药物包括氯喹 250mg/d 或米帕林 50～100mg/d。

2. 重型患者

治疗包括诱导缓解控制急性重症病情后维持治疗。糖皮质激素是一线治疗药物。泼尼松和其他免疫抑制剂联合治疗通常用于活动性、严重的 CNS 狼疮，复发性浆膜炎，血管炎，对羟氯喹无反应的皮肤表现，弥漫性肺泡出血，心脏表现或活动性狼疮性肾炎。

在中枢神经系统狼疮中，包括横贯性脊髓炎，治疗建议循证依据级别低，选择包括环磷酰胺或静脉用利妥昔单抗。

对于顽固性血小板减少症，400mg/（kg·d）连续 5 天静滴丙种球蛋白可能有用，特别当大剂量皮质类固醇有禁忌时（例如活动性感染患者）。

终末期肾病患者可行肾移植，透析作为替代治疗的方法，尤其对缓解期肾病，预后较好。

第十九章 >>>
皮肤病的诊治

一、皮肤病症状与体征

症状是患者病后对机体生理机能异常的自身体验和感觉，体征是疾病导致患者体表和内部结构发生的可察觉的改变，两者可单独或同时出现。正确识别和判断皮肤病的症状与体征，对临床诊断的建立非常重要，甚至可发挥主导作用。

（一）症状

症状是患者对疾病的主观感觉，如瘙痒、疼痛、感觉异常、乏力、灼热等。

（1）瘙痒　是多种皮肤病最为常见的自觉症状（包括原发性与继发性、外源性与内源性、局限性与泛发性、阵发性与持续性等），可作为诊断的重要依据。亦可为内脏疾病的一种反应，如单纯而无皮损的瘙痒，常提示胆道梗阻、糖尿病、尿毒症、淋巴瘤、甲状腺功能亢进等；而伴有皮损的痒痛，则可能为真菌感染、昆虫叮咬和变态反应性皮炎等。

（2）疼痛　为皮肤病不多见的一种自觉症状，依其性质分为灼痛、刺痛、钝痛、锥痛、撕裂痛、扭转痛、酸痛等，其程度和持续时间在不同皮肤病的不同时期而各异。例如：皮肤晒伤早期表现为灼热感，炎症明显则为灼痛；带状疱疹早期为阵发性刺痛，疼痛时间较短，炎症明显则疼痛为持续性，或为阵发性疼痛，但疼痛时间较久；皮肌炎早期表现为运动后肌肉酸痛，休息后缓解，病情继续发展，酸痛在休息后不能缓解，呈逐渐加重趋势；等等。仔细了解疼痛的性质、程度、持续时间等，是诊断疼痛性皮肤病的重要依据。

（3）感觉异常　为局部皮肤组织的感知异常，主要有浅感觉减退或丧失、蚁走感、感觉过敏、感觉分离等。例如：麻风、股外侧皮神经炎等，表现为受累神经支配区域的浅感觉减退和丧失；皮肤神经官能症为感觉非固定性皮肤蚁走感；脊髓空洞症表现为肢体感觉分离；带状疱疹、多发性神经炎等，表现为局部组织感觉过敏，轻微刺激即可引起强烈反应等；而组织坏死则局部浅感觉丧失；等等。

（二）体征

体征是指体检时所发现的异常组织改变，亦即皮肤病的形态学，分为原发性损害和继发性损害两种，正确识别对皮肤病的诊断十分重要。

1. 原发性损害

原发性损害指皮肤病本身直接引起的组织病理形态的改变。

（1）斑疹　为局限性皮肤颜色的改变，与周围正常皮肤相平，既不隆起亦不凹陷，直径<1cm者称为斑疹，直径>1cm者称为斑片，可呈圆形、椭圆形、环形、不规则形、地图状等多种形态。按其发生的病理及生理基础，有炎症性、充血性、出血性、色素性等多种，如接触性皮炎、猩红热等为炎症性红斑，鲜红斑痣、血管痣为非炎症性红斑，过敏性紫癜为出血性瘀点和瘀斑，黄褐斑、黑变病等为色素性沉着斑，花斑癣、炎症后白斑等为色素性减退斑，白癜风为脱失性白斑等。

（2）丘疹　为局限性高出皮面的实质性损害，直径<1cm。形态多样（圆形、椭圆形、球形、半球形、锥形、多角形、脐凹形），质地不一（柔软、坚实、坚硬），表面粗糙或光滑（绒毛状、棘刺状、覆干燥性鳞屑、紧张光亮），色泽各异（肤色、黑色、红色、褐色）等。

按丘疹发生的解剖位置不同，分为表皮性（如扁平疣、神经性皮炎）和真皮性（如皮肤淀粉样变、发疹性黄瘤）两种。按丘疹发生的病理生理基础不同，分为上皮增生性丘疹（如色素痣、寻常疣），炎症浸润性丘疹（如扁平苔藓、接触性皮炎、湿疹），代谢异常性丘疹（如皮肤淀粉样变、黏液水肿性苔藓），及组织变异性丘疹（如假性湿疣、阴茎珍珠样疹、弹性纤维假黄瘤）等。

介于斑疹与丘疹之间的皮肤损害称为斑丘疹。

（3）斑块　为表皮和/或真皮直径>1cm平顶的浸润隆起性损害，可由多数丘疹融合而成，如斑块状寻常疣、斑块性扁平苔藓、斑块性黄瘤等。

（4）结节　为真皮和/或皮下组织内软或硬的实质性块状物，高出皮面或隐于皮下仅可触及，形状多样（圆形、椭圆形、条索状、不规则形），大小不一（直径一般为0.5~1cm，直径>1cm者称为斑块、肿块或肿瘤）。

按其发生的病理生理基础不同，分为血管性结节（如变应性结节性血管炎、结节性多动脉炎、血管球瘤），浸润性结节（如孢子丝菌病、肉样瘤），代谢异常性结节（如结节性黄瘤、皮肤钙质沉着），肿瘤性结节（如皮肤纤维瘤、脂肪瘤、淋巴瘤）等。

（5）风团　为真皮浅层短暂局限性平顶隆起的水肿性损害。持续时间一般不超过24h，其形态多样，大小不一，颜色淡红、鲜红或苍白，消退后不留痕迹。由真皮深层及皮下组织水肿形成的巨大性风团，称之为血管性水肿，持续时间常超过24h。

（6）疱疹及大疱　为高出皮面、内含液体的腔隙性损害，直径<0.5cm者称为疱疹，直径>0.5cm者称为大疱。疱液为浆液性者称为水疱，疱液为血性者称为血疱。

按腔隙发生的解剖位置不同，分为角层下（如白痱）、棘层内（如单纯疱疹、寻常型天疱疮）、表皮下（如类天疱疮）、基板下（如获得性大疱表皮松解症）等疱疹或大疱。除发生于基板下的水疱，一般表皮内疱疹和水疱消退后不留瘢痕。

介于丘疹和疱疹之间的损害称为丘疱疹。

（7）脓疱　为含有脓液的疱疹，周围常有炎性红晕。

按其发生解剖位置的不同，分为角层下脓疱（如角层下脓疱病）、表皮内脓疱（如脓疱病）和表皮下脓疱（如膜疱）。按其发生原因，分为感染性脓疱（如脓疱疮、脓疱性梅毒疹、牛痘）和非感染性脓疱（如脓疱型银屑病、掌跖脓疱病、坏疽性脓疱病）。

（8）囊肿　为发生于真皮及皮下组织内具有囊性结构的损害，可隆起皮面或隐于皮内，仅可触及，圆形或椭圆形，触之有弹性或囊性感。囊腔含有液体［如阴茎中线囊肿、指（趾）端黏液囊肿］，半固体（如表皮囊肿、皮脂腺囊肿），及其他成分（如皮肤猪囊尾蚴病）等。若囊腔内容物为脓液，称之为脓肿。

2. 继发性损害

继发性损害指原发性损害因搔抓或机械性刺激、继发感染、治疗处理和组织修复等出现的继发性改变，但与原发性损害并不能截然分开。

（1）糜烂　为疱疹或脓疱破裂，或斑疹、丘疹经搔抓等机械性刺激和摩擦导致表皮或黏膜上皮部分缺损，露出的红色湿润面。损害表浅，基底层未完全脱落，愈后不形成瘢痕。

（2）痂　是皮损表面的浆液、脓液、血液、坏死组织、细胞及微生物等混合凝结成的片状或块状物，其厚薄、色泽、性质等依其所含成分而不同，如湿疹、皮炎、带状疱疹等为浆液性病，脓疱疮、Reiter 病等为脓性病，过敏性紫癜、白细胞碎裂性血管炎等为血性痂，坏疽性脓皮病和恶性组织细胞增生症为坏死性痂等。

（3）鳞屑　为脱落或即将脱落的表皮角质层碎片，分为生理性鳞屑和病理性鳞屑。生理性鳞屑主要见于老年人，鳞屑菲薄而细小。病理性鳞屑可呈糠秕样、鱼鳞样、云母状、破布样、袜套或手套样等多种形态，以及脂溢性皮炎的鳞屑呈油腻性等。

（4）浸渍　为皮肤长期浸水、潮湿等导致角质层吸收较多水分，使表皮变白、变软甚至起皱，如浸渍足、浸渍性足癣、间擦疹等。

（5）萎缩　为皮肤组织的退行性变所致的表皮、真皮或皮下组织变薄，外观皮肤凹陷、表面光滑亮泽、皮纹消失。若仅表皮变薄表现为皮肤皱缩；若真皮和/或皮下组织变薄则为皮肤凹陷，触摸局部有塌陷感。

（6）抓痕　指因搔抓引起的点状或线形表皮剥脱，可深达真皮乳头层，露出红色基底面，可结血痂。一般表皮缺损不留瘢痕，而真皮缺损可留有瘢痕。

（7）裂隙　亦称皲裂。指皮肤线状楔形裂缝，深达表皮、真皮或皮下组织不等，基底较窄。裂隙仅见于表皮者称为裂纹或皲，好发于面部及手背；深达真皮或皮下组织可有出血，多发生于掌、跖、关节等部位。

（8）溃疡　为真皮和/或皮下组织的皮肤或黏膜缺损，边缘常不规整。多见于损害累及真皮和/或皮下组织的疾病，常由脓疱、脓肿、结节、肿块等破溃而成，其大小、深浅、形状、边缘、基底等依受损程度和原发病而异，愈后留有瘢痕。

（9）瘢痕　为修复真皮和/或深层组织缺损或损伤的新生结缔组织及表皮，表面光滑无毛，失去正常皮肤纹理，无皮脂腺、汗腺开口，形状不规则，与周围正常皮肤分界清楚。明显高起皮面者称肥厚性瘢痕，菲薄凹陷者称为萎缩性瘢痕。

（10）苔藓样变　系由经常搔抓和（或）摩擦使角质层及棘细胞层增厚和真皮慢性炎症而形成的肥厚性斑块状损害，表面干燥粗糙、皮峰突起、皮沟加深增宽。可见多数聚集成片的多角形小丘疹，质较硬，似牛皮样。

（11）毛细血管扩张　为扩张的局限性或泛发性网状、树枝状或直或弯曲的皮下细丝状细小动脉和/或静脉，鲜红或暗红色，压之褪色或不完全褪色，可为局限性或泛发性。

二、皮肤病的外用药物治疗

皮肤病是皮肤（包括毛发和甲）受到内外因素的影响后，其形态、结构和功能发生变化，产生病理过程，出现相应的临床表现。皮肤病是影响人体健康的常见病、多发病，发病率高，严重时甚至可危及生命。

外用药在皮肤病的治疗中占有非常重要的地位，是治疗皮肤病的重要手段。局部用药时皮损局部药物浓度高、系统吸收少，因而外用药具有疗效高和不良反应少的特点。药物经皮吸收是外用药物治疗的理论基础。在使用外用药时，必须对各种药物的作用、性质和浓度有所了解，并掌握各种剂型的选择及使用原则。

（一）外用药物的剂型

1. 溶液

溶液（solution）是药物的水溶液，具有清洁、收敛作用，主要用于湿敷。湿敷有减轻充血水肿和清除分泌物及痂皮等作用，如溶液中含有抗菌药物还可发挥抗菌、消炎作用，主要用于急性皮炎湿疹类疾病。常用的有 3％硼酸溶液、0.05％～0.1％小檗碱溶液、1：8000 高锰酸钾溶液、0.2％～0.5％醋酸铝溶液、0.1％硫酸铜溶液等。

2. 酊剂和醋剂

酊剂（tincture）是药物的酒精溶液或浸液。酊剂外用于皮肤后，酒精迅速挥发，将其中所溶解的药物均匀地分布于皮肤表面，发挥其作用。常用的有 2.5％碘酊、复方樟脑酊等。

3. 粉剂

粉剂（powder）有干燥、保护和散热作用，主要用于急性皮炎无糜烂和渗出的皮损，特别适用于间擦部位。常用的有滑石粉、氧化锌粉、炉甘石粉等。

4. 洗剂

洗剂（lotion）也称振荡剂，是粉剂（30％～50％）与水的混合物，二者互不相溶，有止痒、散热、干燥及保护作用。常用的有炉甘石洗剂、复方硫黄洗剂等。

5. 油剂

油剂（oil）用植物油溶解药物或与药物混合，有清洁、保护和润滑的作用，主要用于亚急性皮炎和湿疹。常用的有 25％～40％氧化锌油、10％樟脑油等。

6. 乳剂

乳剂（emuision）是油和水经乳化而成的剂型。有两种类型，一种为油包水（W/O），油为连续相，有轻度油腻感，主要用于干燥皮肤或在寒冷的冬季使用；另一种为水包油（O/W），水是连续相，也称为霜剂（cream），由于水是连续相，因而容易洗去，适用于油性皮肤。水溶性和脂溶性药物均可配成乳剂，具有保护、润泽作用，渗透性较好，主要用于亚急性、慢性皮炎。

7. 软膏

软膏（ointrnent）是用凡士林、单软膏（植物油加蜂蜡）或动物脂肪等作为基质的剂型，具有保护创面、防止干裂的作用。软膏渗透性较乳剂更好，其中加入不同药物可发挥不同治疗作用，主要用于慢性湿疹、慢性单纯性苔藓等疾病。由于软膏可阻止水分蒸发，不利于散热，因此不宜用于急性皮炎、湿疹的渗出期等。

8. 糊剂

糊剂（paste）是含有 25%～50%固体粉末成分的软膏。作用与软膏类似，因其含有较多粉剂，因此有一定吸水和收敛作用，多用于有轻度渗出的亚急性皮炎湿疹等。毛发部位不宜用糊剂。

9. 硬膏

硬膏（emplastrum，plaster）由药物溶于或混合于黏着性基质中并贴附于裱褙材料（如布料、纸料或有孔塑料薄膜）上而成。硬膏可牢固地黏着于皮肤表面，作用持久，有阻止水分散失、软化皮肤和增强药物渗透性的作用。常用的有氧化锌硬膏、肤疾宁硬膏等。

10. 涂膜剂

涂膜剂（film）将药物与成膜材料（如羧甲基纤维素钠、羧丙基纤维素钠等）溶于挥发性溶剂（如丙酮、乙醚、乙醇等）中制成。外用后溶剂迅速蒸发，在皮肤上形成一均匀薄膜，常用于治疗慢性皮炎，也可以用于职业病防护。

11. 凝胶

凝胶（gel）是以有高分子化合物和有机溶剂如丙二醇、聚乙二醇为基质配成的外用药物。凝胶外用后可形成一薄膜，凉爽润滑，无刺激性，急、慢性皮炎均可使用。常用的有过氧化苯甲酰凝胶、阿达帕林凝胶等。

12. 气雾剂

气雾剂（aerosol）又称为喷雾剂（spray），由药物与高分子成膜材料（如聚乙烯醇）和液化气体混合制成。喷涂后药物均匀分布于皮肤表面，可用于治疗急、慢性皮炎或感染性皮肤病。

13. 其他

二甲基亚砜（dimethylsulfoxide，DMSO）可溶解多种水溶性和脂溶性药物，也称为万能溶剂。药物的 DMSO 剂型往往具有良好的透皮吸收性，外用疗效好。1%～5%氮酮（azone）溶液也具有良好的透皮吸收性，且无刺激性。

（二）外用药物的治疗原则

（1）正确选用外用药物的种类　应根据皮肤病的病因与发病机制等进行选择，如细菌性皮肤病宜选抗菌药物，真菌性皮肤病宜选抗真菌药物，变态反应性疾病选择糖皮质激素或抗组胺药。瘙痒者选用止痒剂，角化不全者选用角质促成剂，角化过度者选用角质剥脱剂等。

（2）正确选用外用药物的剂型　应根据皮肤病的皮损特点进行选择，原则为：急性皮炎仅有红斑、丘疹而无渗液时可选用粉剂或洗剂，炎症较重、糜烂、渗出较多时宜用溶液湿敷，有糜烂但渗出不多时则用糊剂；亚急性皮炎渗出不多者宜用糊剂或油剂，如无糜烂宜用乳剂或糊剂；慢性皮炎可选用乳剂、软膏、硬膏、酊剂、涂膜剂等；单纯瘙痒无皮损者可选用乳剂、酊剂等。

（3）详细向患者解释用法和注意事项　处方外用药后，应向患者详细解释使用方法、使用时间、部位、次数和可能出现的不良反应及其处理方法等。

第二十章 >>>
内分泌疾病的诊治

一、甲状腺肿大

（一）病因和发病机制

（1）单纯性甲状腺肿 由多种原因引起的非炎症性或非肿瘤性甲状腺肿大，不伴甲状腺功能减退或亢进表现。呈地方性分布者，多因缺碘所致，称为地方性甲状腺肿；因甲状腺激素（TH）合成障碍或致甲状腺肿物质等引起者，常呈散发性分布，称为散发性甲状腺肿。

单纯性甲状腺肿的病因很多，可归纳为 3 类：合成 TH 的必需原料——碘缺乏；TH 合成或分泌障碍；机体对 TH 的需要量增加。

（2）甲状腺功能亢进症 系由多种病因引起的甲状腺功能增强，甲状腺激素分泌过多所致的临床综合征。其中 Graves 病（GD）又称毒性弥漫性甲状腺肿，是各种病因所致甲状腺功能亢进中最常见的一种，属器官特异性自身免疫性疾病。由于 TH 分泌过多，造成机体神经、循环、消化等系统兴奋性增高，代谢亢进。

（二）临床表现

（1）单纯性甲状腺肿 临床除甲状腺肿大外，往往无其他症状。甲状腺常呈轻度或中度弥漫性肿大，表面平滑，质地较软，无压痛。随着病情的发展，甲状腺可进一步增大，并可扪及多个或单个结节，甚至引起压迫症状，出现咳嗽、气促、吞咽困难、声音嘶哑等症状。

甲状腺功能一般正常，血甲状腺素（T4）正常或偏低，三碘甲状腺原氨酸（T3）正常或偏高，促甲状腺激素（TSH）偏高或正常。缺碘性甲状腺肿者的尿碘排出明显降低。放射性核素扫描可见弥漫性甲状腺肿大，核素分布均匀，但亦可呈现有或无功能性结节图像。

（2）甲状腺功能亢进症 临床可表现为持续性心率增快，休息、睡眠及一般药物均不易使其减慢；怕热或有低热（一般不超过 38℃）；多汗；食欲亢进而体重减轻；易激动、兴奋，手和舌的震颤；大便次数增多，稀糊状但不是腹泻；收缩压增高，舒张压正常或稍低，脉压增宽。绝大多数患者有程度不等的弥漫性、对称性甲状腺肿大，随吞咽动作上下移动；

质软、无压痛、久病者较韧；肿大程度与甲状腺功能亢进轻重无明显关系；左右叶上下极可触及震颤，常可听到收缩期吹风样杂音或连续性收缩期增强的血管杂音，为诊断本病的重要体征。GD 患者可伴有浸润性突眼，少数伴胫前黏液性水肿及指端粗厚。

（3）亚急性甲状腺炎　女性多见，可为男性的 5 倍，20～40 岁多见。一般为原发，由病毒引起，也可能伴发于其他感染，如流行性腮腺炎、麻疹、流感、腺病毒及传染性单核细胞增多症等。发病常较急，轻者可仅主诉甲状腺肿大，微有痛感；重者甲状腺肿胀伴疼痛及压痛，疼痛可开始于一侧，后遍及全腺体，可向下颌及耳部放射，并可因转动颈部而加剧疼痛。此外可有全身发热，一般为轻至中度发热，持续数天至数周。体检时甲状腺弥漫性或局限性肿大，肿大程度一般不超过正常大小的 2 倍，质软或实，有压痛。实验室检查，早期常因滤泡损伤，引起贮积的甲状腺激素过多地释放，而出现甲状腺功能亢进。血沉加快。对放射性碘的吸取率较正常略低。病变经过 2～4 个月后可自行痊愈。但 6%～20% 的患者可能出现暂时性甲减。

（4）甲状腺癌　当发现甲状腺结节时，最重要的是发现结节中是否有癌变，但大多数结节是良性的。甲状腺癌一般无甲状腺吸收功能。若一个甲状腺结节经甲状腺片抑制治疗后结节缩小或消失，这一事实就基本上否认是癌症的可能。颈部淋巴结肿大固定，可怀疑癌症。男性患者发现有单个甲状腺结节应高度怀疑有癌变的可能。单个大的结节（＞4cm）发生在年轻人，也应怀疑甲状腺癌。可通过甲状腺扫描、B 型超声检查、针吸细胞学检查、针吸活检和手术活检加以鉴别。

（三）治疗

可以通过激素治疗，特别是在激素-受体相互作用水平上调节免疫反应，从而达到对一些自身免疫性疾病的治疗。

二、糖尿病

糖尿病（diabetes mellitus）是一组因胰岛素绝对或相对分泌不足以及靶组织细胞对胰岛素敏感性降低引起蛋白质、脂肪、水和电解质等一系列代谢紊乱综合征，其中以高血糖为主要标志。糖尿病是由胰岛素分泌受损以及各种不同程度的外周胰岛素抵抗所致的高糖血症。早期症状与高糖血症有关，包括多饮、多尿、多食、视力模糊，以及血糖高、尿液中含有葡萄糖（正常的尿液中不应含有葡萄糖）等。可以引起一些急性并发症，如低血糖症、糖尿病酮症酸中毒（DKA）、非酮高渗性昏迷。后期并发症包括血管病变，微血管病变引发三种常见的具有破坏性的并发症：视网膜病（又称糖尿病眼病，可致盲，是发展中国家非老龄成年人致盲的主要疾病）、慢性肾衰竭（又称糖尿病肾病，是发展中国家成年人中血液透析的主要原因）、神经病变及易发感染。微血管病变可能导致勃起功能障碍（阳痿）以及伤口难以愈合。而足部难以愈合的伤口则可能导致坏疽（gangrene），俗称"糖尿病足"，进而导致患者截肢。大血管病变导致的心脏疾病仍然是糖尿病患者死亡的首要原因。

（一）病因

糖尿病是由于胰岛素分泌绝对或相对不足，以及靶组织细胞对胰岛素敏感性降低，从而引起糖、蛋白、脂肪、水和电解质等一系列代谢障碍。近年研究证实，伴有情绪反应的应激可诱发糖尿病的发生，加速糖尿病的进程。

世界卫生组织将糖尿病分为四种类型：①1型糖尿病（type 1 diabetes）；②2型糖尿病（type 2 diabetes）；③续发糖尿病；④妊娠期糖尿病（gestational diabetes mellitus，GDM）。

每种类型的糖尿病的病因和它们在不同人群中的分布不同。不同类型的糖尿病都会导致胰腺中的β细胞不能产生足量的胰岛素以降低血糖的浓度，防止高血糖症的发生。

（1）1型糖尿病　以前称为青少年发病或胰岛素依赖型糖尿病，一般是由于遗传易感人群在环境因素作用下触发自身免疫反应破坏胰岛β细胞，胰岛β细胞破坏导致胰岛素分泌不足。1型糖尿病一般从幼年或青少年时期起病，到目前为止是年龄小于30岁的糖尿病患者中最常见的类型；然而也有成年期起病者。1型糖尿病占所有糖尿病的<10%。自身免疫性β细胞破坏的发病机制尚不完全清楚，可能涉及易感基因、自身抗原和环境因素（如饮食、某些病毒等）之间的相互作用。

（2）2型糖尿病　以前称为成人起病或非胰岛素依赖型糖尿病，是由于组织细胞的胰岛素抵抗（通俗地说，就是细胞不再同胰岛素结合，使得进入细胞内部参与生成热量的葡萄糖减少，留在血液中的葡萄糖增多）、β细胞功能衰退或其他多种原因引起的。胰岛素水平经常是非常高，尤其在疾病的早期。疾病进展后期，胰岛素的分泌逐渐减少，高糖血症也随之加重。2型糖尿病通常于成人期起病，发病率随年龄而增高。2型糖尿病的发病机制很复杂，尚未完全明确。当体内分泌的胰岛素不再能够抵消胰岛素抵抗时即出现高糖血症。肥胖和超重是2型糖尿病患者发生胰岛素抵抗的重要的决定性因素。肥胖与某些遗传因素有关，但饮食、锻炼和生活方式也有作用。

（3）妊娠期糖尿病　与2型糖尿病相似，也是源于细胞的胰岛素抵抗，不过其胰岛素抵抗是由于妊娠期妇女分泌的激素（荷尔蒙）所导致的。

（二）诊断

1. 基本临床表现

代谢紊乱症状群：血糖升高后因渗透性利尿引起多尿，继而口渴多饮；外周组织对葡萄糖利用障碍，脂肪分解增多，蛋白质代谢负平衡，渐见乏力、消瘦，儿童生长发育受阻；为了补偿损失的糖、维持机体活动，患者常易饥、多食，故糖尿病的临床表现常被描述为"三多一少"，即多尿、多饮、多食和体重减轻。易患细菌或真菌感染，可有皮肤瘙痒，尤其外阴瘙痒。血糖升高较快时可使眼房水、晶体渗透压改变而引起屈光改变致视力模糊。但是许多患者无任何症状，仅于健康检查或因各种疾病就诊化验时发现高血糖。因此，诊断可能会延误多年。

常见类型糖尿病的临床特点：

（1）1型糖尿病

① 自身免疫性1型糖尿病（1A型）　诊断时临床表现变化很大，可以是轻度非特异性症状、典型"三多一少"症状或昏迷，取决于病情发展阶段。多数青少年患者起病较急，症状较明显；未及时诊断治疗，严重时可出现DKA（糖尿病酮症酸中毒），危及生命。某些成年患者，起病缓慢，早期临床表现不明显。尽管起病急缓不一，一般很快进展到糖尿病需用胰岛素控制血糖或维持生命。血浆基础胰岛素水平低于正常，葡萄糖刺激后胰岛素分泌曲线低平。胰岛β细胞自身抗体检查呈阳性。

② 特发性1型糖尿病（1B型）　通常急性起病，胰岛β细胞功能明显减退甚至衰竭，

临床上表现为糖尿病酮症甚至酸中毒，但病程中 β 细胞功能可以好转以至于一段时期无需继续胰岛素治疗。胰岛 β 细胞自身抗体检查呈阴性。诊断时需排除单基因突变糖尿病和其他类型糖尿病。

（2）2 型糖尿病　　本病为一组异质性疾病，包含许多不同病因。可发生在任何年龄，但多见于成人，常在 40 岁以后起病；多数发病缓慢，症状相对较轻，半数以上无任何症状；不少患者因慢性并发症、伴发病或仅于健康检查时发现。很少自发性发生 DKA，但在感染等应激情况下也可发生 DKA。常有家族史。临床上肥胖症、血脂异常、脂肪肝、高血压、冠心病、IGT 或 T2DM 等疾病常同时或先后发生，并伴有高胰岛素血症，目前认为这些均与胰岛素抵抗有关，称为代谢综合征。

（3）妊娠期糖尿病　　妊娠过程中初次发现的任何程度的糖耐量异常，均可认为是 GDM。GDM 不包括妊娠前已知的糖尿病患者，后者称为 "糖尿病合并妊娠"。但二者均需有效处理，以降低围生期疾病的患病率和病死率。GDM 妇女分娩后血糖可恢复正常，但有若干年后发生 2 型糖尿病的高度危险性；此外，GDM 患者中可能存在各种类型糖尿病，因此，应在产后 6 周复查，确认其归属及分型，并长期追踪观察。

（4）某些特殊类型糖尿病

① 青年人中的成年发病型糖尿病（MODY）　　是一组高度异质性的单基因遗传病。主要临床特征：有三代或以上家族发病史，且符合常染色体显性遗传规律；发病年龄小于 25 岁；无酮症倾向，至少 5 年内不需用胰岛素治疗。

② 线粒体基因突变糖尿病　　最早发现的是线粒体 tRNA 亮氨酸基因 3243 位点发生 A→G 点突变，引起胰岛 β 细胞氧化磷酸化障碍，抑制胰岛素分泌。临床特点为：母系遗传；发病早，β 细胞功能逐渐减退，自身抗体阴性；身材多消瘦（BMI＜24）；常伴神经性耳聋或其他神经肌肉表现。

2．诊断

（1）确诊则需检测血糖。血糖的检测最好是在禁食 8～12 小时后检定空腹血浆葡萄糖（FPG），或服用定量葡萄糖液 2 小时后进行口服葡萄糖耐量试验（OGTT）。与 FPG 相比，OGTT 对于诊断糖尿病和糖耐量受损更为敏感，但其价格较贵，操作不便，重复性也较差，因此很少作为常规检查，除非是诊断妊娠糖尿病，或是为了研究目的。

糖尿病或空腹血糖调节受损常采用随机检测血糖或者糖化血红蛋白（HbA1C）来诊断。随机血糖＞200mg/dL（＞11.1mmol/L）有诊断意义，但是该值可能受到近期进餐影响，因此须经复查才可确诊；但如已出现糖尿病症状，则无需重复。HbA1C 测量反映过去 3 个月的血糖水平。HbA1C 的测定不应被用于诊断糖尿病，尽管可以用它来评价血糖的控制。

糖尿病的标志是反复性的和持续性的高血糖症，其诊断标准包括以下三项之一：

① 非同日两次空腹血糖达到或者超过 7.0mmol/L（126mg/dL），其中空腹的定义为禁食 8 小时以上；

② 在 75g 口服葡萄糖耐量试验中，2 小时后血糖高于 11.1mmol/L（200mg/dL）；

③ 具有糖尿病症状并且随机血糖高于 11.1mmol/L（199.8mg/dL）。

（2）尿糖的检测曾经被广泛应用。由于缺少敏感性和特异性，目前已经不再作为糖尿病的诊断或监测方法。

（3）筛查。糖尿病高危人群应筛查糖尿病。糖尿病患者应筛查糖尿病并发症。45 岁及以上及所有其他高危因素的患者，在血糖正常时至少应每 3 年测定一次空腹血糖，HbA1C、

OGTT 试验，以检查有无糖尿病，如结果显示空腹血糖受损，则至少应每年检查一次。

所有 1 型糖尿病患者在确诊 5 年后应该进行糖尿病并发症的筛查；2 型糖尿病患者一经诊断就应该筛查并发症。筛查的内容主要包括：糖尿病足筛查、眼底检查、检查尿液白蛋白、血肌酐、血脂谱等。

（三）治疗

目前，1、2 型糖尿病尚不能完全治愈。治疗方法主要是饮食控制配合降糖药物（对于 2 型糖尿病）或者胰岛素补充相结合。妊娠期糖尿病通常在分娩后自愈。治疗包括生活方式的改变和药物治疗。2 型糖尿病患者如果能够单靠饮食和运动来维持血糖水平，则可以避免或停止药物治疗。

糖尿病的治疗目标是控制高血糖以改善症状及预防并发症，同时还要尽量减少低血糖发作。

1. 饮食和运动治疗

糖尿病治疗必须以饮食控制、运动治疗为前提。糖尿病人应避免进食糖及含糖食物，减少进食高脂肪及高胆固醇食物，适量进食高纤维及淀粉质食物，进食要少食多餐。2 型糖尿病患者应当限制热量摄取，保持饮食规律，增加纤维摄入，限制精制碳水化合物及饱和脂肪摄入。运动的选择应当在医生的指导下进行，应尽可能做全身运动，包括散步和慢跑等。在此基础上应用适当的胰岛素增敏剂类药物，而不是过度使用刺激胰岛素分泌的药物，才能达到长期有效地控制血糖的目的。

2. 口服降糖药

口服降糖药是治疗糖尿病最重要的方法之一。常用的降糖药如下：

（1）噻唑烷二酮类　此类药物是胰岛素增敏剂，包括罗格列酮类、吡格列酮类。此类药不是直接降糖，而是增加组织细胞对胰岛素的敏感性，使体内有限的胰岛素能发挥作用。该类药对动脉硬化形成的多种因素有抑制作用，从而降低了患心脑血管病的危险度，是所有 2 型糖尿病必用药物，也是肥胖、高血压、冠心病病人的首选药物。有水钠潴留作用，可服用小量利尿剂减少水肿，但心功能不全者慎用。有严重肝、肾功能损害，严重心功能不全者禁用。

（2）双胍类　有二甲双胍、苯乙双胍。作用原理是降低细胞内储存的糖输出到血管内，抑制肝脏将脂肪和蛋白质转化成葡萄糖，增加非胰岛素依赖组织（如脑、血细胞、肾髓质、肠道、皮肤）对葡萄糖的利用，主要降低基础血糖。2 型糖尿病的基础血糖高或基础血糖和餐后血糖都高者首选此类药。当基础血糖下降后，餐后血糖也随之下降。对于 1 型糖尿病，要与胰岛素联合应用，协助胰岛素（主要是中、长效胰岛素或超长效胰岛素类似物）降低基础血糖。有肝、肾损害者禁用。

（3）α-葡萄糖苷酶抑制剂　此类药物有阿卡波糖、伏格列波糖、米格列醇。原理是抑制碳水化合物的消化酶（即 α-葡萄糖苷酶），减缓碳水化合物（如粮食、蔬菜、水果）在肠道消化成葡萄糖的速度，延长吸收时间，降低餐后血糖。该药不被吸收，只在肠道发挥作用。2 型糖尿病基础血糖正常，只有餐后血糖高者首选。1 型糖尿病病人 α-葡萄糖苷酶抑制剂要与胰岛素联合应用，不能单独使用。该药不被肠道吸收，从大便排出，对肝、肾无损害，有肝、肾疾病的病人可慎用，但有严重肝、肾损害的 2 型糖尿病患者最好不用。

（4）促胰岛素分泌剂　主要有格列苯脲、格列奇特、格列吡嗪、格列喹酮、瑞格列奈。该类药有磺脲类和格列奈类两大类药，两类药由于作用在胰岛 β 细胞上的位点不同，胰岛素分泌高峰和持续的时间不同。

磺脲类药起效慢，一般提前在餐前半小时服，而且该药作用时间长，对基础血糖也有降低作用，但该药主要针对降低餐后血糖，如果下餐未按时进餐易出现低血糖。格列奈类药起效快，服药后立即可以进餐，在餐后 1 小时血糖高峰时刺激分泌的胰岛素也同时达到高峰，能有效地控制餐后高血糖。该药的作用时间短，当餐后 2 小时血糖下降后该药的作用已基本消失，胰岛素分泌的量也相应减少，这就避免了下餐前低血糖。格列奈类药不能降低基础血糖，必须在基础血糖正常时才能使用。

有一定的胰岛素分泌功能的 2 型糖尿病，在用非促胰岛素分泌剂（前三类降糖药）的基础上，餐后血糖尚未控制的病人与促胰岛素分泌剂联合应用，用中、长效胰岛素或超长效胰岛素类似物基础血糖基本达标后，餐后血糖尚未达标者与该药联合应用。虽然磺脲类药的作用是长效的，可以协助基础胰岛素有一定降低基础血糖的作用，但该药仍然是针对降低餐后血糖的。一般的做法是不吃饭不吃此类降糖药。

3. 胰岛素制剂

胰岛素制剂按作用起效快慢和维持时间，可分为短（速）效、中效和长（慢）效三类。速效有普通（正规）胰岛素（regular insulin，RI），皮下注射后发生作用快，但持续时间短，是唯一可经静脉注射的胰岛素，可用于抢救 DKA。中效胰岛素有低精蛋白胰岛素和慢胰岛素锌混悬液。长效胰岛素有精蛋白锌胰岛素注射液和特慢胰岛素锌混悬液。速效胰岛素主要控制一餐饭后高血糖；中效胰岛素主要控制两餐饭后高血糖，以第二餐饭为主；长效胰岛素无明显作用高峰，主要提供基础水平胰岛素。

所有 1 型糖尿病患者均需应用胰岛素。2 型糖尿病患者当服用超过 2 种降糖药仍不能达到治疗目标时，则应使用胰岛素。2 型糖尿病患者如伴有妊娠或有急性代谢失代偿性表现，如高渗高血糖状态或糖尿病酮症酸中毒（DKA），治疗一开始即应使用胰岛素。严重的高血糖（血糖＞400mg/dL）患者可能对在胰岛素治疗一个短暂的时期血糖水平正常后的口服治疗反应较好。

三、乳腺疾病

乳腺疾病（BD）主要包括乳腺的增生、炎症、肿瘤、先天性发育异常和外伤等，乳腺增生和乳腺癌有一定的相关性，特别是乳腺囊性增生病和乳腺不典型增生是乳腺的癌前病变。据近年相关报道，乳腺增生性疾病和乳腺肿瘤占整个乳腺疾病的 90% 以上，其中来源于乳腺上皮和乳腺导管上皮的原发性乳腺癌占约 30%，是严重影响妇女生活质量，也是危及生命的一种高发性疾病。

（一）病因

1. 乳腺增生

乳腺增生（又称乳腺病）的分类纷繁复杂，但大多依据 WHO 的分类标准，即单纯乳腺上皮增生（国内称乳痛症）、乳腺腺病和乳腺囊性增生病。但是，乳腺增生的不同发展阶段及病理变化，不是所有的乳腺增生都需经历和发展的过程，有的患者在某一阶段直接发展为乳腺恶性肿瘤。

良性乳腺疾病（BBD），是指乳腺的非恶性状态，它包括临床和病理的大范围失调，我们常说的乳腺腺病、囊肿、纤维囊性乳腺病、乳腺导管扩张症、乳腺纤维化、纤维腺瘤、上皮增生、组织化增生和乳头状瘤等都可以称为良性乳腺病。现在的观点认为大多数良性乳腺疾病与生育年龄有关，是一个从正常到失常，到出现疾病的过程，可以说任何一位曾经哺乳的妇女的乳腺组织的病理上都会有不同程度的乳腺增生，这是一种正常的变化，多数是不需要治疗的，但如果出现了症状，如疼痛和包块等，就应引起重视，甚至需要治疗了。

乳腺增生的发病机制是患者雌激素和孕激素比例失调，导致乳腺腺体的结构紊乱、不良或者患者在生理期的各个时期（如月经期、排卵期、妊娠期、哺乳期、绝经期等）造成的乳腺腺体复旧不全，乳房内间质、腺体、脂肪组织分配比例失衡。

病因来自内分泌的影响。乳腺存在的生理变化，是受下丘脑-垂体-卵巢轴的影响，也就是说女性内分泌疾病（比如月经紊乱、排卵异常等）可能预示乳腺发生疾病，同时乳腺疾病的发生也可能表明女性内分泌已经发生紊乱，可能伴有月经紊乱、排卵异常、闭经、不孕等。雌激素、催乳素、黄体生成素、卵泡雌激素及孕激素等内分泌激素会在各个时期对乳腺实质、间质、导管及血管发生作用，这种作用出现异常变化就会导致乳腺疾病。

据流行病学报告，乳腺疾病的发生与女性高龄未婚、结婚不孕、孕后不哺乳关系密切，说明女性正常的性生活、生育和哺乳有利于减少乳腺疾病的发生。女性的心理状态也与乳腺疾病的发生关系密切，焦虑、抑郁、冷漠的人格心理容易导致乳腺恶性肿瘤的发生。

2. 乳腺癌

肿瘤来于乳腺小叶、乳腺间质、乳腺导管或混合性，发生淋巴转移和血道转移。乳腺淋巴回流有如下几组：1组 乳晕、乳腺外侧-腋淋巴结-锁骨下淋巴结-锁骨上静脉；2组 乳晕、内侧胸廓内淋巴-锁骨下静脉；3组 乳腺下部-腹直肌镰状韧带-肝脏；4组 皮肤-对侧乳房。几组淋巴结：腋窝淋巴结（腋前群、中央、腋后、腋外侧群）、锁骨下淋巴结、锁骨上淋巴结、内乳淋巴结和胸肌间淋巴结，在乳腺癌根治手术中要注意这些组的淋巴清扫。

（二）临床表现和诊断

乳腺不同年龄阶段、不同生理时期的变化特点，新生儿期、青春前期、青春期、月经期、排卵期、妊娠期、哺乳期和绝经期，乳腺的腺体、导管、间质、脂肪组织、体积、重量、血管和激素分泌都呈现不同的变化，熟悉各个阶段的变化特点有利于对乳腺疾病的判断。诊断方法：结合患者年龄（25岁以下、25~35岁、35岁以上，不同年龄段具有不同的乳腺发病特点）进行详细的体格检查（正确地触诊方法和熟练的手法）并恰当地运用其他相关检查。

1. 临床表现和体格检查

乳腺癌的早期表现通常为乳房出现无痛、单发的小肿块，肿块较硬，表面不光滑，边缘不清晰，不易被推动。有些患者会出现皮肤"橘皮样"改变，或者皮肤凹陷呈"酒窝"状，肿瘤邻近乳头可引起乳头凹陷、扁平、回缩，甚至溢液。有些少见类型的乳腺癌主要表现为皮肤红肿热痛、增厚粗糙等，或乳头瘙痒、灼烧感、乳晕出现湿疹样变化。

乳腺癌常见的转移部位有：肺、骨、肝脏、脑等等。腋下淋巴结是乳腺癌早期转移的常见部位，部分患者可首先出现腋窝下淋巴结肿大症状。40岁以上女性无意中发现腋窝下有肿大淋巴结，尤其是有长大趋势者，应提高警惕，及时就诊。

2. 诊断

获得肿瘤组织的病理学结果是乳腺疾病检查的金标准。活组织病理检查包括空芯针穿刺活检术、麦默通旋切术活检、细针针吸细胞学检查、乳腺肿块术中冰冻切片病理检查等。

无创检查包括影像学手段：对软组织明确识别的乳腺超声检查、乳腺红外线、乳腺钼靶DR检查、乳腺MRI检查以及乳腺导管造影及通过乳腺管腔镜检查等，熟悉这些检查及临床意义十分重要。X线在有症状或体征人群中敏感性可达$85\%\sim93\%$。包括对两个乳房进行X线检查，以检查是否有异常。钼靶摄片对于年龄较大的女性更加准确，因为随着年龄增长，女性脂肪组织的数量增多，与其他类型的乳腺组织相比，更容易区分异常组织和脂肪组织。钼靶摄片检测到的异常中，仅有大约$10\%\sim15\%$是由癌症造成的。B超适合年轻女性，尤其是哺乳期、妊娠期，可以提供已检测到的异常情况的更多信息，例如，超声检查可以显示肿块是实性还是充满液体（充满液体的肿块被称为囊肿，很少癌变），识别可能需要活检的异常淋巴结。MRI假阳性率高，一般作为X线和B超的补充检查。乳腺近红外线检查其诊断率较低，不能用于乳腺肿瘤的常规筛查。

（三）治疗

1. 乳腺增生

对乳腺增生症的治疗包括：①个性化心理干预；②药物干预（如他莫昔芬、托瑞米芬的抗雌激素的内分泌治疗，溴隐亭可以抑制催乳素的合成分泌）；③中医治疗主要是活血散瘀以及疏肝理气的方式配合中药贴敷、刮痧、针灸、推拿的方式帮助患者软化结节、消除肿块、减轻乳痛。药物治疗不能有效缓解乳腺增生症的病理学改变，不能起到根治作用。④超声提示（细针穿刺抽吸是首选）或抽吸液非血性，继续观察。发现复杂性囊肿时，应对血性抽吸液进行细胞学或病变部位的病理学检查，排除乳腺恶性病变。⑤手术治疗。乳腺增生症病变多弥漫，局部手术切除不能解决根本问题。外科干预主要是避免漏诊、误诊乳腺癌，或切除可疑病变。当病人伴有不典型增生时，应成为临床预防的重点，采取：密切随访、药物干预、手术干预。

内分泌干预治疗对许多乳腺疾病如：乳腺增生、乳腺肿瘤等有良好的效果。

2. 乳腺癌

乳腺癌的治疗方法分为：手术切除、化疗（可用于术前也可用于术后）、放疗、内分泌治疗（针对激素受体的治疗）、分子靶向治疗（针对HER2基因异常的治疗）、生物免疫治疗。

乳腺癌的治疗一般采取手术为主的全身性的综合治疗，对于其手术应根据临床分期选择手术方式：Ⅰ期——手术治疗为主，趋向保乳术；Ⅱ期——先手术治疗，术后根据病理和临床情况进行辅助化疗；Ⅲ期——术前化疗后再手术，术后根据病理和临床情况做放、化疗；Ⅰ、Ⅱ、Ⅲ期如果激素受体阳性，应该在放化疗后予以内分泌治疗；Ⅳ期——以内科为主的综合治疗。

乳腺癌手术后，其癌组织常规进行免疫组化检查，明确是激素依赖性乳腺癌，或是非激素依赖性乳腺癌，以便决定术后是否采取内分泌治疗。关于保乳术后乳房重建，可一期手术进行，也可分期手术，一般选用背阔肌肌瓣或假体植入，运用乳腔镜进行一期乳腺癌改良根治、保乳手术及乳房重建，既能达到传统手术根治的目的，又能达到乳房美容的效果。

近年乳腺微创外科技术的出现和发展基本实现了许多传统手术不能达到的手术目的，麦默通旋切系统相对传统的针刺活检显现出无比的优越性，避免了穿刺针道癌细胞种植，同时用其可以在乳腺皮下完成乳腺小于 4.5cm 的良性肿瘤的切除，达到术后美容的效果。电子乳腺纤维管镜的出现完全取代了乳管造影，特别是对于乳管溢液的病因学诊断及治疗，可完成乳管内组织活检、乳管内冲洗治疗及乳管内乳头状瘤的切除，真正达到无创、微创的目的。乳腔镜常规经腋下入路，特制皮瓣剥离器分离、CO_2 充气建立手术空间，运用吸脂技术清除脂肪组织后淋巴结清晰可见，更顺利地完成淋巴结清扫。

第二十一章 >>>
营养疾病的诊治

一、维生素缺乏症

目前已知的维生素有 20 多种，分为水溶性维生素（B 族维生素和维生素 C）和脂溶性维生素（维生素 A、维生素 D、维生素 E、维生素 K）。它们对人体生理活动的作用各有不同：

（1）维生素 A　是抵抗皮肤衰老及女性正常妊娠期必不可少的维生素。电脑操作员、文字工作者、驾驶员等用眼多的人员应适量多服用维生素 A。但维生素 A 日需要量 750μg。摄入过量会产生过敏、发烧、腹泻、头昏等中毒症状。

（2）维生素 B 族　可帮助人体更有效地利用营养物质，对皮肤干裂、精力不济有一定帮助。摄入过量反而会使人昏昏欲睡。维生素 B_1 可确保神经和肌肉的健康，是保持精神饱满和头脑清醒的良剂。维生素 B_1 日需要量 1.2mg。

（3）维生素 C　能保护人体的免疫系统，增强身体抵抗力，可防治坏血症，特别是在身心压力大或在体力消耗大（如运动）时提高人体抵抗力，加强结缔组织功能。维生素 C 日需要量 30mg。摄入过量会导致腹泻，还可能导致继发性草酸代谢障碍，引起肾结石。

（4）维生素 D　有强健骨骼等多重功效。摄入过量会引起心律不齐、血压升高、抽搐、恶心、呕吐，甚至肾功能衰竭。维生素 D 日需要量 2.5μg。

（5）维生素 E　是心脏循环系统的捍卫者。维生素 E 还有抗氧化和延缓衰老，保护皮肤免受紫外线的侵害等功效，可用于抗皱纹和淡化老年斑。维生素 E 日需要量 12mg。摄入过量会导致恶心、腹泻、腹痛、头昏和青少年早熟。

（一）病因和诊断

在发达国家的成年人中，原发性维生素缺乏通常是由于饮食不当、膳食结构不合理。在发展中国家，维生素缺乏往往是营养摄取不足所致。维生素缺乏症常常与其他营养素的缺乏同时存在。因素包括：贫穷、饮食习惯、药物、酗酒、长期和不适宜的静脉营养、吸收障碍。在体质较差人群和养老机构中的老年人群中，伴随蛋白质-热量营养不良的同时，轻度维生素缺乏的现象也比较普遍。

缺乏不同的维生素可发生不同的症状：

（1）维生素 C 缺乏　表现为皮下和黏膜下出血，如牙龈出血、肿胀、牙齿松动等症状（又叫坏血病）。维生素 C 缺乏，胶原蛋白合成障碍，以致骨有机质形成不良而导致骨质疏松。

（2）维生素 A 缺乏　胡萝卜素在体内可能转变为维生素 A。缺乏时可出现皮肤粗糙、干燥，黑暗适应能力下降（夜盲症），生长发育迟缓等症状。

（3）维生素 E 缺乏　可导致动脉粥样硬化、血浓性贫血、癌症、白内障等其他老年退行性病变疾病，还可引发近视、残障、智力障碍等并发症。

（4）维生素 D 缺乏　缺乏时，小儿可出现佝偻病，影响神经、肌肉、造血、免疫等组织器官的功能，严重影响儿童的生长发育。

（5）维生素 B_1 缺乏　出现肢体麻木、组织水肿、记忆力受损，常伴有消化不良、食欲不振等症状，又叫脚气病。引起的全身疾病，以多发性神经炎、肌肉萎缩、组织水肿、心脏扩大、循环失调及胃肠症状为主要特征。

（6）维生素 B_2 缺乏　由于食物来源丰富，很少有缺乏的，但在体内需求量增加时（如青春期、妊娠、腹泻），易引起缺乏症，可出现唇炎、口角炎、舌炎或口腔炎、鼻及脸部的脂溢性皮炎。吸烟会导致维生素 B_2 大量流失，严重缺乏时会引发眼疾"红眼"（眼白很红，有点像红眼病，但又不是红眼病）。

（7）维生素 B_6 缺乏　容易引起贫血症、脂溢性皮肤炎、舌炎。

（8）维生素 B_{12} 缺乏　容易引起贫血，儿童发育障碍、食欲下降、烦躁不安、注意力不集中。

维生素类都与细胞的生成与代谢有诸多方面的关系，早年已知水溶性维生素的缺乏，可使动物淋巴细胞减少、淋巴组织萎缩、吡哆醇缺乏，还可引起淋巴细胞对入侵的异物反应下降，包括抗体反应下降与细胞的反应下降。泛酸、核黄素、叶酸的缺乏，都能引起抗体反应的降低，T 细胞功能的下降。

（二）预防和治疗

补充维生素要对症。不同的维生素有不同的作用，如果服用过量，效果会适得其反甚至危害身体。

针对不同的人群，补充方式有别：

（1）生长发育　婴幼儿期及青春期后是生长发育的两个快速期。在这一时期内机体对各种维生素的需求量增大，尤其对维生素 A、维生素 D 和 B 族维生素的需求量大。一旦缺乏这些维生素就容易引起食欲不振、消化不良，以及佝偻病的发生与发展，故在这两个时期中要特别注意增加富含维生素 A、维生素 D 和 B 族维生素的食物摄入。

（2）怀孕期间　妊娠是育龄期妇女的一个特殊阶段，不但要满足自身营养需要，还要为胎儿提供足够的营养。因此，在这一特殊时期中应重视维生素的全面补充，尤其是要保证维生素 C、维生素 B_6、维生素 B_{12}、叶酸的供给，预防及减少妊娠剧吐、妊娠期贫血的发生。

（3）慢性疾病　假如患有慢性胃炎、溃疡病、腹泻与胃肠功能紊乱等疾病，以及其他系统的慢性消耗性疾病如慢阻肺、结核病等，患者常因食欲减退、消化吸收不良而引起多种维生素的摄入与吸收障碍，尤以维生素 B_1、维生素 B_6 及叶酸易发生缺失。因此，患者一方面要注意有无维生素缺乏症状，另一方面要注意补充 B 族维生素。B 族维生素广泛存在于各种谷物、绿叶蔬菜和新鲜水果之中，故应在保持饮食清淡的基础上适当增加这些食物的供应量。如果有维生素缺乏症状，则应及时通过口服和注射维生素制剂加以补充。

（4）饮酒吸烟 长期吸烟及饮酒的人往往较不吸烟、不饮酒的人更易发生维生素缺乏症。其中，长期吸烟者的血清维生素 C 水平偏低明显，长期饮酒者的血清维生素 B_1、维生素 B_6 水平偏低明显。因此，有吸烟饮酒不良嗜好者应特别注意这几种维生素的补充，最好是戒烟戒酒。

（5）出差在外 当人们较长时间在外出差或旅游时，由于饮食与睡眠缺乏规律，常常会感到食欲不振、疲劳和烦躁，有时还会出现口角及舌头的疼痛、糜烂或溃疡，这种情况通常被人们称为"上火"。其实，这种"上火"不仅是旅途劳顿所致，还与维生素的缺乏有关，尤其是与维生素 B_2、维生素 B_1 关系密切。因此，出差在外或旅游途中，不妨带上几片维生素 B_2、维生素 B_1 或食母生。

二、微量元素缺乏症——缺铜性贫血

人体是由几十种元素组成的，根据它们在人体中的含量和人体对它们的需要量，可分为常量元素和微量元素两大类。其中占人体重量 1/1000 以上，每人每日需要量在 100mg 以上者称为常量元素；占人体重量 1/1000 以下，每人每日需要量在 100mg 以下者称为微量元素。碘、铁、铜、锌、硒、氟、钴、铬、锰、钼、镍、钒、锡、硅等 14 种微量元素为人体所必需。

引起人体微量元素缺乏的因素很多，大体可归纳如下：

（1）膳食和饮水中供应的微量元素不足。这主要发生在当土壤和水中缺乏某些微量元素（如碘、氟、硒等），因而造成粮食、蔬菜等食物和饮水也缺乏这些元素所致。如我国克山病流行地区居民的缺硒即属于此类。另外，食物越是精制，其所含的微量元素就越少，这也可造成膳食微量元素供应不足。微量元素不足亦见于摄食缺乏该元素的配方膳。

（2）膳食中微量元素的利用率降低。如有的地区，人们膳食中的维生素和植酸含量很高，从而影响锌的吸收与利用，以致发生侏儒症——一种锌缺乏病。又如胃肠道吸收不良时，也可影响膳食中微量元素的吸收与利用。

（3）需要量增加。微量元素摄入量虽能满足正常需要，但需要量因某种情况而增加时，亦可发生微量元素缺少，如迅速生长、妊娠、授乳、出汗过多以及创伤、烧伤与手术等。

（4）遗传性缺陷病。例如以 X 链隐性遗传的 Menke 卷发综合征能使人体铜代谢异常。又如一种遗传性家族疾病——肠病性肢端皮炎亦显示出严重的锌缺乏症状。

（5）一种微量元素过高，会干扰其他微量元素的代谢，尤以铜及锌为明显，例如镰刀状贫血病人使用大量的锌，可以引起铜的缺乏。在实验性锰的大剂量摄入后，可引起铁贮量的下降，也引起血红蛋白合成的下降，补充铁可以使这种作用逆转。

不论必需微量元素缺乏或过多，有害微量元素接触、吸收、贮积过多或干扰了必需微量元素的生理功能和营养作用，都会引起一定的生理及生物化学过程的紊乱而发生疾病。反之，在各种疾病情况下，会对微量元素的吸收、运输、利用、储存和排泄产生一定的影响。

（一）病因和发病机理

铜为构成含铜酶的主要成分。这些酶的主要功能是参与氧化还原反应、组织呼吸、铁的吸收和利用、红细胞生成、保持骨骼和胶原组织正常结构的功能等。铜主要在十二指肠近端吸收。食物中的铜仅约 1/3 被吸收，其吸收受食物成分影响，如锌、镉、硫酸盐、植酸盐等可干扰或妨碍铜的吸收。

1. 病因

（1）摄入不足　婴儿是处于铜缺乏的边缘状态。消化道手术后或早产儿长期用静脉营养均可引起铜缺乏。营养不良者常并发本病。

（2）吸收障碍　如慢性腹泻伴有低蛋白血症者，长期口服大剂量锌或碱性药物时，均可发生本病。

（3）生长发育　未成熟儿生长发育快，体内铜储量不足，如果摄入量不足，常可于 3 个月时即发病。

2. 发病机理

铜缺乏所致的临床表现主要与含铜酶活力降低有关，其中尤其是铜蓝蛋白（铜氧化酶）降低。铜有促进中性粒细胞的分裂和增殖作用，铜缺乏可引起骨髓中性粒细胞成熟代谢障碍，寿命缩短而导致中性粒细胞减少。含铜氧化酶有维持血管纤维蛋白和胶原纤维结构完整性的作用。缺铜时，血管可广泛性扩张或因弹力纤维层破裂而致血管破裂。单胺氧化酶等有维持结缔组织的骨髓胶原纤维稳定性的作用。缺铜时此酶活力降低可引起骨髓的病理改变而致 X 线表现异常。酪氨酸酶催化酪氨酸转变为多巴的作用。后者与黑色素合成有关，缺铜时，此酶活性降低。黑色素合成减少，皮肤及毛发颜色可变浅。

（二）临床表现和诊断

1. 临床表现

主要有轻重不一的贫血，大多为低色素小细胞性，亦可为正细胞或大细胞性，网织红细胞增加或减少。中性粒细胞减少，白细胞数因而亦减少，易并发感染，感染时中性粒细胞可增加。骨髓象粒系呈现成熟障碍现象，粒细胞和幼细胞浆内有空泡形成，偶见幼红细胞呈巨幼样变，可能由于缺铜而影响核酸代谢所致。环形铁粒红细胞增多。骨骼 X 线片显示疾病早期可有骨质疏松表现，病情进一步发展后有类似于坏血病的表现，包括长骨骺端变化（如呈杯状、骨刺形成、钙化不规则等），骨膜增厚或骨膜下新骨形成及自发性骨折等。此类 X 线变化于婴幼儿中常见。其他尚可有厌食、腹泻、肝脾肿大、生长发育停滞、浅表静脉扩张、肌张力减退及精神萎靡等。

2. 诊断

如有引起本病的病因及临床表现，即应考虑本病。进一步确诊可做以下检查：

① 血浆铜蓝蛋白。新生儿时铜蓝蛋白含量很低，以后逐渐增高，至 12 岁时达成人水平。成人正常值为 250～370mg/L，＜150mg/L 提示缺铜。

② 血清铜。小儿血清铜的正常值为 12～21μmol/L，＜11μmol/L 提示缺铜。

③ 红细胞铜。其正常值为 0.9～1.5μg/10^{10} 红细胞，缺铜时常降至 0.462μg/10^{10} 红细胞。

④ 尿铜。尿铜测定有参考意义。铜剂试服有效时，诊断亦可成立。

（三）治疗

饮食行为性措施包括以下内容：①鼓励进食；②提供加热或者时鲜食物；③提供特别喜

爱的食物；④鼓励少量定时多餐；⑤膳食时间的灵活安排；⑥给予辅助喂养。

在上述行为性措施无效的情况下，应该考虑使用营养支持疗法，包括肠道内营养或静脉营养。

三、蛋白质-热量营养不良

蛋白质-热量营养不良（PEU）是由于多种常量营养素慢性缺乏而导致的热量缺乏性疾病，常常伴随某些常量营养素的缺乏症。PEU 可能突然发生（饥荒时）或者渐进性发展。其严重程度可以从亚临床状态至明显消瘦，同时伴随水肿、脱发和皮肤萎缩，多脏器受损也常常出现。

（一）病因

蛋白质-能量营养不良分为轻度、中度和重度。蛋白质-能量营养不良可能的主要原因：营养摄入不足；继发原因：来自干扰营养物使用的紊乱或药物作用的结果。

1. 原发性 PEU

在世界范围内，原发性 PEU 主要发生在缺乏营养的儿童和老年人身上，尽管老年人的常见原因是抑郁。节食或神经性厌食也可引起 PEU。发生在儿童和老人中的虐待事件也可以是原因之一。饿毙是原发性 PEU 的急性、重症表现形式，是指营养素完全缺乏的状态。其发生的原因极少是自愿性的，通常是由于饥荒或者野外迷失等外界因素。

儿童的慢性原发性 PEU 有两种常见形式：消瘦型和恶性营养不良病。消瘦型 PEU 又称干性 PEU，表现为体重下降和脂肪肌肉组织的减少，普遍发生在发展中国家的儿童中。恶性营养不良也称湿性或水肿性 PEU，常见于过早脱离母乳喂养的婴儿，这种情况往往见于原来正在接受母乳喂养的婴儿不得不让位于刚出生的同胞，从而失去母乳喂养的机会。因此，罹患恶性营养不良的儿童年龄常常大于消瘦型营养不良患儿。已经患有 PEU 的儿童，通常由于胃肠炎或其他感染（可能继发于细胞因子的释放）也可能导致恶性营养不良。如果膳食中蛋白质缺乏甚于热量的话，发生恶性营养不良的可能性会大于消瘦型营养不良。恶性营养不良时，由于细胞膜渗漏导致血管内液和蛋白质向血管外转移引起周围性水肿。

2. 继发性 PEU

继发性 PEU 常常继发于以下疾病状态：

（1）累及消化道功能的疾病　这些疾病常常影响消化功能（如胰腺衰竭）、吸收功能（如小肠炎和肠下垂）或者营养素在淋巴系统转运的功能（如腹膜后纤维化，Milroy 病）。

（2）消耗性疾病　在消耗性疾病（如艾滋病、癌症、慢性阻塞性肺病）和肾衰竭中，分解代谢引起大量的细胞因子释放，引起食欲减退和恶病质（肌肉和脂肪分解耗竭），从而导致营养不良。末期心力衰竭可导致心脏恶病质，这是一种严重的营养不良形式；死亡率特别高。造成心脏恶病质的因素包括肝脏瘀血（引起食欲减退）、小肠水肿（引起吸收不良）以及疾病晚期由于无氧代谢引起的需氧量增加。此外，消耗性疾病可以直接导致食欲减退和某些营养素的代谢障碍。

（3）增加代谢需要量的疾病　例如感染性疾病、甲亢、嗜铬细胞瘤、其他内分泌疾病，以及烧伤、创伤、外科手术或其他应激性情况。

（二）临床表现和诊断

1. 体征和临床表现

中度 PEU 的临床症状可能是全身性的或者仅涉及某些组织系统。表情淡漠和反应迟钝是普遍现象，患者表现为无力和工作效率下降，部分病人出现感知和意识障碍。可以出现暂时性的乳糖水平下降和胃酸缺乏。腹泻常常发生，并且由于肠道中双糖酶（尤其是乳糖酶）的缺乏而加重。由于 PEU 可造成性腺组织萎缩，女性可以出现闭经，男女性均可出现性欲下降。

在各种类型的 PEU 中，脂肪和肌肉组织的萎缩普遍存在。在成人中可以出现恶病质，在脂肪存储较多的部位最为明显。肌肉萎缩，骨骼突出。皮肤变薄、干燥、缺乏弹性，面色苍白和畏冷。头发干燥和易脱落，变得稀疏。伤口不易愈合。对于老年患者，髋部骨折和压力性溃疡（褥疮）的风险增加。

急性或慢性重度 PEU 患者心搏出量下降，心率减慢，血压下降。同时呼吸次数减少，存活能力下降；体温下降，往往预示死亡的可能。此外，水肿、贫血、黄疸和瘀斑可能出现，显示肝脏、肾脏和心脏衰竭已经发生。

在婴儿中发生的消瘦型 PEU，表现为体重下降、生长迟滞、皮下脂肪和肌肉减少或消失。肋部和面部骨节凸出，皮肤变薄且松弛多皱。

恶性营养不良的主要特点是血清白蛋白水平下降导致的外周性水肿。由于腹肌松弛、小肠肿胀和肝脏肿大，导致腹部膨隆，也可能出现腹水。皮肤变薄、干糙而多皱，不同部位的皮肤在病情不同阶段可以有各种表现，开始可能表现为色素沉着和皲裂，随后变为色素减退、易破和萎缩。由于营养不良和随后的营养治疗时间差的缘故，患者的头发会出现有特征性的条纹状改变。此外，患儿往往表现为淡漠，但是在被抱起时表现为激惹不安。

2. 诊断

（1）诊断通常基于病史。可根据膳食摄入明显不足的病史诊断蛋白质-能量营养不良。此外，还应该了解造成摄入不足的原因，尤其在儿童中。在儿童和青少年中，应注意是否存在虐待和神经性厌食的情况。

（2）评价营养不良的严重程度时，需要进行 BMI 测量。

（3）实验室检验有助于判定继发性 PEU 的病因。测定血浆白蛋白、总淋巴细胞计数、CD4＋T 细胞计数、转铁蛋白和对皮肤抗原的反应有助于判断 PEU 的严重程度或确定临界案例的诊断。实验室检验有助于鉴别疑似的继发性 PEU。当营养不良的病因不明确时，需测定 C-反应蛋白和可溶性白细胞介素-2 受体以判定是否出现了细胞因子的过量释放。甲状腺功能测定有时也可以应用。

（4）诊断并发症、判断预后。检测全血细胞计数、电解质、尿素氮、葡萄糖、钙、镁、磷酸盐。如果患者腹泻严重并且治疗效果不显，应该进行大便培养以检查是否存在寄生虫及其虫卵。由于反应低下，PEU 的患者被感染后的临床表现常常不明显，有时需要进行尿常规检查、尿培养、血培养、结核菌素试验和胸部 X 线检查以确诊。

（5）有研究提示，严重的蛋白质缺乏可以抑制抗体的产生，而其他营养物质，包括吡咯醇、泛酸、叶酸的缺乏，也能抑制抗体的反应能力以及干扰抗体的生成。蛋白热量的营养缺乏，视其严重程度，对免疫细胞及体液免疫的作用最明显。除了影响 B 淋巴细胞、T 淋巴细胞的功能外，蛋白热量缺乏也影响吞噬作用，尤见于儿童。

（三）治疗

一般情况下，主张口服营养治疗：①治疗中尽量避免给予乳糖（如果持续腹泻则提示可能存在乳糖不耐受）；②支持性的辅助治疗（如改变环境、给予辅助喂养和开胃剂等）；③对于儿童患者，应该禁食 24～48 小时。

轻度和中度 PEU 患者（包括短暂饥饿）可以通过均衡饮食纠正，最好是经口补充。在不能消化固体食物的情况下可以给予液体口服营养制剂进行补充（通常不含乳糖）。同时，还应该给予多种维生素补充治疗。

严重 PEU 和长期处于饥饿状态的患者需要住院接受临床营养治疗。首先应该纠正水和电解质平衡失调，并且控制感染。然后应该通过口服补充常量营养素。如果需要，例如存在吞咽困难时，可以采用饲管（通常使用鼻饲管）或者胃造口术进行补充（肠道内营养治疗）。如果存在吸收障碍，应该给予肠道外营养治疗。

对儿童，首先应治疗原发病。对于腹泻患儿，经口补充营养应该推迟 24～48 小时后，以避免加重腹泻。在此期间，应该给予口服或者静脉补液。进食应该遵循少量（＜100mL）多次的原则，一般每天 6～12 次，以避免小肠吸收功能超负荷。治疗的第一周，应该给予经强化的配方奶，酌情从少量逐渐增加进乳量。一周后，每天热量的摄入量应该达到 175kcal/kg 体重，蛋白质供应量应该达到 4g/kg 体重。应使用市面上的多种维生素补充剂，提供两倍于 RDA 的微量营养素补充。四周后，可以进食添加了鱼肝油的全脂牛奶和固体食物，包括蛋类、水果、肉类和酵母来代替配方奶。

在头 3 天，通过静脉营养补充两倍于 RDA 的复合 B 族维生素；通常同时给予维生素 A、磷、锌、锰、铜、碘、氟、钼和硒。由于此时 PEU 患儿对于铁的吸收能力比较低下，应该考虑给予口服或者肌注铁剂。此外，还应该对家长进行科学喂养的普及教育。

一般来说，成人 PEU 患者的治疗进程类似儿童。进食应节制量宜少。对于大多数成人患者，开始进食的时间不必延迟，但是进食量不宜多。对于功能障碍的患者，家中食物的烹制和喂养辅助是至关重要的。

养老机构中的 PEU 患者需要多方面的干预措施：①改善环境，如使得进餐区更有魅力；②给予辅助喂食；③改善食谱质量，如在两餐间给予一些强化食品和热量补充剂；④治疗精神抑郁和其他潜在疾病；给予开胃药物和合成性类固醇，或者二者兼备。出现严重吞咽困难的患者必须给予长期的胃饲管喂养。

需要考虑到，PEU 的治疗可能引发某些并发症，包括水中毒、电解质缺乏、高血糖、心律失常和腹泻。这些并发症也要预防和治疗。

第二十二章 >>>

血液系统疾病的诊治

一、贫血

红细胞（RBC）是在促红细胞生成素（EPO）的调控下在骨髓中生成的。肾脏中肾小球旁细胞在氧含量降低（如贫血和缺氧）和雄激素水平升高时反应性产生促红细胞生成素。除了促红细胞生成素以外，红细胞生成还需要充足的原料，主要是铁、维生素 B_{12}、叶酸和亚铁血红素。红细胞的存活时间大约为 120 天。衰老的红细胞会失去细胞膜，然后循环中大部分被脾脏、肝脏清除。血红蛋白降解为亚铁血红素，随后其在一系列酶的作用下降解为胆红素，同时伴有铁元素及蛋白质的再利用。

贫血是红细胞数量减少，导致红细胞压积和血红蛋白含量减少。红细胞的数量代表着红细胞生成和破坏或丢失之间的平衡。

（一）病因

贫血可由三种基本机制中的一种或多种引起：①失血，最常见的是由于长期代偿性红细胞生成致机体铁储存耗竭，如缺铁性贫血多因绝经前妇女累积性月经失血（平均，0.5mg 铁/天）以及男性及绝经后妇女慢性隐匿性出血（通常为胃肠道出血）；②红细胞生成不足，如骨髓造血不能代偿寿命缩短的红细胞时，便发生失代偿性溶血性贫血；③过度溶血（红细胞破坏），如红细胞源性的溶血性贫血是由于红细胞表面存在抗体或补体可致其早期被破坏；肿大的脾脏可较正常速度更快的滞留和破坏红细胞；一些导致红细胞溶血变形的原因也可引起红细胞的破坏。

（二）诊断

诊断通常基于病史和体格检查。贫血常见的症状和体征包括：舌质苍白，巨细胞性贫血时舌质可苍白也可绛红，舌乳头消失舌面光滑称"镜面舌"，如伴有舌炎时舌绛红称"牛肉舌"。血小板极少时舌上出现血疱。贫血者指甲苍白，缺铁性贫血者可见指甲扁平，或呈勺状指（反甲指），但应注意因化妆而使指甲颜色改变。四肢无力、虚弱、劳力性呼吸困难。

询问病史和体格检查后应进行实验室检查，血常规检查主要包括红细胞、血红蛋白、白细胞总数及分类、血小板数目、详细的白细胞分类、包括白细胞和血小板计数的全血细胞计数、红细胞指数和红细胞形态、网织红细胞计数、外周血涂片，有时需要骨髓穿刺或活检。是否进行其他检查，如测定维生素 B_{12} 和叶酸水平，测定铁含量和铁结合力，取决于可疑的贫血原因。

贫血的诊断标准是，对于男性：血红蛋白<140g/L，血细胞比容<42％或 RBC<4.5×10^{12}/L；女性：血红蛋白<120g/L，血细胞比容<37％，或 RBC<4×10^{12}/L。

当红细胞破坏过多时网织红细胞增高，如溶血性贫血，网织红细胞减低提示骨髓造血功能低下；如再生障碍性贫血，网织红细胞为 0.1％~0.2％或更低。

测定血清胆红素和乳酸脱氢酶（LDH）含量有时可帮助鉴别溶血和失血；在溶血时两者均会升高，而在失血时则均在正常水平。怀疑溶血，应进行外周血涂片检查，并检测血清胆红素、LDH、ALT 的水平。外周血涂片及网织红细胞计数是诊断溶血最重要的检查。抗人球蛋白试验或血红蛋白病筛查可帮助明确溶血原因。外周血涂片可见裂细胞或其他碎片化的红细胞伴机械性溶血。其他具有提示作用的表现包括血清 LDH 和间接胆红素升高而 ALT 正常，同时合并尿胆原阳性。

（三）治疗

输血用于有症状性贫血的患者，但长期输血治疗可能导致铁过载，此时需去铁治疗。当血红蛋白降低到危险的程度时，红细胞输注可用于以下患者：伴有心肺功能不全的症状或存在心肺功能不全的高危因素；伴有活动性、难以控制的出血；伴有某种形式的低氧性或缺血性终末期脏器功能不全（如潜在心功能不全或严重慢性阻塞性肺疾病患者出现神经缺血性症状，心绞痛或心动过速）。

对于溶血，应根据特定的溶血机制给予治疗。糖皮质激素在温抗体型自身免疫性溶血性贫血的初次治疗中有效。在一些情况下，切脾是有效的，尤其当脾脏滞留是导致红细胞破坏的主要原因时。如果可能，尽量在接种抗感染疫苗（肺炎球菌疫苗、流感嗜血杆菌疫苗、脑膜炎球菌疫苗）后 2 周再进行脾切除术；在冷凝集素综合征中，应避免感冒，需在输血前加温血液。长期持续性溶血的患者需补充叶酸。

二、血管出血性疾病

正常人受轻度外伤后可有少量出血。如果伤口不大，出血可在数分钟内自行停止。如果未受任何损伤自发的某处出血，或轻度外伤也出血不止者应考虑患有出血性疾病，如血管有病、血小板的量和质有异常，凝血因子缺乏导致凝血机制障碍都可发生出血现象。

（一）病因和诊断

1. 病因

按血液逸出的机制可将出血分为破裂性出血和漏出性出血两种：

（1）破裂性出血　由心脏或血管壁破裂所致。破裂可发生于心脏（如心壁瘤的破裂），也可发生于动脉，其成因既可为动脉壁本身的病变（如主动脉瘤），也可因动脉旁病变侵蚀动脉壁（如肺结核空洞对肺血管壁的破坏，肺癌、胃癌、子宫颈癌的癌组织侵蚀局部血管壁，胃和十二指肠慢性溃疡的溃疡底的血管被病变侵蚀）。静脉破裂性出血的原因除创伤外，较常见的例子是肝硬变时食管静脉曲张的破裂。毛细血管的破裂性出血发生于局部软组织的损伤。

（2）漏出性出血　由于毛细血管后静脉、毛细血管以及毛细血管前动脉的血管壁通透性增高，血液通过扩大的内皮细胞间隙和受损的血管基底膜而漏出于管腔外的。出血性素质所发生的自发性出血，即是漏出性出血。

一般病因有单纯性紫癜，老年性紫癜，遗传性出血毛细血管扩张症，严重维生素 C 缺乏（坏血病），严重感染性疾病，机械创伤性，中毒（物理毒物、化学毒物、蛇毒、蜂毒等）。其他如高血压动脉硬化、糖尿病、自身免疫性疾病、柯兴综合征、尿毒症等凡是引起血管病变者都可发生出血。

血小板减少有原发性和继发性，还有白血病、再生障碍性贫血、脾功能亢进、药物或严重感染等引起血小板减少者。血小板质的异常可见于先天性血小板病、血小板无力症、尿毒症及应用抑制血小板药物，如阿司匹林、潘生丁、右旋糖酐等。有些病虽然血小板增多但有质的异常也可发生出血。人体任何一个凝血因子缺乏都可有出血，常见如血友病，维生素 C、维生素 K 缺乏，严重肝病以及各种疾病引起的弥漫性血管内凝血（DIC）等。

2．临床表现

常见的出血症状有口腔黏膜、舌部出现血疱，鼻衄，皮肤出血点，出血斑大块淤血斑或血肿，咯血，吐鲜血或咖啡样物，黑色大便（柏油便），或便鲜血，各种组织和脏器出血，肌肉和关节处出血，有时反复出血而致畸致残。血管性疾病常见有过敏性紫癜，由病毒、细菌、寄生虫、药物或某些食物所致，但多数原因不清。

3．诊断

外出血可分为三种。①动脉出血：因外伤所致动脉破裂时，血流呈鲜红色的喷射状流出，失血量多，危害性大，若不立即止血，要危及生命。②静脉出血：因外伤所致静脉血管破裂时，血液呈暗红色的非喷射状流出，若不及时止血，时间长、出血量大，也会危及生命。③毛细血管出血：血液从受伤面向外渗出呈水珠状，颜色从鲜红变暗红。

内出血主要从两方面判断。一是从吐血、咯血、便血或尿血，判断胃肠、肺、肾或膀胱有无出血；二是根据有关症状判断，如出现面色苍白、出冷汗、四肢发冷、脉搏快弱以及胸、腹部有肿胀、疼痛等，这些是重要脏器如肝、脾、胃等的常见出血体征。

对于夜间血管出血的判断：凡脉搏快而弱，呼吸浅促，意识不清，皮肤凉湿，表示伤势严重或有较大的出血灶。

（二）治疗

1．止血法

（1）指压止血法　用手指压迫出血的血管上部（近心端），用力压向骨方，以达到止血目的。指压止血法适用于头部、颈部和四肢的外伤出血。

（2）屈肢加垫止血法　当前臂或小腿出血时，可在肘窝、腘窝内放入以纱布垫、棉花团或毛巾、衣服等物品，屈曲关节，用三角巾作 8 字形固定。但有骨折或关节脱位者不能使用。

（3）橡皮止血带止血法　常用的止血带是 1 米左右长的橡皮管。方法：掌心向上，止血带一端由虎口拿住，留出 15 厘米，一手收紧，绕肢体 2 圈，中、食两指将止血带的末端夹住。顺着肢体用力拉下，压住"余头"，以免滑脱。

（4）绞紧止血法　把三角巾折成带形，打一个活结，取一根小棒穿在带形外侧绞紧，然后再将小棒插在活结小圈内固定。

2. 中医止血

适用于吐血、衄血、咳血、便血、尿血、崩漏等各种出血证。根据出血证的原因不同，具体运用又有清热止血、益气止血和祛瘀止血三种治法。临床上具体使用本法时应注意以下4点：①应掌握病情的标本缓急。②出血过多，气随血脱，当急以益气固脱。③止血过急易致留瘀，需适当配以活血祛瘀药物。④血随气升降，有时需适当配合调理气机升降的药物。

3. 药品止血

止血药种类很多，主要作用有促进血液凝固的，有抑制纤维蛋白溶解的，有作用于血管壁使出血停止的等，常用者如下：

（1）维生素 K_3　参与合成凝血因子，常用于肝脏病、维生素 K 缺乏、低凝血酶原血症、吸收不良等引起的出血，也有用于胆石症、胆绞痛等，一般止血肌内注射每次 4mg 一日 2～3 次。该药大剂量可致溶血和肝损害。

（2）6-氨基己酸　能抑制纤维蛋白溶解，多用于纤维蛋白溶解性出血，手术时为减少出血用药，一般用静脉点滴，开始用 4～6g 以 5％葡萄糖或生理盐水 100mL 稀释，15～30 分钟内滴完，维持量每小时 1g，但一日量不超过 20g。有血栓倾向者慎用。

（3）抗血纤溶芳酸（止血芳酸，对羟基苄胺）　作用与 6-氨基己酸相同但稍强，用法为 0.1～0.3g 以 5％葡萄糖或生理盐水 10～20mL 静脉注射，每日不超过 0.6g；口服每次 0.25～0.5g 一日 3 次。有血栓倾向者慎用。

（4）止血敏（止血定，羟苯磺乙胺）　能增强血小板功能、降低毛细血管渗透性，止血作用快，口服也易吸收，用于各种出血。可与其他止血药如维生素 K、抗纤溶药并用。用于预防手术出血可术前半小时肌肉或静脉注射 0.25～0.5g，必要时 2 小时后再注射 0.25g。治疗出血成人口服每次 0.5～1g，每日 3 次，也可肌注或静脉注射，可与葡萄糖或生理盐水混合应用，0.25～0.75g 每日 2～3 次。静脉用药有个别休克者。

（5）立止血　是种蛇毒制剂，可选择性地在出血部位起作用，为类凝血酶和凝血活酶物质，用于各种出血及外科手术出血，成人肌注或皮下注射，每日 1～2 单位，若出血严重可同时加静脉注射 1 单位。小儿根据年龄用药，一般 0.25～0.5 单位，有血栓倾向者慎用。

（6）安络血　增强毛细血管抵抗力，减低其通透性，使血管收缩，用于毛细血管通透性增加所致的出血，如过敏性紫癜、视网膜出血、各种器官出血，但对大量出血和动脉出血疗效差。多用口服或肌注也可静注，每次 2.5～5mg，每日 2～3 次。

三、白血病

白血病（leukemia），亦称作血癌，是一种造血系统的恶性肿瘤。白血病可以扩散到淋巴结、脾、肝、中枢神经系统和其他器官。临床上，一般分急性白血病和慢性白血病。成年人中最常见的是急性骨髓性白血病和慢性骨髓细胞性白血病，儿童中比较常见的是急性淋巴细胞性白血病。急性白血病较多见，居年轻人恶性疾病中的首位。由于恶性细胞的剧增和扩散，急性白血病必须立即治疗。在不治疗的情况下病人在数月甚至数周内死亡。

（一）病因

病因是由于细胞内脱氧核糖核酸的变异导致的骨髓中造血组织的不正常工作。骨髓中的干细胞每天可以制造成千上万的红血球和白细胞。白血病病人过分生产不成熟的白细胞，妨害骨髓的其他工作，这使得骨髓生产其他血细胞的功能降低。

对白血病的精确病因还在研究中。除一般骨髓干细胞内的 DNA 变异导致它们的恶化外，其他原因可以是暴露在放射线中、接触致癌物质和其他细胞内遗传物质的变异。病毒也可能导致白血病。

（二）诊断

1. 症状

（1）发烧　是临床常见的症状，由于白细胞的质和量的异常和免疫功能低下导致各种感染，自身免疫性疾病常伴有发烧，发烧有低烧也有持续高烧（39～40℃），有间歇性、周期性和不规则性，有时伴有寒战、皮疹、黄疸及以下各种原发病症状同时出现。

（2）贫血　患者血红蛋白减少的首发症状就是贫血，且进行性加重，主要特征为皮肤苍白、头晕、乏力、心悸、气急、多汗等。

（3）淋巴结和肝脾肿大　此特征在急性淋巴细胞白血病中最为常见。肿大者多为病理状态，根据病情和病程脾肿大程度不一，脾肿大时有人无任何症状，有的伴有原发病症状。

（4）骨关节疼痛　这一特征以急性淋巴细胞白血病最为常见，而又以儿童白血病居多。胸骨压痛对疾病的诊断有重要意义。关节疼痛局部常无红、肿、热现象。

（5）出血　白血病在疾病过程中，大多伴有不同程度的出血，可发生在任何部位，但多见于造血组织、皮肤黏膜、心包膜、脾、胃及中枢神经等。其出血常发生在有白血病细胞浸润的基础上。常以皮肤瘀点、瘀斑、齿龈渗血、鼻出血最为多见。女性可有月经过多。部分病人还可发生内脏或组织出血。

（6）剧烈头痛　白细胞在蛛网膜增生，蛛网膜下腔发生狭窄，致脑脊液循环障碍，引起交通性脑积水所致。病人会出现剧烈的爆炸性头痛，并伴有恶心、呕吐、视力模糊等。

2. 诊断

骨髓穿刺检查以及骨髓切片检查，是确定的诊断法。

骨髓化验可发现幼稚细胞增高，可达 50%～90%，病情轻重不等。外周血同时有大量的幼稚细胞存在。

为了进一步确认白血病的种类，还需要额外的特殊检查，才能精确将白血病予以分类并给予最适当的治疗。这些特殊检查包括：细胞生化特殊染色、流式细胞仪检查、染色体检查。

白细胞总数的参考值：白细胞计数成年人为 $(4～10)\times10^9/L$，新生儿 $(15～20)\times10^9/L$。白细胞分类：中性杆状核粒细胞核 1%～5%；中性分叶核粒细胞 50%～70%；嗜酸性粒细胞 0.5%～5%；嗜碱性粒细胞 0～1%；单核细胞 3%～8%；淋巴细胞 20%～40%。

临床意义：

（1）中性粒细胞增多　生理性增多可见于胎儿、新生儿、妊娠、分娩，产后两个月内，严寒、热暑时白细胞可一过性增多。病理性增多见于化脓性细菌感染、严重的组织损伤、急性中毒、肿瘤性疾病，急、慢性粒细胞性白血病。

（2）中性粒细胞减少　可见于革兰氏阴性杆菌及病毒感染，再生障碍性贫血、非白血性白血病，物理、化学损伤如长期接触放射线或一些有毒的化学药物及毒物，自身免疫病及脾机能亢进等。

（三）治疗和护理

1. 治疗

主要治疗手段有化学治疗、放射治疗、标靶治疗。部分高危险性病人，需要进行骨髓移植。

化疗为目前主要的治疗手段，但其副作用大，临床易复发，而且费用较高，一般人难以承受，给患者求医造成了很大的精神负担。

在过去 30 年中，存活率提高了一倍，但其绝对数值依然相当低。

2. 护理

（1）诊断期　诊断期的患儿和家长迫切地想知道病情的诊断结果，特别是患儿家长一旦得知"血癌"的诊断结果，心理变化大而强烈。此时护理人员应多到床前巡视，提供必要的帮助，态度要温和，使病人情绪稳定配合治疗。

（2）治疗期　化疗会引起一系列副作用，常使患者对化疗产生抵触情绪和恐惧心理，需要加强心理护理。护士应及时耐心地提供有关患者病情变化及治疗方面的动态信息，鼓励患者家属正确面对现实，应用积极应对的行为方式，引导他们走出恐惧、烦恼的漩涡。

（3）病情好转和反复期　这个时期患儿已经进行了较长时间的治疗，对病情有了一些认识，情绪波动较大。不论是在病情好转期还是在波动期，都应该针对儿童心理做好思想工作，语气要亲切、温和，取得患者的信赖，以便积极配合治疗，促使病情早日缓解。

（4）临终期　由于现在大多数家庭都是独生子女，子女被视为掌上明珠。失去子女的痛苦是难以承受的。护理人员要引导患儿和家长正视现实，使患儿平静地度过生命的最后阶段。护理人员还应尽量分担其痛苦，尊重患者，满足患者在弥留之际的要求和愿望，使患者能平静地离开人世。

3. 预防

（1）避免接触过多的 X 射线及其他有害的放射线。对从事放射工作的人员需做好个人防护。孕妇及婴幼儿尤其应注意避免接触放射线。

（2）防治各种感染特别是病毒感染。如 C 型 RNA 病毒。

（3）慎重使用某些药物如氯霉素、保泰松、某些抗病毒药物、某些抗肿瘤药物及免疫抑制剂等。

（4）避免接触某些致癌物质，做好职业防护及监测工作。如在生产酚、氯苯、硝基苯、香料、农药、合成纤维、合成橡胶塑料、染料等的过程中，注意避免接触有害有毒物质。

（5）高危人群应做好定期普查工作特别注意白血病的早期症状。

四、恶性淋巴瘤

恶性淋巴瘤是淋巴结和结外部位淋巴组织的免疫细胞肿瘤，来源于淋巴细胞或组织细胞的恶变。恶性淋巴瘤是原发于淋巴结或其他淋巴组织的恶性肿瘤，发病率占小儿恶性实体瘤的第一位，多发于5～12岁儿童。根据瘤组织细胞特点可分为何杰金氏病（HL）和非何杰金氏病（NHL）两大类。

（一）病因

恶性淋巴瘤的病因至今尚未完全阐明。但有如下相关因素：①EB病毒感染；②免疫缺陷；③电离辐射；④遗传因素与本病的病因关系也有报道。有时可见明显的家族聚集性。

（二）临床表现和诊断

1. 临床表现

以浅表淋巴结无痛性进行性肿大或伴发热、消瘦及肝脾肿大为特征。

（1）恶性淋巴瘤的主要症状或体征是浅表淋巴结无痛性肿大。HL通常有颈或锁骨上淋巴结受累，NHL除横膈上、下淋巴结受累外，经仔细临床检查可发现其他淋巴样组织部位如滑车、眼窝淋巴结和韦氏环受侵。

（2）可有发热、盗汗或体重减轻等症状。

（3）皮痒在HL较NHL多见，通常用抗组织胺药物治疗无效。

（4）HL病人偶尔发生饮酒后疼痛，疼痛部位局限于受累区域。

（5）除淋巴结肿大外，体检尚可发现脾肿大。且脾大的病人常并有肝肿大。晚期病人因纵隔淋巴结肿大可出现上腔静脉受阻。

2. 诊断

应详细询问病史。包括首发症状、淋巴结肿大出现的时间与以后的增大速度、有无全身症状，如发热、盗汗、皮肤瘙痒、消瘦等，非何杰金氏淋巴瘤应询问有无消化道症状等。

如可疑有肿瘤应及时做病理检查，深部淋巴结肿大可通过X线、B超、CT、核磁共振等检查确定。包括：血常规检查，包括血红蛋白、白细胞计数与分类、血小板计数、血沉率等；血化学检查，包括尿素氮、非蛋白氮、肌酐、碱性磷酸酶、总蛋白与白蛋白、球蛋白、转氨酶及转肽酶等测定；血清免球蛋白检查；尿常规检查；髂骨穿刺涂片或活检；放射学检查：胸部正侧位X线片及双下肢淋巴造影；病理学检查：淋巴结、皮肤活检及必要时肝脏穿刺活检；细胞免疫检查：E玫瑰花结、淋巴细胞转化、巨噬细胞试验、皮肤试验等。

（三）治疗

1. 何杰金氏病的治疗

（1）ⅠA、ⅡA期　以放射治疗为主，如有大的纵隔肿块，应采用化疗与放疗综合；病理为淋巴细胞消减型，应用全淋巴结放射。

（2）ⅡB期　一般采用全淋巴结放射，也可单用联合化疗。

（3）Ⅲ1A　单纯放射治疗。

（4）Ⅲ2A期　放射与化疗综合治疗。

（5）ⅢB期　单用化疗或化疗加放疗。

（6）Ⅳ期　单用化疗。

2. 非何杰金氏淋巴瘤的治疗

（1）低度恶性　Ⅰ、Ⅱ期大多采用放疗。Ⅲ、Ⅳ期大多采用化疗。

（2）中度恶性　Ⅰ期病人可单用放疗。Ⅱ期以上采用以阿霉素为主的化疗方案。

（3）高度恶性　淋巴母细胞型淋巴瘤，采用白血病样治疗方案。

3. 胃肠道恶性淋巴瘤的手术治疗

原发性胃肠道恶性淋巴瘤应强调手术治疗。可明确病变部位、切除病变组织和制订治疗计划，淋巴瘤的切除率较癌肿要高。胃淋巴瘤可行胃次全切除，全胃切除应慎用。肠道淋巴瘤则可切除局部病灶肠管及相应系膜。对于切除不尽的瘤体，可于术中置银夹固定，以便术后放疗。

4. 泌尿生殖系统恶性淋巴瘤的手术治疗

原发于肾脏、膀胱、睾丸、卵巢和子宫等器官的恶性淋巴瘤均宜早期手术切除，术后再给放疗或化疗。

5. 脾脏恶性淋巴瘤的手术治疗

原发于脾脏的恶性淋巴瘤很少见。术前与其他脾肿瘤较难鉴别，术后病理回报可以确诊。Ⅰ～Ⅱ期病例单纯手术切除5年生存率为40%，若术后辅以化疗或放疗可提高到60%。

手术作为治疗手段的恶性淋巴瘤适应证很局限，而且治愈率也低，常需辅以放疗或化疗。

第二十三章 >>>

泌尿系统疾病(包含内外科疾病)的诊治

泌尿系统的疾病既可由身体其他系统病变引起，又可影响其他系统甚至全身。其主要表现在泌尿系统本身，如排尿改变、尿的改变、肿块、疼痛等，但亦可表现在其他方面，如高血压、水肿、贫血等。由于病因、发病部位、功能改变以及对全身影响的不同，治疗措施也不一样，有些依靠内科治疗，有些则以外科方法治疗，还须视病变程度、部位、性质等来决定。

尿是在肾内形成的，肾是正常生命活动必需的器官。任何全身或本系统的疾病，损害了肾功能都会影响健康，威胁生命。整个泌尿系统是一个管道系统，任何影响尿液顺利通过的阻塞，都会损害阻塞部位以上的管道，直至影响肾脏。肾对血液供应不足的敏感程度仅次于脑组织和心脏。经过血液传播的疾病，如血行细菌感染，便容易传入肾脏，累及整个泌尿系统。另外，肾脏还是一个内分泌器官，产生和分泌近十种激素和有生物活性的物质。其中：①肾素和血管紧张素形成一个升压系统。有的肾脏疾病引起高血压（称为肾性高血压）即与肾素的作用有关。②缓激肽与前列腺素，是肾脏中最重要的两种降压物质。这个降压系统与升压系统相互制约，共同维持血压的相对恒定和水与电解质的平衡。③人体内促红细胞生成因子的90%来自肾脏，慢性肾炎、尿毒症时的贫血就是由于这一因子的不足所造成。

泌尿系统与生殖系统在解剖生理上关系密切，因而在疾病的发生发展上也互相影响，这在男女之间有一定差异。如男性淋病造成尿道狭窄，即成为尿流阻塞的原因。老年男性前列腺发生良性增生时即引起排尿困难，严重时可致输尿管和肾积水，影响肾功能。女性分娩时的损伤容易累及膀胱和尿道，甚至出现膀胱阴道瘘或膀胱尿道阴道瘘。新婚期女性容易发生膀胱炎；老年女性阴道萎缩使尿道缩短，膀胱炎亦较多见。

泌尿系统的疾病种类很多，结合病因和病变发生的主要部位，主要可分为以下几类：①炎症，包括变态反应性炎如肾小球肾炎、泌尿道的感染如肾结核、肾盂肾炎、膀胱炎、尿道炎等；②代谢性疾病，如糖尿病性肾硬化；③血管疾病，如高血压性肾硬化；④中毒性疾病，如汞中毒、磺胺药物等引起的急性肾小管坏死等；⑤尿路阻塞，如泌尿道结石和肾盂积水等；⑥先天性畸形，如多囊肾、马蹄肾、输尿管瓣膜等；⑦遗传性疾病，如遗传性肾炎；⑧肿瘤，如肾细胞癌、膀胱乳头状瘤和膀胱移行细胞癌等。

病象可分为：①有明显泌尿系统症状者主要有排尿改变，如尿频、尿急、尿痛、遗尿、排尿困难等；尿的改变，如血尿、脓尿、乳糜尿等；与泌尿系统器官或部位有明显联系的疼痛，如肾绞痛、膀胱痛等。②有全身性症状而无明显泌尿系统症状者，如慢性肾小球肾炎患者可长期无明显的泌尿系统症状，直至出现肾功能不全时，往往因食欲不佳或贫血而就诊。有的肾肿瘤患者并无血尿、肿块、疼痛等典型症状，而仅表现为低热。③无症状的泌尿系统疾病。

一、排尿异常

影响排尿正常控制的疾病包括：

1. 尿失禁

尿失禁是指由于某种原因而丧失排尿自检能力，使尿液不自主地流出，根据其病因和发病机制不同，分为急迫性尿失禁、张力性尿失禁、溢出性尿失禁和功能性尿失禁。

2. 尿潴留

指尿液潴留于膀胱内，尿不能排除。常常由排尿困难发展而来，易并发尿道感染和结石。根据排尿的程度，分为完全性尿潴留（尿完全不能排出）和部分尿潴留（指排尿后膀胱内仍残留 10mL 以上尿液）。根据发病的缓急，分为急性和慢性尿潴留。

（一）病因

1. 尿失禁

尿失禁的常见病因包括：尿道括约肌或骨盆肌肉无力（称为膀胱出口功能不全）、异物阻塞从膀胱排泄尿液的路径（被称为膀胱出口阻塞）、膀胱壁肌肉的过度活跃或痉挛（有时也被称为膀胱过度活动症）、膀胱壁肌肉无力或活动低下、膀胱壁肌肉与尿道括约肌的协调性较差、尿量增加和功能问题等。

特定人群的病因，在儿童和青少年中为膀胱过度活动、在妇女中为分娩导致的盆腔肌肉无力、在中年男性中为膀胱出口梗阻、在老年人中则为功能性疾病，如卒中和阿尔茨海默病。

尿潴留导致膀胱过度充盈，可发生溢出性尿失禁。

2. 尿潴留

尿潴留的病因包括膀胱肌肉收缩受损、膀胱的开口被阻塞（膀胱出口梗阻）或者关闭膀胱开口的肌肉（尿道括约肌）收缩松弛不协调。因前列腺肿大如良性前列腺增生可使将尿液排出体外的通道（尿道）变窄，尿潴留在男性中更为常见。一般可分为阻塞性和非阻塞性两类原因。

具有抗胆碱能作用的药物（如抗组胺剂和一些抗抑郁药），可引起男性和女性的尿潴留。其他原因，包括粪便的硬块充盈直肠并压迫尿道（粪便嵌塞），及患有糖尿病、多发性硬化、帕金森病或先前骨盆手术损伤膀胱神经患者的神经源性膀胱疾病。

(二) 诊断

1. 尿失禁

在尿失禁的人群中，某些症状和特点应引起警示，比如脊髓损伤的症状（例如腿无力，腿、生殖器或肛门周围的感觉丧失）。出现警示症状的人应当立即去急诊室。

首先询问病史，然后进行体格检查。测试腿的力量、感觉和反射以及生殖器和肛门周围的感觉，以发现可能使其难以控制尿液的神经和肌肉问题。还包括直肠检查，寻找便秘或支配直肠的神经损伤的迹象；女性盆腔检查，检测可能的异常，例如阴道萎缩（绝经期变化，阴道内壁变薄、干燥、弹性降低，并可能伴随尿路变化）或盆腔肌肉无力；男性前列腺检查，排查前列腺肥大或前列腺癌。

常规检查包括：尿液分析和尿培养、肾功能的血液检查、检查残余尿量（使用导管或超声探头确定排尿后还有多少尿液残留在膀胱内）。

尿路动力学检查包括：膀胱测压、尿流率测试和膀胱内压描记法。

2. 尿潴留

尿潴留的症状可能有尿液漏出（溢出性尿失禁）、夜间排尿（夜尿）或尿频。有时人们完全不能排尿，可能滋生细菌，出现尿路感染。

尿潴留的诊断方法是在一个人尽力排尿之后查看还有多少尿液留在膀胱内。在患者排尿后，立即将一个导管插入膀胱看有多少尿液排出，或者立即做膀胱超声检查，测量残留的尿液量。排尿后残留下的尿液量称为残余尿量。如果此量超过约小量杯的半杯（在老年人中稍微多一些），即可诊断尿潴留。

体格检查，通常包括直肠检查。在男性，直肠指诊可明确男性前列腺是否增大。直肠指检有助于确定男性和女性是否有粪便嵌塞。

尿液样本检查，看是否存在感染。其他方法有血液检测和影像学检查。

(三) 治疗

1. 尿失禁

尿失禁一般性的治疗措施有：调整液体摄入、膀胱训练、盆腔肌肉锻炼（Kegel 练习）。

治疗药物包括可放松膀胱壁肌肉和增加括约肌张力的药物。放松尿道括约肌的药物可用于治疗急迫性或溢出性尿失禁以及男性的膀胱出口梗阻。急迫性尿失禁最常用的两个药物是奥昔布宁和托特罗定。奥昔布宁皮肤贴剂每周用 2 次，药物可直接膀胱内给药。新药包括非索罗定、索利那新、达非那新和曲司氯铵。伪麻黄碱可用于膀胱开口不全的女性。丙咪嗪可用于张力性与急迫性尿失禁兼具者，也可单独使用。若张力性失禁是因尿道炎或阴道炎导致的，则雌激素软膏通常有效。

治疗多种尿失禁最有效的药物均有抗胆碱能作用，对于老年患者要小心其副作用。

溢出性尿失禁的治疗应针对病因。对于由膀胱出口梗阻引起的溢出性尿失禁，可通过如前列腺疾病手术或治疗药物，膀胱膨出治疗手术以及扩张或支架置入术（治疗尿道狭窄）等特异性的手段来缓解梗阻。

对于由膀胱壁肌肉无力造成的溢出性尿失禁，治疗方法可包括通过间歇性插入膀胱导管，减少膀胱中尿液的量；在极少数情况下，插入膀胱的导管可长期留置。还有帮助在排尿后清空膀胱的其他措施如偶尔使用电刺激。

对于急迫性尿失禁，如果其他治疗方法无效，可进一步尝试使用一个类似于心脏起搏器的设备，给骶神经温和的电刺激（当脊髓或大脑疾病时），还有手术（很少见）。

2. 尿潴留

尿潴留的治疗方法有插管、药物治疗和手术（偶有）。中医方法有：利水通淋的方剂、针灸法、按摩法、热敷法、敷脐疗法等。

引起尿潴留的药物需停止使用。前列腺肥大的男性可能需要前列腺手术或使用药物来缩小前列腺（例如非那雄胺或度他雄胺），或使用可放松膀胱颈肌肉的药物（例如特拉唑嗪或坦索罗辛）。有干扰膀胱收缩或功能的神经问题的患者可能需要定期使用导管，或永久放置导管。偶尔需要手术将尿液排出膀胱，排出尿道及排出体外。

二、肾炎

肾炎综合征定义为血尿、不同程度蛋白尿、尿沉渣镜检发现异形红细胞及红细胞管型。通常具有以下 1 种或多种表现：水肿、高血压、血肌酐水平升高和少尿。肾炎种类很多，根据最初发病原因可分为原发性肾小球肾炎与继发性肾小球肾炎。急性肾炎、慢性肾炎、肾病综合征、IgA 肾炎等是原发性肾炎；紫癜性肾炎、狼疮性肾炎、糖尿病肾病、高血压肾病等称为继发性肾炎。

按照病程来划分，则分为急性肾炎与慢性肾炎。急性肾炎即急性肾小球肾炎，是一种由于感染后变态反应引起的两侧肾脏弥漫性肾小球损害为主的急性疾病，本病的特点是起病较急，血清肌酐升高超过数周或更短，在感染后 1～3 周出现血尿、蛋白尿、管型尿、水肿、少尿、高血压等系列临床表现。慢性肾炎，又称为慢性肾小球肾炎，是各种原发性肾小球疾病导致的一组长病程（甚至数十年）的以蛋白尿、血尿、水肿、高血压为临床表现的疾病。此病常见，尤以青壮年男性发病率高。本病治疗困难，肾功能不全数年后出现，大多渐进为慢性肾功能衰竭，预后较差。但如采用正确及时的中西医结合微化中药渗透阻断肾脏纤维化治疗，效果乐观明显。

（一）病因

原发性肾病综合征中，系膜增生性肾小球肾炎在我国发病极高，约占原发性肾小球疾病的一半。此型肾炎好发于青少年，男多于女。有前驱感染者（占 50%）发病较急，可呈急性肾炎综合征（占 20%～30%），否则常隐袭起病。微小病变型肾病好发于少年儿童，尤其 2～6 岁幼儿，但老年又有一发病高峰，患者男多于女。系膜毛细血管性肾小球肾炎又称膜增生性肾炎。好发于青壮年，男多于女。膜性肾病可见于任何年龄，但在诊断时 80%～90%病人超过 30 岁，发病高峰在 36～40 岁，男性多于女性，多隐袭起病，少数在前驱感染后短期内发病，病程呈缓慢进展性，通常是持续性蛋白尿，经过多年肾功能才逐渐恶化。

继发性肾病综合征的原因很多，常见者为糖尿病性肾病，肾淀粉样变性，系统性红斑狼疮肾炎，新生物、药物及感染引起的肾病综合征。一般于小儿多见遗传性疾病、感染性疾病及过敏性紫癜等引起的继发性肾病综合征，中青年多见结缔组织病、感染、药物引起的继发性肾病综合征；老年则多见代谢性疾病及新生物有关的肾病综合征。

病因相当复杂，按照中西医结合可概括分为外感因素、内伤因素、病理产物因素和药邪致病。

1. 外感因素

包括风、寒、暑、湿、燥、火六淫及其他外邪侵犯人体，同时亦可造成或诱发肾病的发生。从临床来看，急性肾炎、慢性肾炎、急性肾盂肾炎等肾病的发生或诱发加重，与这些外感因素的侵袭均有密切关系。两种或两种以上致病因素联合作用为多见。如急性肾炎的发病，常见有感受风热，或风寒，或风寒湿等外邪的病史。

2. 内伤因素

内伤致病是指排除近期外邪干扰的情况下，由于机体的内在原因而导致的疾病。同外邪致病相比，内伤致病有两大特征：一为复杂性。二为潜发性。内伤致病的原因很多，主要包括先天不足、七情内伤、饮食不节、久病过劳等。

3. 病理产物因素

指因脏腑功能失调所产生的病理产物，主要指水湿、淤血。如急慢性肾炎、肾病综合征，由于肺、脾、肾功能失调，致使水湿内生。这些水湿又可影响肾脏功能，湿邪滞内，又可阻碍气机，可致机体气机升降失常，气血逆流。水湿亦可阻碍血液运行，形成血淤，使血肿进一步的加重。淤血是许多肾脏病，如肾肿瘤、肾动脉粥样硬化症、肾静脉血栓形成等的重要病因和病理产物，亦存在于多种肾脏病，如急性慢性肾炎、慢性肾盂肾炎、紫癜性肾炎、狼疮性肾炎等的病发过程中。

现代医学证明，肾脏局部或弥漫性淤血，可引起肾血流量的减少，继发性肾小球滤过性的降低，临床在辨证的基础上使用活血祛瘀药，可取得更好的疗效。淤血的形成可因脏腑功能障碍而致气滞血瘀，或气虚血瘀，或脉络损伤，血出离经而导致血瘀。

4. 药邪致病因素

肾病的发生与发展，药邪致病是一个重要因素。这种药邪伤肾一般多因误治或用药不当所致。如误用或过量使用对肾有毒副作用的药物（氨基苷类、镇痛剂、雷公藤、关木通等），常可引起肾功能不全、间质性肾炎等肾病的发生，又如过用苦药，日久可致肾阴不足；过用寒药，日久可伤及肾阳。或以温补药治愈肾阴虚证，以养阴清热药治疗肾阳虚证，这种由误治导致的病邪，于病无益，反而加剧原来的病情。另外，现代医学治疗肾病而运用的抗生素、激素、免疫抑制剂等药物，常助生湿热，形成阴虚内热或湿热内蕴之症，并使原来肾病病情加重或迁延难治，此已引起广大医务工作者的注意和重视。

（二）临床表现和诊断

1. 临床表现

①蛋白尿，大量蛋白尿的产生是由于肾小球滤过膜异常所致。②低白蛋白血症，即血清白蛋白水平在30g/L以下。其主要原因是尿中丢失白蛋白，但二者并不完全平行，因为血浆白蛋白值是白蛋白合成与分解代谢平衡的结果。③水肿，水肿的出现及其严重程度与低蛋白血症的程度呈正相关。然而例外的情况并不少见。④高脂血症脂代谢异常的特点为血浆中几乎各种脂蛋白成分均增加，血浆总胆固醇（Ch）和低密度脂蛋白胆固醇（LDL-Ch）明显升高，甘油三酯（TG）和极低密度脂蛋白胆固醇（VLDL-Ch）升高。⑤血浆中其他蛋白浓度变化。如血清蛋白电泳中 α2 和 β 球蛋白升高，而 α1 球蛋白可正常或降低，IgG 水平可显

著下降，而 IgA、IgM 和 IgE 水平多正常或升高等等。⑥其他并发症，如感染、高凝状态和静脉血栓形成、急性肾衰、肾小管功能减退、内分泌及代谢异常等等。

2. 诊断

（1）肾病综合征（NS）诊断标准是：尿蛋白大于 3.5g/d；血浆白蛋白低于 30g/L；水肿；高脂血症。其中前两项为诊断所必需。

（2）常用检查方法有：

① 尿常规检查。通过尿蛋白定性，尿沉渣镜检，可以初步判断是否有肾小球病变存在。

② 24 小时尿蛋白定量。24 小时尿蛋白定量超过 3.5g 是诊断的必备条件。

③ 血浆蛋白测定。血浆白蛋白低于 3g/dL，是诊断的必备条件。

④ 血脂测定。肾病综合征患者常有脂质代谢紊乱、血脂升高。

（3）进一步检查如下，可视具体情况做：

① 肾功能检查。常做的项目为尿素氮、肌酐，用来了解肾功能是否受损及其程度。

② 电解质及二氧化碳结合力测定。用来了解是否有电解质紊乱及酸碱平衡失调，以便及时纠正。

③ 血液流变学检查。这种病患者的血液经常处于高凝状态，血液黏稠度增加，此项检查有助于对该情况的了解。

④ 根据需要可选项目。血清补体、血清免疫球蛋白、选择性蛋白尿指数、尿蛋白聚丙烯胺凝胶电泳、尿 C3、尿纤维蛋白降解产物、尿酶、血清抗核抗体及肾穿刺活组织检查等。最好进行肾活检，做出病理诊断。

（三）治疗

（1）糖皮质激素治疗　糖皮质激素用于肾脏疾病，主要是其抗炎作用。糖皮质激素对肾病综合征的疗效反应在很大程度上取决于其病理类型，一般认为只有微小病变肾病的疗效最为肯定。

激素可经胃肠道迅速吸收，故片剂为最常用的剂型。首治剂量一般为泼尼松 1mg/(kg·d)，儿童 1.5～2mg/(kg·d)。经治疗 8 周后，有效者应维持应用，然后逐渐减量，剂量越少递减的量越少，速度越慢。激素的维持量和维持时间因病例不同而异，以不出现临床症状而采用的最小剂量为度，以低于 15mg/d 为满意。

对口服激素治疗反应不良，高度水肿影响胃肠道对激素的吸收，全身疾病（如系统性红斑狼疮）引起的严重肾病综合征；病理上有明显的肾间质病变，小球弥漫性增生，新月体形成和血管纤维素样坏死等改变的患者，可予以静脉激素冲击治疗。冲击疗法的剂量为甲泼尼松龙 0.5～1.0g/d，疗程 3～5 天，但根据临床经验，一般选用中小剂量治疗。

（2）细胞毒性药物　激素治疗无效，或激素依赖型或反复发作型，因不能耐受激素的副作用而难以继续用药的肾病综合征可以试用细胞毒药物治疗。由于此类药物多有性腺毒性、降低人体抵抗力及诱发肿瘤的危险，因此，在用药指征及疗程上应慎重掌握。如局灶节段性肾小球肾炎对细胞毒药物反应很差，故不应选用。目前临床上常用的此类药物中，环磷酰胺和苯丁酸氮芥疗效最可靠。

（3）环孢霉素 A(CyA)　CyA 是一种有效的细胞免疫抑制剂，近年已试用于各种自身免疫性疾病的治疗。目前临床上以微小病变、膜性肾病和膜增生性肾炎疗效较肯定。与激素和细胞毒药物相比，应用 CyA 最大优点是减少蛋白尿及改善低蛋白血症疗效可靠，不影响生长发育，不抑制造血细胞功能。但此药亦有多种副作用，最严重的副作用为肾、肝毒性。

（4）中医中药综合治疗　由于某些肾病综合征对免疫抑制剂治疗反应不佳，持续地从尿中丢失大量蛋白。对于这些病人除对症治疗外，可试用中药治疗。肾病综合征按中医理论，在水肿期，主要表现为脾肾两虚与水津积聚于组织间质，呈本虚而标实的表现，因而治疗宜攻补兼施，即在温肾健脾的基础上利尿消肿。

（5）营养治疗　充足的能量可提高蛋白质的利用率。因蛋白质大量丢失，传统的营养治疗主张高蛋白 [1.5～2.0g/（kg·d）] 膳食。但临床实践证明，肾病综合症患者蛋白质适宜的供给量在能量供给充足的条件下，应是 0.8～1.0g/（kg·d）。如用极低蛋白膳食应同时加用 10～20g/d 必需氨基酸。也有建议如采用正常蛋白膳食 [1.0g/（kg·d）]，可加用血管紧张素转换酶抑制剂（ACE），可减少尿蛋白，也提高血清白蛋白。

高血脂和低蛋白血症并存，应首先纠正低蛋白血症；脂肪应占总能量≤30%，限制胆固醇和饱和脂肪酸摄入量，增加不饱和脂肪酸和单不饱和脂肪酸摄入量。

水：明显水肿者，应限制进水量。进水量＝前一日尿量加 500～800mL。钠：一般控制在 3～5g/d，水肿明显者应根据血总蛋白量和血钠水平进行调整。钾：根据血钾水平及时补充钾制剂和富钾食物。另外，适量选择富含维生素 C、B 族维生素的食物。增加膳食纤维，能辅助降低血氨，减轻酸中毒。

三、肾性高血压

肾性高血压（renal hypertension），是指由肾实质病变和肾血管病变所引起的高血压。其发病机制：水钠潴留；肾素分泌增加；肾脏分泌降压物质减少；外周血管阻力增加。根据其主要发病机制，分为容量依赖型高血压和肾素依赖型高血压。肾性高血压比较常见。根据发病部位不同，临床上又分为肾实质高血压和肾血管性高血压。

（一）病因

其发病机理与病理特点：

① 肾实质病的病理特点表现为肾小球玻璃样变性、间质组织和结缔组织增生、肾小管萎缩、肾细小动脉狭窄，造成了肾脏既有实质性损害，也有血液供应不足。

② 肾动脉壁的中层黏液性肌纤维增生，形成多数小动脉瘤，使肾小动脉内壁呈串珠样突出，造成肾动脉呈节段性狭窄。

③ 非特异性大动脉炎，引起肾脏血流灌注不足。

肾性高血压的发病因素很多，如水、钠潴留导致的血容量增加；肾素-血管紧张素系统作用增强；肾内降压物质如前列腺素、缓激肽分泌减少，活性减弱；交感神经兴奋性增高，致使全身小动脉痉挛等。其中以前两种因素最为重要。

（1）容量依赖型高血压　肾实质损害后，肾脏处理水、钠的能力减弱。当钠的摄入量超过机体的排泄能力时，就会出现水、钠潴留。水、钠潴留在血管内，会使血容量扩张，即可发生高血压。同时水、钠潴留可使血管平滑肌细胞内水、钠含量增加，血管壁增厚，弹性下降，血管阻力以及对儿茶酚胺的反应增强，这些亦可使血压升高。

（2）肾素依赖型高血压　发病机理为肾动脉狭窄，肾内灌注压降低和肾实质疾病以及分泌肾素的细胞肿瘤，都能使球旁细胞释放大量肾素，引起血管紧张素Ⅰ活性增高，全身小动脉管壁收缩而产生高血压。肾素及血管紧张素Ⅰ又能促使醛固酮分泌增多，导致水、钠潴留，使血容量进一步增加，从而加重高血压。由于肾实质损害后缓激肽释放酶及前列腺素的释放减少，这些舒张血管物质的减少也是高血压形成的重要因素。

（二）临床表现和诊断

1. 临床表现

（1）体征　约半数可在上腹部、患侧腰背部或肋缘下，听到一连续的血管收缩期杂音，或伴轻度震颤。

（2）症状　30岁前或50岁后，长期高血压突然加剧或高血压突然出现，病程短、进展快，舒张期血压增高尤为明显，伴腰背或肋腹部疼痛，药物治疗无效。

2. 检查

初始识别应用超声波检查、磁共振血管造影或放射性核素显像。确立诊断应用肾血管造影。下述情况可单独或合并出现：

① 肾血管造影，显示动脉充盈缺损、狭窄的远侧血管腔扩张或无血管部分。

② 静脉肾盂造影，显示患病肾较健康肾小 1.5～2.0cm、形态不规则，早期显影慢而淡、后期显影较浓。

③ 经皮穿刺用导管插入下腔静脉，分别采取两侧肾静脉血作肾素测定，患病肾静脉血的肾素较高。

④ 分肾功能测定，示患病肾尿量少，尿钠低，肌酐或菊粉廓清率降低。

⑤ 超声波显示患病肾较小。

⑥ 肾图呈现患侧曲线的血管段较低且延迟，排泄段延长。

（三）治疗

肾性高血压治疗包括肾脏疾病本身的治疗和降压药物对症治疗。肾实质性高血压是肾脏本身的疾病所导致的，包括肾脏疾病本身的治疗和降压药物对症治疗。

1. 药物治疗

在降压治疗的同时，应该注意保护肾功能，宜用对肾血流无影响或增加肾血流量的药物，以免一些药物对肾功能造成更大的伤害。常用的降压药有5种：①血管紧张素转换酶抑制剂（简称为 ACEI 类药物）。这类药物降压作用缓和，且有保护肾脏的作用。但肾功能已经恶化到一定阶段（血肌酐大于 265μmol/L）的时候，这类药物就不能用了。还有部分患者吃了这类药后会咳嗽。②钙离子拮抗剂。这类药物降压效果好，大部分高血压病患者都可选用，但可能有头痛、心跳加快、下肢水肿等副作用。③β受体阻滞剂。这类药物可以减慢心率，特别适合血压高、心跳快的患者。④利尿剂。这类药可以增加小便量，和其他降压药物合用能加强降压效果，但在使用过程中要注意监测血钾、血钠。⑤血管紧张素Ⅱ受体抑制剂（简称为 ARB 类药物）。这类药降压作用温和，也可以保护肾脏，同时咳嗽的副作用少见。但肾功能恶化到一定阶段（血肌酐大于 265μmol/L）的时候，这类药物就不能用了。

2. 手术治疗

对于肾血管性高血压，已经出现动脉粥样硬化性肾动脉狭窄的患者，既往认为支架置入术是有益的。对于大多数纤维肌性发育不良患者，推荐使用经皮腔内血管成形术（PTA）。

支架置入可减少再狭窄的风险，但支架置入后要给予抗血小板药物（阿司匹林、氯吡格雷）治疗。在肾动脉分支病变使用 PTA 不可行时，推荐使用大隐静脉旁路移植。有时完全血运重建的外科手术需要只能在离体状态下进行自体肾移植时才会运用的微血管技术。

3. 饮食

饮食上的注意事项：低钠饮食，即少吃盐，每天食盐的总量要少于 3g（装满一个啤酒瓶盖的食盐大约是 6g）；低脂饮食，多吃蔬菜，少吃肥肉，食用油也要少量添加，伴有糖尿病的患者还要严格按照糖尿病要求控制饮食；对于肾功能已有异常患者，还要低蛋白优质蛋白饮食。如可以少量吃一些瘦肉、鸡肉、鸡蛋等，不要吃各种豆类及豆制品（如豆腐、豆浆等）。

四、肾性贫血

肾性贫血是指由于肾脏疾病所引起的周围血液单位体积内血红蛋白量、红细胞数或血红细胞比容低于正常。肾性贫血是慢性肾衰患者的显著症状，它与肾功能损害的程度呈正相关性。肾衰时凝血功能障碍，患者常有出血倾向，如鼻衄、牙龈出血、胃肠道出血、月经过多等，失血使贫血加重。

（一）病因

发病机制：红细胞生成素相对或绝对减少；红细胞寿命缩短，破坏增加；营养不良；失血。

慢性肾脏病引起的贫血是由多因素共同作用导致的。最常见的机制是由于促红细胞生成素（EPO）生成减少引起的增生减低；其他因素还包括：尿毒症（此时因红细胞畸形增加，常出现轻度溶血）、因血小板功能失调、透析和/或血管发育不良导致的失血、继发性甲状旁腺功能亢进；较少见的是红细胞碎裂相关性贫血（创伤性溶血性贫血），当肾血管内皮受损（如恶性高血压、膜性增生性肾小球肾炎、结节性多动脉炎或急性肾皮质坏死）时可以发生。

（二）临床表现和诊断

肾性贫血时病人常有面色萎黄、唇甲苍白无华、结膜苍白、血红色蛋白下降、心悸等症状，中医认为这是"血虚"的表现，同时询问病史，再辅助检查血肌酐、尿素氮等就基本可确诊。具体症状有：红细胞生成素减少、营养不良、出血等。慢性肾功能衰竭后期即尿毒症时，大量有害物质蓄积体内抑制骨髓造血功能，加速红细胞破坏，影响红细胞寿命而致贫血。

1. 临床表现

临床表现主要为有较长的肾脏病史，几乎均伴有肾功能不全，少数肾髓质囊性变及部分系膜增值性肾炎。贫血通常是缓慢加重的，即使有些患者血红蛋白已降到 50g/L 以下，亦可无任何明显的不适，故患者耐受性较好。其程度可轻可重，通常与肾功能损害程度呈明显正相关。肾功能改善或经充分透析后，贫血可望好转，根据肾脏病史及有关检查，肾性贫血不难诊断。

2. 诊断

诊断依据是存在肾功能不全，正细胞性贫血及外周网织红细胞减少。

检查手段有全血细胞计数和外周血涂片。骨髓检查可见红细胞增生不良。外周血涂片上可见红细胞碎片，特别是伴有血小板减少时，可提示同时存在创伤性溶血。血红蛋白大多呈中等或重度降低，白细胞和血小板计数大多正常，但因血小板的黏附、聚集和释放功能障碍，肾性贫血病人可能有皮肤瘀斑、口腔黏膜出血、鼻衄甚至消化道或泌尿道出血及月经过多等出血症状。骨髓象大多正常。

蛋白尿和血尿需要经过化验检查来证实。化验检查可以辅助诊断肾功能衰竭的程度，最常用的肾功能试验是肌酐和尿素氮。肌酐是肌肉蛋白代谢产生的小分子物质，由肾脏滤过清除。正常血肌酐（Scr）浓度$<133\mu mol/L$（$1.5mg/dL$），肾功能衰竭时血肌酐浓度升高。尿素氮（BUN）是蛋白质代谢的主要终末产物之一，从肾脏排泄，血 BUN 正常值$<7.1mmol/L$（$20mg/dL$），肾功能衰竭时升高。

（三）治疗

如能使肾功能恢复正常，贫血可以慢慢被纠正。主要治疗措施：药物治疗、输血治疗、透析。对肾性贫血的肾病患者，采用皮下或静脉大剂量注射促红素，这一治疗需要长期维持进行。而对于输血治疗，可较快的纠正肾性贫血症状，尤其适合严重贫血病人，但在输血治疗期间无疑会增加患者的感染机会，并可能出现一些输血反应。

①雄激素：丙酸睾丸酮，每日或隔日 50mg 肌内注射，或其衍生物氟羟甲基睾丸酮，每日口服。或苯丙酸诺龙 25～50mg，每周 2 次，肌内注射。贫血改善后，可应用维持量每 2 周或每月肌注丙酸睾丸酮 100mg。②氯化钴：每次 50mg，每日 3 次，口服。③基因重组人类促红细胞生成素（rHuEpo）：rHuEpo 是一种糖蛋白激素，作用部位在骨髓，使发育前期红细胞数目增加，改善贫血，有效率达 90% 以上，血红蛋白可提高到 100g/L 以上。

治疗包括纠正原发疾病即潜在肾脏疾病，及补充 EPO，必要时可补充铁剂。

人工重组促红细胞生成素（recombinantEPO，rHuEPO）运用是肾性贫血的主要治疗方法，也是有效的治疗方法。如无合并缺铁、炎症和细菌感染，单用 EPO 就可纠正贫血。EPO 的运用面临两大问题，一是费用过高，二是合并高血压。一般认为，用小剂量（25～30U/kg 体重，每周 3 次）皮下注射，可降低费用，减少高血压的发生率。对于长期接受透析治疗的患者，首选 EPO 50～100U/kg 静注或皮下注射，每周 3 次，同时联合补铁治疗。在几乎所有情况下，红细胞增殖将在 8～12 周后达到高峰。然后促红细胞生成素可减低剂量给药（约为原剂量的一半），每周 1～3 次。极少情况下需要输血。

对缺铁者适当补铁，补充叶酸、多种维生素和氨基酸、肉毒碱，增加透析量，避免溶血等可提高疗效。适量、规律的运动有助于红细胞的增加，但机理不明。用中医中药以减少 EPO 的副作用，提高其疗效，是值得探讨的课题。有报道显示用补肾健脾的中药配合小剂量 EPO 可达到常规剂量的疗效。

第二十四章 >>>
抑郁与焦虑的诊治

一、抑郁与焦虑的基本概述

（一）抑郁

抑郁症是一组常见的精神疾病，属于情感性障碍范围。情感障碍是以显著而持久的情感或心境改变为主要特征的疾病，一般包括情感高涨或低落，情感高涨者为躁狂症，情感低落者为抑郁症。广义的情感障碍还可包括焦虑症与恐怖症。抑郁症是以情感障碍或心境低落为主，伴有相应认知和行为改变。躁狂抑郁性精神病的抑郁症，一般呈发作性，往往有复发倾向，间歇期精神状态基本正常，预后一般较好。反应性抑郁与抑郁性神经症，起病有一定精神因素，抗抑郁药治疗的同时应配合心理治疗。继发性抑郁症应重点治疗原发疾病及对症抗抑郁治疗。

人类对抑郁或忧郁的认识，在我国最早可追溯到先秦时期，认为抑郁症的发病虽然可由多种原因引起，但精神因素的诱发占主要地位。欧洲在公元前 8 世纪就有了抑郁的临床描述，至文艺复兴时期，抑郁这一概念已被广泛应用。随着现代医学的发展，近一百年来，西方欧美发达国家，较早地重视抑郁情绪的诊断与治疗。我国关注情感障碍比欧美发达国家较晚。改革开放以来，国际性学术活动频繁交流，特别是联合国世界卫生组织（WHO）定期在中国召开国际会议，赞助我国学者前往欧美国家留学进修，促进了我国学者对我国常见精神疾病诊断标准的思考。通过学术交流，我国一再修改情感性障碍与精神分裂症诊断标准，大大放宽了前者的诊断标准，同时严格了精神分裂症的诊断标准。这是目前抑郁症病人相应增加的原因之一。不久前上海综合医院统计前来心理咨询者，具有抑郁、焦虑症状者占首位；同时，北京综合医院发现具有抑郁症状的病例高达 30%～40%。还有上海调查资料显示在基层医疗单位发现抑郁症仅占存在抑郁症的 25%。综合医院医生护士要及时发现隐匿性抑郁症，不要因为病人只主诉躯体方面之痛苦而掩盖了抑郁症，并严防病人自杀之危险。由此，可见加强科普宣传及卫生部号召综合医院医务人员亟待补上精神卫生这一课的必要性。

（二）焦虑

焦虑是一种内心紧张不安，预感到似乎将要发生某种危险或不利情况的不愉快的心境和体验。焦虑的产生源于认为自己、家庭或隶属的团体将处于危险之中。危险的处境可以是现实环境如战争、自然灾害，也可以是心理刺激如被批评、被侮辱等；可以是实际可能发生的，也可以是想象中的。如果某人认定某环境对自己有危险，就会对这一环境做出一系列判断，评价环境的危险性有多大，估计自己的对抗能力，环境的危险性与对抗能力之比就构成了焦虑的强度。焦虑与人们熟知的恐惧相近，但恐惧是面临危险的当时发生，而焦虑则发生在危险或不利情况到来之前。焦虑与烦恼也有所不同，烦恼主要是对已经发生过的事件而言，而焦虑则是针对尚未发生的事而言。人在焦虑时都能意识到自己目前焦虑不安的状态，并可以将其与悲哀、愤怒等痛苦体验区分开来。一个人可能不知道自己焦虑的原因，但他不可能不知道自己的焦虑情绪，不被人体验到的焦虑是不存在的。

　　焦虑虽然是一种令人不愉快的痛苦体验，但它也具有重要的适应功能。首先，焦虑是向个体发出的危险警报，促使人们采取措施来设法对付危险。焦虑提醒人们警觉已经存在的内部或外部危险，在生活中起着重要的保护性作用。其次，焦虑情绪动员机体处于战备状态，此时植物神经支配的器官处于兴奋状态，表现出瞳孔扩大、心跳加快、血液循环系统加速、机体代谢增快、警觉性增强，为采取行动对付危险做好了恰当的准备。最后，焦虑参与了学习与经验的积累过程。焦虑帮助人们提高预见危险的能力，帮助人们调适自己的不良情绪，调整自己的适应性行为。适度焦虑时行为的效能可能会更好。焦虑不都是有害的，适度的焦虑反而是有益的。只有无明确诱因的焦虑或在微弱的诱因下出现过度的焦虑时，才能视为病理性的。

　　由于焦虑是一种痛苦不快的情绪体验，于是有些人常常试图逃避。对焦虑情境的回避或重复出现减轻焦虑的行为，这往往是神经症性障碍的基本特征。生活中产生焦虑、恐惧本来是很自然的事情，这些体验和疼痛体验一样是令人不愉快的，但又是人类生存所必需的，不应当试图逃避它们，或对它们加以否定，逃避与否定的结果不但使问题得不到解决，反而使得神经症性行为得以延续下来。

　　焦虑按其来源的不同可分为三类。

　　（1）现实性焦虑　　产生于对外界危险的知觉，如人们对地震、洪水、毒蛇、猛兽的恐慌。

　　（2）神经症性焦虑　　焦虑的原因不是外界的危险，而是意识到自己本能冲动可能导致某种危险。人们害怕被某种不可控制的冲动支配，干出对自己有害的事情，或产生此类可怕的念头。一种是自由浮动性焦虑，杞人忧天地担心着有什么可怕的事情将要发生，或只是一种提心吊胆、惶惶不可终日的强烈内心体验，具体担心什么自己也说不清楚。另一种是病理性恐惧，对某一物体活动或处境产生持续的不必要的恐惧，即人们所说的恐怖症。第三种神经症性焦虑形式为惊恐反应，突然出现极其惊恐与不安，并出现严重的植物神经症状，如心悸、胸闷、窒息感、非真实感等，多数人伴有濒死感、失控感和要发疯现象。

　　（3）道德性焦虑　　是第三类焦虑形式，它是对自我羞耻感、罪恶感的体验，危险不在于外部世界，而是在于自我良心的威胁。人们害怕自己的行为和思想不符合自我理想所设定的标准，而受到良心的惩罚，由此带来不安。

二、心理治疗

　　抑郁与焦虑的治疗手段多样，此处主要包括药物治疗、心理治疗、认知治疗、电痉挛治疗、音乐治疗等，此处仅以心理为例进行阐释。

心理治疗是心理工作者利用语言、表情、姿势、态度和行为，影响或改变患者的感受、认知、情感、态度和行为，减轻或消除引起患者痛苦的各种情绪、行为及躯体症状，以达到恢复健康目的的一种治疗方法。心理治疗种类繁多（约有 25 种之多），常用的有：认知疗法、疏导疗法、领悟疗法、婚姻治疗、家庭治疗、集体治疗等。抑郁症患者常存在各种各样的精神因素问题和社会问题。抑郁发作又进一步影响了患者的生活、交往及工作能力。因此，对抑郁症患者实施心理治疗无疑是大有益处的。心理治疗的各种方法应综合掌握，灵活运用。目前采用综合的心理治疗方法者约占各种心理治疗的一半左右，这已成为当前心理治疗的一种趋势。

（一）心理治疗的共同因素

据 A. R. Mahrer(1989 年) 的分析，各种不同的心理治疗都具有一些对患者起积极作用的共同因素，只是不同的理论和技术所强调的因素有所不同而已。下面就把心理治疗的共同因素分述如下。

1. 矫正性情感体验

从最普通的同情到深深打动患者的心，从一般的安慰到患者深受鼓舞，都是矫正性情感体验。抑郁症患者的共同之处在于他们感到沮丧，对自己的困境感到无能为力，进而自卑、自责、悲观、绝望。各种心理治疗方法虽各有不同，但其作用都在于使患者摆脱沮丧和无能力感；帮助患者认识到自我的真实存在而自豪。固守自我，按自己的生活目标寻求满足；注重强调"此时此地"的心理治疗，使患者既不要纠缠于过去的精神痛苦，也不要为假想的未来而诚惶诚恐，追求"当今"的愉快和"现在时刻"的情感满足。

2. 移情

当人们感到不愉快或生活不幸时才寻求心理治疗。他们寻找那些认为可以帮助自己的人。因此，各种心理治疗都要求治疗者与患者之间建立和发展良好的人际关系。移情就是在心理治疗中使患者把他童年期对父母亲的依恋的感情转移到治疗者身上。这种情感的转移往往直接有利于精神障碍的缓解甚至消除。但治疗者要防止患者病态的移情，它有两个特点：强烈的情感由原来引起的人完全转移并且固定于另一个人或某种事物上；患者觉察到这种转移的情感是不妥当的，客观上也是适应不良的，但苦于无法摆脱。建设性的移情是心理治疗所需要的，这种建立在相互理解之上的友谊，是自尊和尊重治疗者的表现。毫无疑问，这种患者与治疗者之间建设性的关系不仅是手段，同时也是目的。

3. 转变生活态度

态度是人们在生活实践中形成的对外界事物的看法、评价和所采取的应对行动，它体现在一个人的认知、情感和行为中。抑郁症患者的生活态度往往是消极的。总是过分夸大事物的负面影响，看不到积极有利的一面。他们一方面有着过于强烈的追求快乐和幸福的渴望，渴望得到别人的尊重与赞誉，另一方面又不满足于目前的状况，感到无力改变当今的处境。一言以蔽之，他们总处于尖锐的心理冲突之中，既有自相矛盾的认知，也有势不两立的情感和欲望，还有相反的行动倾向。对于此类患者的治疗，不同的心理治疗者，有人强调认知，有人强调合理情绪，有人强调认知行为，有人强调领悟等，但根本还是在使其态度的转变上。没有对生活态度的根本性转变，即使其症状消失，甚至消失相当一段时期，但一旦离开长期和他密切相处的治疗者，还是经受不了生活中的波折，容易复发。因此，任何减轻患者痛苦的方法都可采用，但前提是这种方法至少不妨碍患者生活态度的根本性转变。

4. 从事新的有效行为

被动的和闲散的生活使抑郁永存，被动加深虚弱感，易形成"灰姑娘心理"——总期待着问题会自动解决。要帮助患者去除这种心理，鼓励支持患者从事新的有效行为。

(二) 心理治疗的原则

从精神医学的立场来说，抑郁症包含性质不同且病情轻重各异的各种抑郁情况，既包括精神病态的、生物学性的或严重性的所谓"重性抑郁症"，又包含程度轻微的、反应性的或与心理症结密切相关的"轻性抑郁症"。对于不同的抑郁症，其治疗原则是不同的。因此，应正确评价心理治疗在患者整个治疗中的地位，合理而适当地采用心理疗法。

（1）对于严重迟滞或激越的、有自杀危险的或有自伤自残行为的急性期抑郁症患者，药物治疗和躯体治疗通常是治疗的第一手段。此时的心理治疗主要是医生的语言支持、安慰和保证。包括如何配合药物治疗，产生不好的念头怎样与医护人员联系，以防止意外情况的发生。对于轻性抑郁（如神经症性抑郁）或对药物不能耐受的患者可以首选心理治疗。

（2）当药物治疗为心理治疗铺平道路，患者的抑郁情绪减轻，病情稳定之后，才能根据患者的情况选择适合于他的心理治疗方法。长期的心理治疗范围可推进到另一层次，帮助患者改变错误的认知（即对自己的能力与表现有错误的看法，低估自己的潜力），弥补创伤的自尊，培植生活的信心，帮助自我能力的恢复，树立战胜困难的勇气。假如挫折的来源属于外部世界，则可帮助患者排除或减少这些外在的不利因素；协助患者利用各种外界的支持资源，包括家人、朋友或社会的帮助。

（3）治疗者要注意尽量积极主动进行治疗性会谈，不能处于被动的地位。要善于表达关怀的态度，让患者感到你在关心他、爱护他，使患者看到希望，并通过你的态度逐步树立康复的信心。

第二十五章 >>>
睡眠障碍的诊治

一、睡眠障碍的评估与诊断

对睡眠障碍的发生有一个如何评估的问题，例如：主观评定，主要包括一系列量表，常用的有 Epworth 嗜睡量表（epworth sleepiness scale，ESS）、Stanford 嗜睡量表（stanford sleepiness scale，SSS）和 Ullanlinna 发作性睡病量表（ullanlinna narcolepsy scale，UNS）等。客观评定，指各种实验室检查，最传统的方法是多导睡眠图（polysomnography，PSG），它详细记录了睡眠时的多相躯体变化，有助于诊断。典型的 PSG 包括双眼的眼动描记（EOG），下颌、手臂和腿的肌动图（EMG），胸腹部的呼吸动作，呼吸气流，血氧饱和度（SaO_2）和体位的测定。通常在夜间进行，可同时用录像、录音监测，必要时也可在白天进行。其他还有多次小睡潜伏期测定（multipal sleep latency test，MSLT）、维持觉醒测定（maintenance of wakefulness test，MWT）等。MSLT 是在白天测定连续 5 次睡眠的平均潜伏期，每次 20 分钟，每次间隔 2 小时；MWT 是测定在黑暗的环境下保持觉醒的时间。两者常用以评估白天的瞌睡状况。

（一）睡眠障碍的基础研究和评估诊断

睡眠与觉醒是中枢神经系统内一种主动的、节律性的过程，这一节律独立于自然界的昼夜交替，被形象地称为生物钟。睡眠的分期包括 NREM 慢波睡眠，约占总睡眠量的 75%；REM 异相睡眠，约占总睡眠量的 25%。研究发现，REM 的作用可能和近期的学习能力及记忆有关；与程式的学习和理解关系尤为密切；能使人体平和而迅速地从睡眠转入清醒状态。NREM 的作用主要为消除躯体疲劳，恢复体力。与睡眠机制有关的神经结构包括：视交叉上核；丘脑、下丘脑；脑干中缝核、孤束核；网状结构；大脑皮质。在内、外环境的影响下，通过生物钟周期性地开启通向睡眠诱导区（抑制性核团如中缝核、孤束核）和觉醒诱导区（易化性核团如蓝斑头部）的通道，它们再分别经上行激动系统和抑制系统实现对皮质的易化和抑制，产生觉醒和睡眠。所以，当参与构成睡眠机制的生理性结构存在病理变化时，睡眠障碍便不可避免。

（二）评估诊断

1. 睡眠的心理学评估

失眠患者除持续长时间的睡眠的质和量不佳外，同时伴有不满意的心理状态。他们往往缺乏自我满足的体验，常常为自己的睡眠担忧、焦虑、苦恼，对睡眠过度关注，对失眠后果的无端恐惧，反过来又恶化了睡眠，形成了无法超越的恶性循环。失眠患者人格特征常常表现为抑郁、神经衰弱、癔症、疑病、人际关系敏感、情绪不稳定、习惯性焦虑特质，对外界压力是内化，而不是外倾或发泄。这些未解决的内化心理冲突导致情绪唤醒，在睡眠期间生理活动加强，失眠随着慢性情绪唤醒和生理活动的加强而发生。失眠患者普遍存在缺乏睡眠感觉，过高估价睡眠潜伏期和过低估价睡眠时间的倾向；睡前的状态性焦虑，使其对入睡潜伏期和总睡眠时间的估计产生偏差，使第二天的焦虑、躯体不适感加重，形成恶性循环，这些认知行为特征是慢性失眠顽固不愈的主要原因和因素。因此，有必要对失眠患者进行精神或心理评估。

2. 失眠的生活质量评估

世界卫生组织认为，与健康有关的生活质量（health related quality of life，HOOL）是指生活于不同文化和价值体系中个人对与其目标、期望、标准及关注问题有关联的生存状况的体验。生存质量的要领有着丰富的内涵，包括个体的生理健康、心理状况、独立能力、社会关系。失眠患者由于长期失眠，常常感到身心疲劳、精力下降，常对自己的病情担心、紧张，易激惹，影响了患者的身体健康和日常生活。

3. 睡眠的物理学评定

睡眠的仪器评估有多导睡眠图、肢体活动电图、唤醒标记仪、夜帽、行为反应监测等。人对自身睡眠的主观评定很不可靠，所以对睡眠进行客观评定尤为重要，这直接关系到睡眠障碍的诊断准确性和研究结果的可靠性。对睡眠的评定主要涉及以下几方面。

（1）睡眠—觉醒状态　这可以由多导睡眠图记录判断出来。

（2）睡眠深度或睡意　用于评定睡眠深度的方法有：唤醒阈值、平均诱发电位、EEG功率谱、瞳孔描记图（pupillography）和睡眠潜伏期测定等。其中平均诱发电位有助于确定清醒至睡眠过渡状态，而睡眠潜伏期测定法可以确定嗜睡的程度与性质。

（3）复原满意度　如何客观地评定复原满意度（restorative satisfaction）仍有待进一步研究。

（4）睡眠—觉醒节律　它应该由 14 天睡眠—觉醒节律图来描述，该图还可以用来诊断患者是否存在片断化睡眠。

4. 失眠的评估方法

失眠对日常工作、生活的影响程度（如生活质量、工作能力、心境或社交生活），可能是决定失眠需要评估和治疗的重要因素。急性应激（如悲伤或噪声）引起的、无其他因素的失眠，可立即给予治疗。若治疗效果差或怀疑存在其他疾患，则需要更全面的评估。

慢性失眠的评估包括详细的病史收集和体格检查，体格检查可以发现内科或精神疾病，必要时应询问患者的配偶或家长。失眠评估包括对睡眠障碍的评价和睡眠日记。根据评估结果来决定下一步的检查或药物治疗方案。

对失眠的评估首先要问睡眠史。根据失眠的病程、表现形式、原因、既往治疗情况和效果，以及患者对待失眠的态度和认识进行问诊。问诊有时也需要向患者配偶或同室睡眠的人员了解情况。

失眠患者大多对自身睡眠不满意，对失眠夸大其词，或出现"主观性失眠"，并对自我评估睡眠的信念坚信不疑。李冲等发现失眠组睡眠评估误判明显高于对照组，而女性患者比男性更差，尤其是对睡眠时间的评估。

所以，对睡眠的评估，要把患者的主观感受、仪器检查、量表评定结合起来进行综合评估，才能得出客观准确的睡眠状况。

二、睡眠障碍的治疗

睡眠障碍的治疗有药物治疗和非药物治疗两种，此处主要以非药物治疗为主进行论述。

（一）睡眠卫生教育

睡眠不卫生是指干扰白天警醒和夜间睡眠质量的日间活动，如白天打盹，花过多的时间待在床上而没有睡觉，睡眠和工作学习的时间安排没有规律，经常接触对正常睡眠有影响的物质如烟、酒、咖啡等，睡觉之前锻炼身体或从事让人兴奋或伤感的活动等。

给失眠患者提供关于睡眠卫生知识是各种非药物治疗手段的基础。睡眠卫生教育的重点应放在个体对睡眠的要求及与年龄有关的睡眠质量及睡眠特性的变化上，它与其他非药物治疗方法结合起来能起到很好的效果。

建立良好的睡眠卫生习惯，矫正睡眠模式，有利于改善和治疗失眠。

（1）适时的休息　缩短卧床时间，有睡意再上床，不要过早上床等待睡意，勉强入睡。如果无法入睡，起床并到另一房间去，直到困倦为止。准时起床，固定适合自己的睡眠生物钟，并养成按时就寝的习惯等。

（2）适宜的环境　保持卧室安静，光照、温度、湿度适宜，空气清新，卧具柔软适中。

（3）规律的运动　上午或下午适当规律运动，避免睡前剧烈运动。引导患者保持有规律的锻炼，推荐每日锻炼 20～30 分钟，并在睡前 3 小时完成。

（4）饮食　不要在傍晚后服用兴奋性的食物，避免饮用咖啡、浓茶等刺激性。饮料，不要在睡前抽烟、饮酒。

（5）其他　不要把床当作工作和生活场所，在床上不做与睡眠无关的事，可看些乏味的书、报杂志以催眠。睡前热水泡脚，睡前放松肌肉，不要过饥、过饱。临睡前可以喝一杯热牛奶助眠。

（二）睡眠限制

睡眠限制方法来源于临床观察。许多观察发现，失眠者的睡眠效率很低，许多人在床上真正睡着的时间不到 85%。为了巩固睡眠，提高睡眠效率，要求限制失眠者躺在床上的时间。首先要求剥夺患者的部分睡眠时间。例如：一个人每晚卧床 8 个小时，但只睡着了 5 个小时，睡眠效率不到 70%。这时就要减少患者的卧床时间 1～2 个小时，使其睡眠效率提高。当睡眠效率达到 80% 以上，可以只减少 30 分钟左右，直至患者的睡眠效率保持在 80%～90% 之间。这样逐渐进行的限制可以让患者知道自己究竟睡多长时间是正常的，并形成一个适当的睡眠时间的概念，有一个规律性睡眠时间。此种办法在临床被证明是十分有效的。

老年人因老年退行性病变及新陈代谢率下降，睡眠时间的要求明显减少，但许多人没有形成规律性的睡眠时间概念，经常主诉失眠。对这些患者用睡眠限制结合睡眠卫生教育是很有效的办法。

（三）时间治疗

时间治疗是用于治疗睡眠周期节律障碍患者的一种方法，主要用于睡眠位相延迟综合征。为了治疗睡眠位相延迟综合征患者晚上难以入睡而早晨醒不来或早醒后很疲倦的症状，嘱患者每日将睡眠时间提前 3 个小时，直到睡眠—觉醒的周期节律符合一般的社会习俗，并形成一个有规律的睡眠—觉醒节律。

（四）光疗

光疗的依据是：视网膜丘脑束将光信息传送至交叉上核，从而使人体内在的"昼夜节律起搏器"达到与明暗周期同步化。最近的研究表明，用一定强度的光（7000～12000lux）和适当的时间治疗两三天就能改变患者的睡眠—觉醒节律。如果给夜班工作人员以 7000～12000lux 的强光照明（相当于太阳光），这些工作人员不仅完全适应夜班工作，而且其生理指标（如血浆皮质醇浓度、体温、尿排出速率等）的波动节律也与明暗周期达到同步化。有的专家建议，为了改善时差综合征，患者应尽快置身于明亮的阳光中以缩短和改善时差反应。光疗对周期节律性睡眠障碍很有效。节律的改变方向依赖于光疗的时间。如果是位相延迟综合征，应把光疗时间安排在早上，而位相提前综合征的治疗应该放在晚上。Mishima 用 3000～5000lux 的全光谱荧光灯照射治疗老年性痴呆患者的睡眠障碍，每天上午治疗 2 个小时，4 周后患者的总睡眠时间和夜间睡眠时间增加，而白天睡眠时间减少，这表明亮光治疗有助于睡眠—觉醒节律同步化、正常化。

（五）心理治疗

心理治疗包括支持性心理治疗、人际关系治疗及认知行为治疗。支持性心理治疗是给失眠者以安慰和关心，为下一步治疗打好基础。由于很多失眠问题与人际关系密切相关，改善人际关系往往能起到根本的治疗作用。指导患者掌握人际交往技能，学会正确地应付各种人际关系，改善与家人、同事及朋友的关系，对心因性失眠及各种精神障碍引起的失眠很有效。认知及行为治疗是近年发展迅速的心理治疗技术，在失眠、抑郁症、焦虑症及恐怖症中广泛应用。

（六）行为治疗

行为学派认为，人类的行为都是通过学习而形成的，因此也可以通过学习来加以改造，失眠也不例外。针对失眠的行为治疗方法很多，疗效比较肯定而又易于开展的主要有两种：一是松弛疗法，二是刺激控制疗法。行为治疗学者认为，对于初发的失眠患者，行为治疗和药物治疗均有效。行为治疗包括多种方式，如睡眠限制疗法、刺激控制疗法、放松治疗等。行为治疗可以同药物治疗相结合，从而达到较满意的疗效。

（1）松弛疗法　松弛疗法的原理在于通过身心放松，首先是全身肌肉的松弛，来促使自律神经活动朝着有利于睡眠的方向转化，并促使警醒水平下降，从而诱导睡眠的发生。常用的松弛治疗方法有进行性松弛训练、自身控制训练、沉思训练、生物反馈治疗等。

（2）刺激控制治疗　主要适用于与睡眠环境发生了失眠性条件联系的情况，其治疗原理是"使卧室里的各种刺激重新与迅速入睡建立条件联系"。具体的操作是：只在有睡意时才上床。床只能是用来睡觉的，不要在床上看电视、看书、吃东西或工作。如果发现自己不能入睡，起床到另外的房间，直到有了睡意时再回卧室睡觉。尽量不要看表，如果躺在床上超过 10～20 分钟未入睡，应该重复上面的程序。这种训练的目的就是让患者把床和快速入睡联系起来。用闹钟使自己每天早晨在同一时间醒来，不要去管自己晚上睡了几个小时，这将有助于身体获得一种持续的睡眠节律。

（七）认知治疗

认知治疗主要关注患者的期望，它的基本目标就是改变患者对睡眠不适当的观点或看法。患者对睡眠的态度在治疗中是一个很关键的要素，认知治疗就是要改变患者的错误认知，使患者建立起"自己能够有效地应付睡眠问题"的信心。一个比较常用的认知治疗技术是矛盾意向训练。许多失眠者由于担心是否能够入睡而经常放大他们的问题，为了减少因很想入睡而产生的期待性焦虑，失眠者被要求尽可能不睡，尝试着不睡（他们最害怕的行为），焦虑就会减轻，入睡自然就容易了。另外，在睡眠中要尽力排除一些干扰性思维，不要总是逼自己入睡，要告诉自己"睡眠总会来的，只要想睡觉"，"哪怕躺在床上放松一下也是好的"。

纠正错误的认知行为。大部分失眠者或多或少对失眠存在行为与认知上的偏差。错误的认知活动加重了对睡眠的影响。失眠者常密切关注和高度敏感躯体感觉与睡眠不足的关联性，过度评价睡眠不足和日间功能缺失，过分关注失眠引起健康状况的不良后果，整日思考的中心内容是睡眠紊乱，使睡眠问题成为生活的重心，对失眠越来越恐惧。夜幕降临时，患者常感到焦虑、担忧、紧张、抑郁；睡前或夜间睡醒时，思维不可控制，千头万绪，辗转反侧难以入眠，想要努力遏制思维，希望增加睡意，却强加了新的思维，因担心失眠而引起失眠。久而久之，就形成了一个恶性循环，使失眠问题持续存在，导致睡眠问题成为负性认知。还有患者认为 8 小时的睡眠是金标准，过去能倒头就睡，现在睡眠时间不到 8 小时，而主诉失眠。有时他们对睡眠质和量的评价与事实明显不符，同床者观察到他已入睡，而失眠者主诉一直清醒，即将已睡误认为未睡。由认知紊乱带来的危害远远大于失眠本身的影响。

对睡眠的认知紊乱常导致行为上的错误应对，不良行为加剧了对睡眠的影响。患者常为了多睡一些时间，晚上过早上床等待睡意，结果越等越焦虑、担忧；为了尽快入眠，排除杂念，不断数数，反而强化思维；早上考虑如何得到充足的休息，赖床不起，加剧日间的睡意；为弥补睡眠不足，午间打盹，干扰睡眠—觉醒节律；认为睡前饮酒有助于睡眠，饮酒后虽然入睡快，但打断睡眠的连续性；怕催眠药成瘾而拒绝服用催眠药，无奈地忍受失眠的痛苦；听其他人介绍，自行选择催眠药，由于选择的药物不合适造成治疗失败。这些都是失眠者常见的错误认知模式和行为方式。

失眠本质上并不是指睡眠的量不足，睡眠少的人不一定是失眠，不能把一般平均的睡眠时间作为诊断失眠的唯一标准，睡眠时间是否充足是由白天是否精力充沛、思维敏捷、不感疲倦来判定。因睡眠时间减少、睡眠质量降低而影响了日间功能，应及时采取正确的治疗，纠正认知紊乱，规范不良行为，合理使用药物。

（八）激光治疗

许长春等采用低能量 He-Ne 激光治疗仪治疗失眠患者 38 例，配以鼻腔内脑定向治疗针头，输出激光波长 632.8m，功率 3.5～4.5mW，每次 30 分钟，每天照射 1 次，10 次为一疗程，共治疗 2 个疗程；对照组 18 例，均无失眠病史者。失眠组治疗前后及 2 组间，褪黑素值比较差异有显著性意义（$P < 0.01$）。

参 考 文 献

[1] 刘全喜．全科医学．上海：上海第二军医大学出版社，2012.

[2] 路孝琴．全科医学基础．北京：军事医学科学出版社，2012.

[3] 尹凤玲．健康体检与预防保健．北京：人民军医出版社，2012.

[4] 朱丽萍．现代妇女保健学．上海：复旦大学出版社，2011.

[5] 王晓茹，史恩溢．实用临床病理检验技术．天津：天津科学技术出版社，2017.

[6] 吴少雄，殷建忠．营养学．北京：中国计量出版社，2012.

[7] 史金腾，李真珍．生殖健康全书．郑州：河南科学技术出版社，2019.

[8] 王长辉，支庆江，陈新，等．普通外科急症学．天津：天津科学技术出版社，2008.

[9] 高东玲，刘阳，王慧卿．内分泌疾病基础与临床精要．长春：吉林科学技术出版社，2019.

[10] 何志谦．疾病营养学．北京：人民卫生出版社，2009.

[11] 宝群尧．血液系统疾病．北京：科学技术文献出版社，1998.

[12] 余学清，黄锋先，吴培根，等．泌尿系统疾病．北京：科学技术文献出版社，2000.

[13] 罗和春，孙玉国．抑郁症．北京：农村读物出版社，2000.